职业院校学前教育专业"十四五"系列教材

学前儿童卫生与保育

主 审　余小河

主 编　罗竞　李婷

副主编　谭湘府　文铭婕　丁妮

参 编　蓝良梅　邹海燕　郭书庆　叶苡辰

华中科技大学出版社
http://www.hustp.com

中国·武汉

内 容 提 要

《幼儿园教育指导纲要(试行)》《3~6岁儿童学习与发展指南》《高等学校课程思政建设指导纲要》是编辑本书的精神指引,以能力为本、以应用为目的、以学生为主体是编辑本书的立意原则,理论联系实际、渗透课程思政、对接岗位要求是编辑本书的基本理念。本书主要有九章:学前儿童的健康及其影响因素;学前儿童生理解剖特点与保育;学前儿童生长发育的一般规律与评价;学前儿童的营养与膳食卫生;学前儿童的常见疾病及预防护理;学前儿童心理健康的促进与心理问题的预防矫治;学前儿童常见意外伤害事故与突发事件处理;托幼机构一日活动的卫生保育;托幼机构的环境卫生与安全教育。

本书在每章中都安排了"学习目标""思维导图""情境导入""知识概述""本章实训""本章测验",其中,还有大量国内外教学案例及相关知识的链接,便于学习者迅速掌握相关知识点,拓宽知识面。

遵循认知规律,让学习者理解、掌握和学会运用相关知识是我们的追求。本书既可以作为高职院校学前教育、早期教育、婴幼儿托育服务与管理专业的教材,也可以作为托育机构、幼儿园一线教师教育进修的参考用书。

图书在版编目(CIP)数据

学前儿童卫生与保育/罗竞,李婷主编.—武汉:华中科技大学出版社,2022.5(2024.7重印)
ISBN 978-7-5680-8303-4

Ⅰ.①学… Ⅱ.①罗… ②李… Ⅲ.①学前儿童-卫生保健 Ⅳ.①R175

中国版本图书馆 CIP 数据核字(2022)第 081219 号

学前儿童卫生与保育   罗 竞 李 婷 主编
Xueqian Ertong Weisheng yu Baoyu

策划编辑:袁 冲
责任编辑:张会军
封面设计:孢 子
责任校对:王亚钦
责任监印:朱 玢
出版发行:华中科技大学出版社(中国·武汉)   电话:(027)81321913
          武汉市东湖新技术开发区华工科技园   邮编:430223
录   排:武汉创易图文工作室
印   刷:武汉市籍缘印刷厂
开   本:787mm×1092mm   1/16
印   张:18.5
字   数:472千字
版   次:2024 年 7 月第 1 版第 2 次印刷
定   价:48.00 元

编写人员名单

主　审：余小河（中南大学湘雅医院儿科）

主　编：罗　竞（湖南幼儿师范高等专科学校）

　　　　李　婷（湖南幼儿师范高等专科学校）

副主编：谭湘府（湖师大附属德山学校幼儿园）

　　　　文铭婕（湖南幼儿师范高等专科学校）

　　　　丁　妮（华南师范大学）

参　编：蓝良梅（湖南幼儿师范高等专科学校）

　　　　邹海燕（豫章师范学院）

　　　　郭书庆（湖南幼儿师范高等专科学校）

　　　　叶苡辰（广西轻工技师学院）

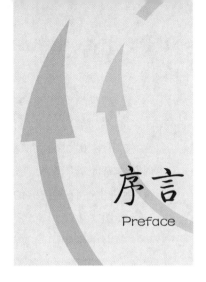

序言
Preface

学前儿童卫生与保育是全国学前教育、早期教育、婴幼儿托育服务与管理等专业的必修课程,涉及生理学、心理学、教育学、基础医学、预防医学、卫生学、营养学等多学科知识,兼具理论性、实践性、综合性,是指导托幼机构保教活动实施和保教管理的应用型极强的专业课程。它能帮助学生掌握学前儿童生长发育的特点和规律,维护和促进学前儿童心理健康,为从事托幼机构保教工作做好准备。

一、教材内容

本书共分为九章:学前儿童的健康及其影响因素;学前儿童生理解剖特点与保育;学前儿童生长发育的一般规律与评价;学前儿童的营养与膳食卫生;学前儿童的常见疾病及预防护理;学前儿童心理健康的促进与心理问题的预防矫治;学前儿童常见意外伤害事故与突发事件处理;托幼机构一日活动的卫生保育;托幼机构的环境卫生与安全教育。

二、教材结构

本书每章包括学习目标、思维导图、情境导入、知识概述、本章实训和本章测验。每个章节内容均以文字、图片、视频二维码等方式连接了"新视野""案例呈现"等模块,丰富教材内容,开阔学生视野。

三、教材特色

1. 挖掘思政元素,凸显课程思政

本书在深入解读《高等学校课程思政建设指导纲要》《关于加强和改进新形势下高校思想政治工作的意见》等文件精神的基础上,结合学前儿童卫生与保育课程的教学目标和特点,深入挖掘、整理课程所蕴含的思政元素和所承载的育人功能,为课程教学落实"立德树人"根本任务、构建"三全育人"格局打基础。

2. 理论结合实践,突出职业能力

本书的编写力求强化实践内容,注重学前儿童生理、心理发展的指导,侧重理论性、科学性、应用性和发展性。每章中链接大量的实践案例和相关知识,设置了"大家来分享""本章实训""本章测验"等,促使学生进行专业思考与训练,帮助学生理解和巩固所学知识,强化职业意识,促进卫生保健技能的掌握,提高从事学前教育职业的实际工作能力。

3. 图文生动丰富,实现资源整合

本书中引用了与该门课程内容相关的大量权威性图、表,编者拍摄与制作了相关的图片与视频,以使其图文并茂,直观生动,内容丰富。另外,幼儿园一线名师参与编写,提供较多实用资源。本书编写团队还依托省级学前教育资源库和超星泛雅平台建设的在线精品课程,给本书配套了电子教案、教学课件、微课、音频、实训操作视频、动画等数字化资源,以此实现资源的整合及网络课程与教材之间的融合发展,易于学生学习理解,便于教师备课。

四、编写分工

本书由湖南幼儿师范高等专科学校罗竞和李婷两位老师任主编,湖师大附属德山学校幼儿园谭湘府副园长、湖南幼儿师范高等专科学校文铭婕老师和华南师范大学丁妮老师任副主编,湖南幼儿师范高等专科学校蓝良梅和郭书庆老师、豫章师范学院邹海燕老师、广西轻工技师学院叶苁辰老师参编。具体分工为:第一章由罗竞、叶苁辰编写;第二、三、九章由李婷编写;第四章由文铭婕编写;第五章由邹海燕、蓝良梅编写;第六章由丁妮编写;第七章由罗竞、郭书庆编写;第八章由谭湘府编写。全书由罗竞和李婷统稿。中南大学湘雅医院儿科余小河教授担任本书主审,严格审核本书涉及的医学内容,确保本书的科学性和严谨性,谨在此致以诚挚的谢意!

本书在编写过程中得到了华中科技大学出版社的大力支持,还参考了一些相关院校教材,借鉴和引用了国内外许多同行的观点和成果,采用了湖师大附属德山学校幼儿园拍摄的图片与视频。在此,对出版社、相关作者、图片提供者、拍摄者与出镜者表示衷心的感谢!

本书的编写受水平和时间所限,书中难免存在疏漏和不当之处,真诚希望广大教师、专家、读者批评指正,以便以后修订、完善。

编写组
2021 年 9 月

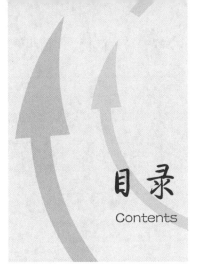

目 录
Contents

第一章 学前儿童的健康及其影响因素

· 知识目标 ·

(1)了解健康概念的演变过程,掌握健康的概念,全面理解现代健康观;

(2)深刻认识健康对学前儿童全面发展的重要意义;

(3)了解学前儿童健康的概念与影响因素,掌握学前儿童健康的标准。

· 能力目标 ·

(1)能根据学前儿童健康的标准和学前儿童的行为表现判断学前儿童的健康状况;

(2)能根据学前儿童的行为表现和现状分析影响其健康的因素。

· 素养目标 ·

(1)意识到保障学前儿童健康的重要性;

(2)以仁爱之心关爱学前儿童生命健康。

· 思维导图 ·

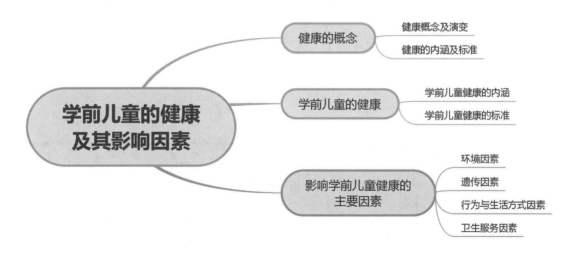

/ 情景导入 /

灰兔和白兔（童话故事）①

灰兔唱着欢乐的歌,蹦蹦跳跳去小溪边喝水。他看到正在沙滩上唉声叹气的白兔,就关心地问:"你是身体不舒服,还是有什么不顺心的事?"

白兔摇了摇头,说:"我身体没有什么不舒服,就是感叹命运太不公平。你难道不觉得在所有动物中我们兔子是最不幸的吗?"

灰兔笑着说:"我生活得很快乐,没有你所说的想法啊!"

白兔说:"大象有象牙和有力的长鼻子,谁都不敢欺负他;刺猬浑身有尖刺,老虎也拿他没有办法……这森林中大大小小的动物都有各自的防卫武器,我们兔子却什么都没有,要生存多么艰难啊!"

突然,大灰狼从树丛后跳出来,张牙舞爪向白兔和灰兔扑过去。白兔见大灰狼就在眼前,吓得浑身发抖。灰兔见大灰狼气势汹汹地扑过来,一点不惊慌。他迅速转身,用臀部对着大灰狼,镇定地趴伏在沙滩上一动不动。大灰狼想,灰兔一定是被吓晕了,冷笑一声,张开大嘴就去咬灰兔。灰兔见时机已到,两只有力的脚快速地拨动沙子。沙子像子弹一样向大灰狼射去,霎时,大灰狼的眼睛里、嘴里满是沙子。大灰狼没有想到灰兔有这一招,揉着眼睛跌跌撞撞逃走了。

灰兔说:"我觉得生活在这个充满竞争、危机四伏的世界上,不能整天怨天尤人,只能坦然面对。有勇气和智慧,才能够战胜强敌。缺乏自信和勇气,没有和敌人交手就失败了。"

白兔说:"我缺乏自信和勇气,是因为觉得自己没有实力啊!"

灰兔指着自己有力的双腿说:"有了自信和勇气,就可以在锻炼中积累实力。"

如果一个人丧失了自信和勇气,也就失去了取得成功的可能性。

想一想:

1.这个故事告诉了我们什么?

2.什么样的孩子是健康的孩子? 如何培养健康的儿童?

第一节　健康的概念

健康是人类永恒的话题,追求健康需要人们不懈的努力。健康是学前儿童生存和发展的基本前提。健康为学前儿童身体发育和心智发展提供了物质基础和保障,健康的学前儿童快乐、精力充沛、充满好奇心、自信、乐于与人沟通。了解、认识健康的内涵是实现健康的重要前提。促进学前儿童身心健康发展,是托幼机构保健工作的根本任务。

---

① 内容摘自亲亲宝贝网:http://www.qbaobei.com/jiaoyu/1370957.html,有修改。

一、健康概念及演变

由于人类早期生产力水平低下,食物匮乏,认识有限,人们对健康的概念还十分模糊。在古代,中国人认为生命是由水、火、土、气四元素组成,这些元素的平衡就是健康;古希腊名医希波克拉底提出"四体液学说",认为有机体的健康决定于血、黏液、黄疸和黑疸四种体液在比例、作用和数量上的平衡。随着自然科学和社会科学的不断发展,现代人对疾病认识不断深入,健康概念逐渐清晰,对健康的认识从医学领域扩大到社会心理学等领域,从单一健康观提升到整体健康观,演变出不同时期的健康概念。

近代以来,健康概念的演变主要经历了四个发展阶段。

第一阶段:生物-医学模式。19世纪初,自然科学的发展揭示了许多疾病是由细菌、病毒等生物因素所致,人们开始以生物学的观点来认识生命现象以及健康与疾病的关系,从而形成生物-医学模式。该模式认为,健康是人体、环境与病因三者之间的动态平衡,一旦这种平衡被打破,个体便会患病,并出现细胞、组织、器官或功能的改变。因此,人体处于健康状态时,即表明个体生理机能正常,没有疾病和缺陷。生物-医学模式下的健康概念是从疾病角度来定义健康的,强调健康是身体形态和机体功能的完好。但这种模式忽视了心理健康的重要性,也无法解释许多非感染性疾病(如高血压、冠心病、肥胖症、糖尿病等)的发病原因。由此可见,生物-医学模式的健康观对健康和疾病的认识存在一定的局限性。

第二阶段:生物-心理-社会模式。进入20世纪,随着医疗卫生条件的改善,各种感染性疾病发病率逐年下降,但随之而来的是社会快速发展,生活节奏加快,竞争压力加大,心理性疾病逐年增多,人类疾病谱发生了巨大变化。人们逐渐认识到心理因素和社会因素对人体健康所起的重要作用。美国学者恩格尔提出的"生物-心理-社会模式"较好地解释了健康与疾病的关系。该模式认为,人体是由生物因素、心理因素、社会因素三者共同构成的一个统一整体,三方面因素相互影响,共同决定着人的健康状况。1946年,世界卫生组织(WHO,简称世卫组织或世卫)在其宪章(该宪章于1948年生效)中把健康定义为:"健康不仅仅是没有疾病和虚弱,而是一种生理上、心理上和社会上的完好状态。"[①]这一概念促进了健康向三维方向发展,将健康定义为个体在生理、心理和社会适应三方面的良好状态,而非仅仅是疾病的缺乏。

第三阶段:四维健康概念。1989年WHO进一步完善了健康的概念,指出:健康应是"生理、心理、社会适应和道德方面的完好状态"[②]。由此表明,人类对自身健康和疾病的认识又深入了一步,即由单纯的生理、心理角度研究健康问题上升到了从社会学角度来探讨健康的概念,健康概念开始由生物健康的领域扩充到社会健康的领域。1999年WHO又专门提出了"道德健康观"。因此最新的健康概念由"三维健康"变成"四维健康",即生理健康、心理健康、道德健康以及社会健康。[③]

第四阶段:生态健康。进入21世纪,随着全球化进程的加速,各国经济得到了快速发展,生活水平迅速提高,人们对健康提出了更高的要求。同时,全球化也带来了一系列严峻的挑

---

① 郭清.健康管理学概论[M].北京:人民卫生出版社,2011:4.
② 郭清.健康管理学概论[M].北京:人民卫生出版社,2011:4.
③ 倪红梅,何裕民,吴艳萍,等.中西方健康概念演变史的探析及启示[J].南京中医药大学学报(社会科学版),2014,15(2):80.

战,如人口剧增、环境污染、气候变暖、生态破坏、能源耗竭等,人和环境的矛盾空前剧烈。[①] 由此,健康的内涵进一步扩大,人们纷纷提出了生态健康。生态健康(eco-health)指人与环境关系的健康,是社会、经济、自然复合生态系统尺度上的一个功能概念,它从人与其赖以生存的生态系统之间相互影响的角度来定义健康,认为完整的健康不仅包括个体的生理和心理健康,还包括人居物理环境、生物环境和代谢环境的健康,以及产业、城市和区域生态系统的健康。生态健康的观念充分体现了人与环境的和谐统一关系,在注重人对环境的影响以及环境对人类健康影响的同时,注重人与环境之间的相互作用。在此基础上建立健康、和谐的人与自然的关系,促进人类发展的可持续性。[②]

目前得到广泛认可的健康概念是四维健康概念,即健康是指生理、心理、社会适应和道德品质的良好状态。

图 1-1 显示了近代以来健康概念的演变过程。

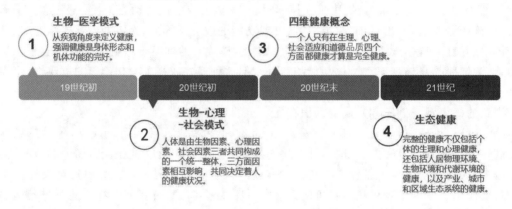

图 1-1 近代以来健康概念的演变过程

上述健康概念和健康内涵的演变有如下特点:第一,健康概念是不断变化、演进的。健康概念已从医学领域的"小健康观"发展到融心理学、教育学、社会学等多学科领域的"整体健康观"。第二,人类对健康的追求是永恒的,对健康的要求不断提高。从简单的没有疾病即健康,发展到要求个体各个方面均达到完美状态才是健康,健康已演变为人们追求的一种理想目标和状态。第三,健康是多元的、广泛的与相对的。个体健康处于不断变化之中。没有绝对的健康,恒定不变的健康状态是难以达到的。第四,健康概念的演变带来了卫生保健工作的革命。传统的卫生保健工作注重感染性疾病的预防,工作重点放在环境卫生、个人清洁卫生及预防接种等方面。现代健康观强调身心全面健康,因而健康教育成为保健工作的重点。它强调通过健康教育,提升人们的健康意识,丰富健康知识,提高健康能力,建立健康行为,促进个体健康发展,改善周围环境,保持人与自然、人与社会的和谐发展,促进群体的健康发展。

二、健康的内涵及标准

(一)健康的内涵

现代健康观表明:只有在生理、心理、社会适应和道德四方面都健全的人,才是一个完全健

---

① 蒋正华.社会、发展与生态健康[J].科技导报,2005,23(3):8-11.
② 兰亚佳,邓茜.生态健康的观念与方法[J].现代预防医学,2009,36(2):298-299.

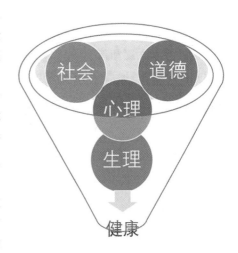

康的人。由此,可以看出健康是一个整体概念,它包括了生理、心理、社会和道德四个层面。四者之间密切相关,相辅相成(见图 1-2)。其中,生理健康是健康的基础,位于整个健康系统的底层;心理健康是生理健康的必要条件,两者是紧密依存的两个方面;社会适应良好和道德健康则建立在生理健康和心理健康的基础之上。[①]

生理健康是指人体结构完整,各项生理指标正常,能适应自然环境的变化,有效抵制各种疾病的侵袭,精力充沛地完成日常活动。具体表现为没有疾病,体格健壮,各种检查正常,没有不适感。

心理健康是指个体在适应环境过程中,保持的一种持续的、相对稳定的知、情、意协调,并与周围环境相适应的良好状态。具体表现为情绪稳定、心情愉快、有安全感、人格完整和谐、乐观向上、感觉良好等。

社会适应健康是指有良好的人际交往与社会适应能力。具体表现为生活和工作适应能力强,具有角色转换及环境适应能力,能有效应对日常生活和工作中的压力,人际关系和谐、生活满意度高。

图 1-2　健康的构成

道德健康是指能遵守社会规范,参与社会劳动,并具有较高尚的品质。具体表现为不以损害他人利益来满足自己的需要,能辨别真假、善恶、荣辱、美丑等,能够按照社会公认的准则约束、支配自己的言行,愿为人们的幸福做贡献。

(二)健康的标准

健康标准有多种表述。1988 年 9 月 24 日《健康报》中指出,世界卫生组织(WHO)提出了健康的十大标准[②]:

①有足够充沛的精力,能从容不迫地应对日常生活和工作的压力而不感到过分紧张;

②处事乐观,态度积极,乐于承担责任,事无巨细不挑剔;

③善于休息,睡眠质量良好;

④应变能力强,能适应环境的各种变化;

⑤能够抵抗一般性感冒和传染病;

⑥体重得当,身体匀称,站立时头、臂、臀位置协调;

⑦眼睛明亮,反应敏锐;

⑧牙齿清洁,无空洞,无痛感,齿龈颜色正常,无出血现象;

⑨头发有光泽,无头屑;

⑩肌肉、皮肤富有弹性,走路感觉轻松。

除了世界卫生组织提出的健康标准外,还有通俗的健康标准,主要是:吃得快、便得快、睡

---

① 王练.学前卫生学[M].北京:高等教育出版社,2014:29.

② 世界卫生组织提出人体健康十条标准[J].中华护理杂志,1988,23(12):736.文中标明:此文摘自 1988 年 9 月 24 日《健康报》。

得快、说得快、走得快，具备良好的个性、良好的人际关系和处事能力。

吃得快是指进食时胃口好，能快速吃完一餐饭而不挑剔食物（身体机能良好）；便得快是指大小便通畅，一旦有便意，就能很快排泄大小便，且感觉轻松自如（肠胃功能良好）；睡得快是指上床能很快入睡，睡得深，不容易惊醒，醒后精神饱满，头脑清醒（睡眠质量高）；说得快是指语言表达清晰、流畅（大脑功能良好、思维敏捷）；走得快是指行动自如、动作敏捷（精力充沛旺盛，心肺功能良好）；良好的个性是指性格温和、意志坚强、感情丰富，具有坦荡胸怀与达观心境；良好的人际关系是指待人接物大度和善，不过分计较，助人为乐，与人为善；良好的处事能力是指看问题客观，具有自我控制能力，能适应复杂的社会环境，对事物的变迁能始终保持良好的情绪。[1]

大家来分享

你是健康的人吗？试根据健康的标准分析自己的健康状况，和同学说一说。

第二节　学前儿童的健康

一、学前儿童健康的内涵

学前儿童身体器官、功能及心理机能等方面发育不成熟，决定了学前儿童健康有其自身的特点。《3～6岁儿童学习与发展指南》（以下简称《指南》）指出：健康是指人在身体、心理和社会适应方面的良好状态。幼儿阶段是儿童身体发育和机能发展极为迅速的时期，也是形成安全感和乐观态度的重要阶段。发育良好的身体、愉快的情绪、强健的体质、协调的动作、良好的生活习惯和基本生活能力是幼儿身心健康的重要标志，也是其他领域学习与发展的基础。由此可知，学前儿童健康包括身体、心理健康和社会适应良好。

二、学前儿童健康的标准

《指南》从身心状况、动作发展、生活习惯与生活能力三个方面指出了学前儿童健康领域的学习与发展目标。在身心状况方面，学前儿童要具有健康的体态，情绪安定愉快，具有一定的适应能力；在动作发展方面，学前儿童要具有一定的平衡能力，动作协调、灵敏，具有一定的力量和耐力；在生活习惯与生活能力方面，学前儿童要具有良好的生活与卫生习惯，具有基本的生活自理能力，具备基本的安全知识和自我保护能力。《指南》还对每一个目标按年龄分别进行了界定。

根据世界卫生组织提出的健康标准，再结合《指南》关于学前儿童健康领域的学习与发展目标，我们可以总结出学前儿童健康的标准。具体来说，包括以下几个方面：

①身高、体重等生长发育指标符合年龄发育水平，体检各项指标达标；

②身体发育良好，体态正常，没有疾病，食欲与睡眠良好，精力较充沛；

---

① 王练.学前卫生学[M].北京:高等教育出版社,2014:29-30.

③体能发展良好，身体与手的动作协调、灵敏，具有一定的平衡能力、力量和耐力；

④求知欲较强，认知发展正常，行为表现符合其年龄发展水平，能胜任符合其年龄特征的各种游戏和学习活动；

⑤情绪稳定、积极，能适度表达情绪，常保持愉快情绪；

⑥乐于与人交往，能与同伴合作、分享，会跟同伴快乐地游戏，能较快适应新环境；

⑦性格特征良好，思想与行为协调统一，具有热情、勇敢、自信、主动、诚实等性格特征；

⑧生活有规律，具有良好的生活与卫生习惯，具有基本的生活自理能力，没有严重的心理问题。

大家来分享

分享你周围孩子的故事，根据学前儿童健康的标准分析他们是否健康。

第三节　影响学前儿童健康的主要因素

健康是诸多相互交叉、渗透、影响和制约的因素交互作用的结果，儿童成长过程中遇到的任何因素都有可能对其健康产生影响。

1998年，美国心理学家布朗芬布伦纳（Bronfenbrenner）提出了生态系统理论，解释了各影响因素之间的关系（见图1-3）。该理论将儿童个体发展置于一个多层次环境关系的复杂系统中，并按照各种因素与儿童生活举例的远近和密切度，由里到外划分出微观系统、中间系统、外部系统和宏观系统。该理论告诉我们：第一，学前儿童健康受微观系统、中间系统、外部系统和宏观系统等众多因素的影响。小到家庭生活中的各种因素，大到国家的方针政策、经济发展等，均影响学前儿童的发展与健康。第二，各种影响因素对学前儿童健康产生的影响力不同。影响力的大小取决于该因素与学前儿童生活、活动的密切程度。与学前儿童生活、活动联系越密切的因素，影响力越大。第三，对学前儿童而言，家庭（人际环境、生活环境、学习环境、教育方式）、幼儿园（教师、同伴、环境）是重要的影响因素。

个人健康状况受多种因素的影响，如环境因素、生物遗传因素、行为与生活方式因素、卫生服务因素。普遍认为，个人不良生活方式是主要的健康危险因素，占所有因素的50%～55%，环境因素占20%～25%，生物遗传因素占15%～20%，卫生服务因素占10%～15%。[①] 学前儿童的健康也是多因素共同作用的结果。影响学前儿童健康的主要因素也是环境因素、生物遗传因素、行为与生活方式因素、卫生服务因素。

一、环境因素

环境是指以人为主体的外部世界，即围绕人们的客观事物的总和，包括自然环境与社会环境。两者直接或间接地影响学前儿童健康。

---

① 郭姣.健康管理学[M].北京:人民卫生出版社,2020:17.

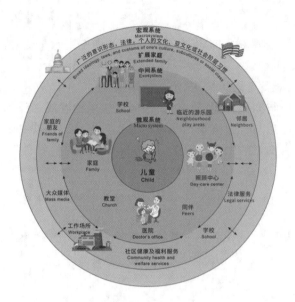

图 1-3　生态系统理论图

(一)自然环境

自然环境是人类和其他一切生命赖以生存的基础,包括阳光、空气、水、气候、地理等。良好的自然环境为学前儿童提供维持和促进正常生命活动与健康发展的各种条件。它包括以下因素。

1. 生物因素

对人类健康尤为重要的生物因素主要包括微生物、寄生虫、支原体、原虫等。病原微生物引起的霍乱、伤寒、鼠疫等烈性传染病严重威胁人类健康。由饮食、饮水、空气、皮肤等途径接触的致病性细菌、病毒和寄生虫等都会有害儿童的健康。有的儿童传染病季节性波动,说明气候的变化会影响媒介昆虫的繁殖,疾病病原体本身的增减,也影响儿童对传染病的易感性。

2. 化学因素

由于人为的或自然的一些原因,造成空气、水、土壤及食物的化学组成在一定范围内发生变化,如各种燃料燃烧后释放的废气中含有大量二氧化碳、一氧化碳等,造成空气中这类气体含量增高;含汞、砷等重金属的工业废水可污染水源;用含镉废水灌溉农田,经过生物的富集作用,水稻吸收水中的镉,造成大米中镉含量显著增高。除人为活动外,一些自然灾害,如火山爆发、地震、洪水、泥石流等,以及不同母岩形成的土壤都可使局部地区的空气、水、土壤的化学组成发生很大的变化,如地方性氟中毒的发生,明显与浅层地下水含氟量高有关,而地方性砷中毒则与较深层地下水含砷量增高有关。儿童生活环境中超过卫生标准的铅、砷、汞、铬等重金属,都可能导致婴幼儿急性或慢性中毒。

3. 物理因素

环境中的物理因素可分为自然环境中的物理因素和人为的物理因素。自然环境中的声、光、热、电磁辐射等在环境中永远存在,它们本身一般对人体无害,有些还是人体生理活动所必需的外部条件,只有其强度过高或过低时,才会造成污染或异常。随着科学技术的进步和生产的发展,人为物理因素所造成的环境污染日趋严重,例如噪声污染、光污染、电磁波污染、电子污染、放射性污染等。这些污染会直接危及学前儿童的健康乃至生命。

 新视野

全球近1/4的疾病由环境造成
——解读世界卫生组织《使环境健康，以预防疾病》报告[①]

报告估计，每年有1300多万人的死亡可归因于环境。在最不发达地区有近1/3的死亡和疾病可归因于环境。受恶劣环境影响的四种主要疾病为腹泻、下呼吸道感染、各种形式的意外伤害和疟疾。疟疾和腹泻是全世界最大的儿童杀手中的两种。

报告认为，多达24％的疾病是由环境引起的。报告引用了2004年的《世界健康报告》数据，在列举的102种疾病中，85种是由环境导致的。

在14岁以下的孩子中，环境导致的疾病占36％。环境导致疾病也有很强的区域性，在发展中国家环境导致25％的死亡，而在发达国家，这个比例只有17％。

报告指出，5岁以下儿童中33％以上的疾病是由环境导致的。改善环境仅在儿童中每年就可拯救多达400万人的生命。

全球环境疾病的死亡率分布图如图1-4所示。

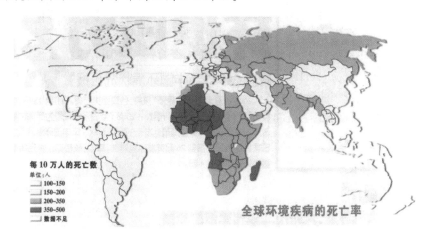

图1-4 全球环境疾病的死亡率分布图

(二)社会环境

人类生活在社会中，社会的政治、经济、宗教、文化、教育、科学技术、家庭、生活方式、风俗习惯等因素不仅与生活和健康有直接关系，而且各因素之间又互相影响。儿童的社会环境大到国家、社区，小到家庭或托幼机构，包括政治制度、社会经济关系、伦理道德、宗教、风俗、文化变迁、社会人际关系、教育等诸多因素，都直接或间接影响着学前儿童的健康。

---

① 施秀芬.全球近1/4的疾病由环境造成 解读世界卫生组织《使环境健康，以预防疾病》报告[J].科学生活,2006,(8):8-9.节选上文.

国家政治制度是学前儿童健康发育和成长的根本保障。我国采用立法、行政等手段，设立医药卫生、社会福利救济、人身安全、环境保护、文化体育和教育等职能部门，以保障社会成员的健康权力。2019年，国务院办公厅颁布了《关于促进3岁以下婴幼儿照护服务发展的指导意见》，以从政策层面促进婴幼儿照护服务发展，保障婴幼儿的健康。

关于全面加强和改进新时代学校卫生与健康教育工作的意见

社会经济与学前儿童健康具有密切关系。对于一个国家而言，经济发展水平越高，儿童卫生保健制度越完善，儿童所享有的福利越多；而一些经济落后的国家，连儿童的温饱问题都解决不了，自然谈不上儿童福利。近30年来，中国儿童生长发育的速度呈加速度状态，儿童体质的改善均受益于经济快速发展、生活水平的大幅度提高、卫生医疗条件的改善。与此同时，经济社会的快速发展和变革也带来一些负面影响。如食物丰盛导致儿童营养过剩；生活安逸使儿童活动减少，体能下降；生活节奏加快、竞争压力加大，使父母产生育儿焦虑并将其投射到养育过程中；儿童学业负担加重，心理疾病和问题行为增多等。

家庭生活氛围、家长的养育态度与教养方式、家庭成员间的关系、家庭生活方式、托幼机构设施、教师教育理念和教育方式等均对学前儿童产生直接而深刻的影响。大量研究资料显示，家庭环境和托幼环境对学前儿童身心健康有重要影响。如父母采取非干涉性的、合理的、民主宽容的教育方式，儿童具有独立、积极、态度友好、情绪安定等性格特征；反之，如采取拒绝、干涉、溺爱、支配、独裁、压迫的教育方式，儿童出现适应性差、神经质、依赖、反抗、攻击等行为。

文化因素作为社会环境因素在学前儿童健康发展过程中也发挥着重要的影响作用。文化因素的影响主要反映在育儿理念和育儿实践中，如什么时候和采用什么方式给婴幼儿喂食，对婴幼儿的哭闹做出什么反应，要求学前儿童遵守哪些规则，对学前儿童的期望，教育者的方法和态度等。几乎每种自身损害性疾病都可找到文化的根源。如中国人的饮食十分讲究，重油、重料、多煎炸，为儿童制作的食物在色香味上用足心思，而对食物的营养价值不够重视，膳食的平衡常常被忽视，从而导致了一些营养性疾病。

 新视野

《国务院办公厅关于关于促进3岁以下婴幼儿照护服务发展的指导意见》部分摘录①

【基本原则】

家庭为主，托育补充。人的社会化进程始于家庭，儿童监护抚养是父母的法定责任和义务，家庭对婴幼儿照护负主体责任。发展婴幼儿照护服务的重点是为家庭提供科学养育指导，并对确有照护困难的家庭或婴幼儿提供必要的服务。

政策引导，普惠优先。将婴幼儿照护服务纳入经济社会发展规划，加快完善相关政策，强化政策引导和统筹引领，充分调动社会力量积极性，大力推动婴幼儿照护服务发展，优先支持

---

① 《国务院办公厅关于促进3岁以下婴幼儿照护服务发展的指导意见》摘自中华人民共和国中央人民政府官网：http://www.gov.cn/zhengce/content/2019−05/09/content_5389983.htm.

普惠性婴幼儿照护服务机构。

安全健康，科学规范。按照儿童优先的原则，最大限度地保护婴幼儿，确保婴幼儿的安全和健康。遵循婴幼儿成长特点和规律，促进婴幼儿在身体发育、动作、语言、认知、情感与社会性等方面的全面发展。

属地管理，分类指导。在地方政府领导下，从实际出发，综合考虑城乡、区域发展特点，根据经济社会发展水平、工作基础和群众需求，有针对性地开展婴幼儿照护服务。

【发展目标】

到 2020 年，婴幼儿照护服务的政策法规体系和标准规范体系初步建立，建成一批具有示范效应的婴幼儿照护服务机构，婴幼儿照护服务水平有所提升，人民群众的婴幼儿照护服务需求得到初步满足。

到 2025 年，婴幼儿照护服务的政策法规体系和标准规范体系基本健全，多元化、多样化、覆盖城乡的婴幼儿照护服务体系基本形成，婴幼儿照护服务水平明显提升，人民群众的婴幼儿照护服务需求得到进一步满足。

二、遗传因素

细胞染色体所载基因是决定遗传的物质基础。父母双方的遗传因素决定小儿生长发育的"轨道"，或特征、潜力、趋向。种族、家族的遗传信息影响，如皮肤和头发的颜色、面部特征、身材高矮、性成熟时间、对营养素的需求量、对传染病的易感性等。在异常情况下，严重影响生长的遗传代谢性疾病、内分泌障碍、染色体畸形等，与遗传直接有关。性染色体遗传性疾病与性别有关。[1] 另外，心理学研究显示，遗传对儿童的感知觉、气质、个性、智力，乃至一些行为等均表现出明显的影响，如傅一笑等（2009）采用双生子研究结果指出儿童个性主要受遗传因素决定[2]。

唐氏综合征

三、行为与生活方式因素

生活方式是指人们长期受一定文化、经济、传统风俗等影响，特别是家庭影响而形成的一系列生活习惯、生活模式和生活意识，包括个人的嗜好、饮食习惯、职业危害和业余时间的活动等。在世界卫生组织的报告中，影响健康的十大危险因素中有一半以上可以通过改变行为与生活方式避免。

良好的生活方式有益于人的健康，而不良的生活方式则有损于人的健康。学前儿童中存在着一些不良的生活方式，如挑食偏食，喜欢吃肉，过量摄入饮料和零食等；不按时睡觉，导致睡眠不足；不讲卫生，吃垃圾食品；长时间看电视和手机，玩电子游戏，不喜欢户外活动和体育活动。这些不健康的生活方式是导致学前儿童患肥胖症、感觉系统失调、学习障碍等疾病

儿童近视诱因
与预防

---

① 王卫平，孙锟，常立文.儿科学［M］.9 版.北京：人民卫生出版社，2018：8.

② 傅一笑，蒙庆华，李涛，等.遗传与家庭环境对儿童个性影响的双生子研究［J］.中国心理卫生杂志，2009，23（01）：34.

的主要原因,同时这些不健康的行为也为成年后恶性肿瘤、心脑血管疾病的发生埋下了隐患。

学前儿童处于初步形成自己的生活方式的阶段,帮助他们接受和逐步形成良好的生活方式,不仅有益于学前儿童的健康成长,而且对他们一生的健康都是有重要影响的。

四、卫生服务因素

卫生服务指卫生机构和卫生专业人员以防治疾病、增进健康为目的,运用卫生资源和各种手段,有计划、有目的地向个人、群体和社会提供必要服务的活动过程,包括社会的医疗卫生设施和制度建设。对于学前儿童而言,健全的医疗服务机构、完备的卫生保健网络、充足的疫苗供应、足够的医务人员等因素都是促进健康的基本条件。随着医学的发展和社会的进步,我国儿童保健业务机构与有关部门相结合,基本形成了较为完善的儿童保健社会服务网络体系。儿童卫生保健的服务还逐渐从医疗服务扩展到预防服务、保健服务和康复服务等方面,从对儿童生理的保健扩大到对儿童心理的保健,心理学工作者、医疗工作者、社会学工作者和教育工作者一起参与到儿童保健工作中来,为我国儿童的健康发展提供了良好的社会保障。

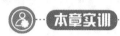 **本章实训**

实训名称　一个儿童健康状况与影响因素的调研

一、实训目标

(1)认真观察儿童,掌握观察与记录的方法,并学会如何与儿童的老师或家长沟通。

(2)在观察、分析与评价中巩固学前儿童健康的标准与影响学前儿童健康的因素。

(3)真心喜欢儿童,对儿童有爱心,愿意与儿童沟通,关心儿童的健康。

二、实训准备

(1)分组,每组3~5人为宜。

(2)联系幼儿园老师或家长,说明调研目的与内容,定好调研时间。

三、实训过程

(1)以组为单位,去托幼机构或家庭中,重点观察一个6岁以下的儿童,同时观察托幼机构或家庭环境,并与其照护者或教育者沟通,以全面把握孩子的健康状况,做好记录。

(2)对照学前儿童健康的标准,小组集体讨论,全面客观地分析这个儿童的健康状况。

(3)根据观察与沟通结果,全面客观地分析影响这个儿童健康的因素。

(4)将以上内容整理成文,并在全班分享。

四、实训评价

(1)全班讨论各组调研结果,互评。

(2)指导教师总结评价,重点指出问题。

本章测验

一、选择题

1.现代健康观表明:只有在生理、心理、社会适应和(　　)四方面都健全的人,才是一个完全健康的人。

A.道德　　　　　B.思想　　　　　C.行为　　　　　D.生态

2.(　　)年WHO进一步完善了健康的概念,指出:健康应是"生理、心理、社会适应和道德方面的完好状态"。

  A. 1946   B. 1948   C. 1988   D. 1989

  3. 目前得到广泛认可的健康的概念是（ ）。

  A. 没病就是健康

  B. 健康是个体在生理、心理和社会适应三方面的良好状态,而非仅仅是疾病的缺乏

  C. 健康应是生理、心理、社会适应和道德方面的完好状态

  D. 完整的健康不仅包括个体的生理和心理健康,还包括人居物理环境、生物环境和代谢环境的健康,以及产业、城市和区域生态系统的健康

  4. 情绪稳定是属于（ ）健康。

  A. 生理   B. 心理   C. 社会适应   D. 道德

  5. 美国心理学家（ ）提出了生态系统理论。

  A. 布鲁芬布伦纳 B. 恩格尔   C. 加德纳   D. 华生

  6. 在四种健康危险因素中,（ ）是最主要的健康危险因素。

  A. 环境   B. 生物遗传

  C. 个人不良生活方式   D. 卫生服务

二、简答题

  1. 什么是健康?什么是学前儿童的健康?

  2. 学前儿童健康的标准是什么?

  3. 影响学前儿童健康的环境因素包括哪些?

三、论述题

  仔细分析影响儿童健康的因素,思考幼儿园教师应如何促进学前儿童的身心健康。

四、分析题

  1. 认真阅读下面的故事,回答问题。

国王的梦①

  古时候有一位国王,梦见山倒了,水枯了,花也谢了,便叫王后给他解梦。王后说:"大势不好。山倒了指山河要倒;水枯了指民众离心;花谢了指好景不长了。"国王听了惊出一身冷汗,从此患病,且愈来愈重。一位大臣前来参见国王,国王在病榻上说出了他的心事,哪知大臣一听,大笑着说:"太好了,山倒了指从此天下太平;水枯了指真龙现身,国王,您就是真龙天子;花谢了,花谢见果子呀!"国王听后全身轻松,很快痊愈。

  想一想:

  (1)这个小故事告诉我们什么?

  (2)小故事给学前儿童健康教育什么启示?

  2. 认真阅读下面的案例,回答问题。

  灿灿,女孩,今年4岁,上幼儿园中班,因为父母工作很忙,从半岁起灿灿就一直在爷爷奶奶家和他们生活,所以小宝贝很依恋爷爷奶奶,同时老人家也很宠爱这个小孙女,想要什么都尽可能去满足。灿灿不爱吃饭,挑食很严重,就喜欢吃小零食,爷爷奶奶也默许、放纵她这样

---

  ① 根据网络故事改编 https://www.360kuai.com/pc/9dec1a1c7d615288e? cota＝4＆kuai_so＝1＆tj_url＝so_rec＆sign＝360_57c3bbd1＆refer_scene＝so_1。

做,任其自然发展。

在幼儿园,每当要开饭时,灿灿总会皱着眉头,一脸的不高兴。当老师把饭盛好后,她先是把饭用小勺翻来翻去,然后再铺平,吃米饭都是一粒一粒数着吃,不爱吃蔬菜,挑食很严重。她母亲经常出差,长期在外工作,想教育孩子却鞭长莫及,偶尔回来时间也不是很长,无法对孩子进行系统教育。父亲每天的工作也很烦琐,总是早出晚归,自然对孩子的教育和生活就照料的很少,同时也有些溺爱孩子。[①]

想一想:

(1)灿灿挑食的情况是怎么造成的?

(2)如果你是幼儿园老师,面对挑食的灿灿,你该怎么办?

---

① 彭娜.个案指导:关于幼儿挑食、偏食[J].课程教育研究,2013(3):185.

第二章 学前儿童生理解剖特点与保育

▪ 知识目标 ▪

(1)熟悉学前儿童身体各系统生理解剖与发展特点;

(2)了解学前儿童身体各系统的保育要点。

▪ 能力目标 ▪

(1)能针对教育情境中涉及学前儿童身体各系统的常见问题做出专业的分析与解答;

(2)能指导托幼机构一日活动中与身体保育相关的实践活动。

▪ 素养目标 ▪

(1)形成在一日活动各个环节保护学前儿童健康的专业意识;

(2)树立科学的学前儿童身体保育观念。

▪ 思维导图 ▪

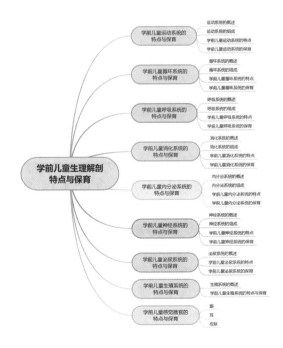

3岁半的康康马上就要上幼儿园了,最近康康对绘画表现出了极大的热情。妈妈觉得孩子有兴趣爱好是很好的契机,应该予以支持和满足。于是妈妈就从网上给康康买了一套幼儿专用的绘画桌椅及相关工具,这样可以保护孩子正在发育的身体。向来节约的奶奶看见后就表示没有必要如此铺张浪费,说:"孩子嘛,一会儿一个想法,说不定过几天就不画了,买回来就是浪费,爸爸妈妈用的书桌就完全可以满足康康的绘画需求。"

思考:对于孩子来说,适合他们身体发育程度的用品真的有必要吗? 为什么?

第一节　学前儿童运动系统的特点与保育

一、运动系统的概述

人体运动系统由骨、骨连结、骨骼肌三部分组成。骨和骨连结构成人体的支架(见图2-1),称为骨骼。骨骼肌跨过关节,附着在关节两端的骨面上,在神经系统的支配下,当肌肉收缩时,牵动骨骼产生各种运动。运动系统具有维持人体形态、保护内脏器官、运动等功能。

二、运动系统的组成

(一)骨

1. 骨的组成

人体的骨骼由206块骨组成,分为颅骨、躯干骨和四肢骨三大部分。人体全身骨的形态多样,主要与其承担的功能相关,一般可以分为长骨、短骨、扁骨和不规则骨四类。学前儿童由于骨盆、腕骨和足骨等尚未骨化,骨骼总数比成人多。新生儿的骨头有300余块,幼儿一般有217块左右。

2. 骨的结构

以长骨为例,骨一般由骨膜、骨质和骨髓三部分构成(见图2-2)。

骨膜位于骨的最表层,内含丰富的血管和神经,对骨的营养、生长及损伤后的修复等起重要作用。骨质分为骨密质和骨松质两种,前者坚硬,抗压力强,大部分集中在骨的表面;后者结构疏松,由片状的骨小梁交织排列而成,主要分布于骨的内部。骨髓填充在骨髓腔和骨松质的间隙内,分为红骨髓和黄骨髓两种。胎儿和婴幼儿的骨髓都是红骨髓,造血功能强,从5～7岁开始,骨髓腔内的红骨髓逐渐被脂肪组织代替变成黄骨髓,黄骨髓无造血功能。但是在大量失血和患贫血症时,黄骨髓又可以转换为具有造血功能的红骨髓暂时恢复造血功能。

3. 骨的成分

骨的化学成分包括有机物和无机物。有机物主要是骨胶原纤维,使骨具有韧性和弹性;无

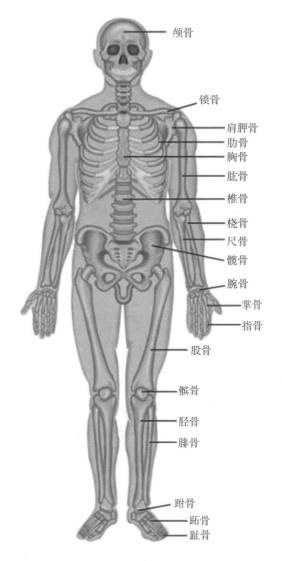

图 2-1　人体主要骨骼

机物主要是钙盐,使骨变得坚硬并具有脆性。骨的化学成分含量会因为年龄、营养状况等因素的影响而发生变化(见表 2-1)。

表 2-1　不同时期骨的成分及特性

时　期	有 机 物	无 机 物	骨 的 特 性
幼儿	约 1/2	约 1/2	弹性大、柔韧性好、硬度小、易变形
少年	多于 1/3	少于 2/3	弹性大、硬度较小、可塑性强、易变形
成年人	约 1/3	约 2/3	既坚硬又有弹性、抗压力强
老年人	少于 1/3	多于 2/3	脆性大、弹性小、易骨折

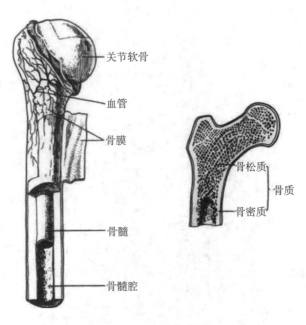

图 2-2   骨的构造(长骨)

案例呈现

下午 4 点钟,正在开会的果果妈妈突然被急促的电话铃声打断,接电话之后才得知,原来是果果在幼儿园户外活动时不小心摔倒,左前臂疼痛难忍,但是从外表看没有明显的骨折痕迹,于是老师立刻带果果去了医院进行检查,经过拍片查体,医生诊断为"青枝骨折"。

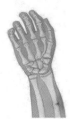 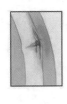

图 2-3   青枝骨折

那么什么是"青枝骨折"呢?(视频资料请扫描第七章相关二维码)

"青枝骨折"(见图 2-3)是儿童较常见的一种骨折类型,这是因为儿童的骨骼中含有较多的矿物质,包裹骨质的骨膜又比成年人的厚,这决定了其在力学上有很强的弹性和韧性,即使受到和成年人相似的外力,也可能不会完全折断,仅表现为骨质劈裂,就像是植物的青嫩树枝,在受到外力伤害出现"折而不断"的情形是一样的,所以医学上称之为"青枝骨折"。

(二)骨连结

骨与骨之间的连结称为骨连结,骨连结包括直接连结和间接连结。

1. 直接连结

直接连结指骨与骨之间借纤维结缔组织、软骨或骨相连接,无间隙,不能活动或仅少许活动。如颅骨的骨缝连接(不能动)、椎骨借椎间盘连接(微动)。

2. 间接连结

间接连结又称关节(见图 2-4),指骨与骨之间借膜性囊相互连接,形成腔隙并有滑液,有较大的活动性。关节由关节囊、关节腔、关节头、关节软骨、关节窝等组成。关节的结构分为主要结构和辅助结构,主要结构包括关节面、关节囊、关节腔;辅助结构包括韧带、关节盘、关节唇等。

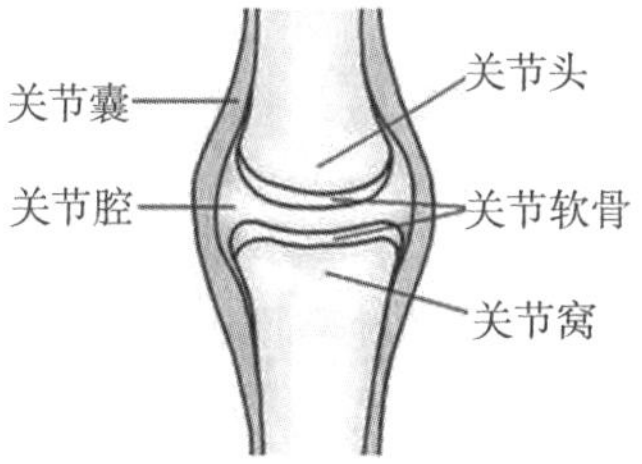

(三)骨骼肌

骨骼肌附着于骨骼,主要分布于头颅、躯干和四肢。运动系统的肌肉由骨骼肌纤维组成,在神经系统的支配下收缩和舒张,牵动骨骼产生运动,做出各种动作和姿势。

图 2-4 关节

三、学前儿童运动系统的特点

(一)学前儿童几种主要骨的特点

1. 颅骨

颅骨的发育一般通过头围、囟门大小及骨缝闭合情况来反映。囟门是小儿颅骨相互衔接处还没有完全骨化的部分,有前囟、后囟和侧囟(见图 2-5)。侧囟出生时已经闭合,后囟在出生后 6~8 周闭合,前囟在出生后 12~24 个月闭合。在正常情况下,没有闭合完全的囟门外观平坦,稍微下陷。根据囟门扩张度和闭合早晚,可以推测小儿的发育状况。如囟门饱满或隆起,触摸时有扩张的感觉,这种现象常常提示小儿颅内压力增高的情况,其原因可能是脑炎、脑膜炎、脑肿瘤等。囟门凹陷多是因为严重呕吐、腹泻或长时间不进食而脱水引起的。如果前囟关闭过早而头围又小,则可能伴有小头畸形。

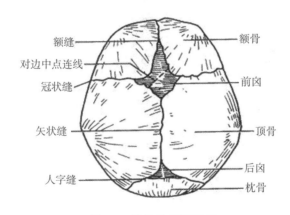

图 2-5 婴幼儿颅骨顶部

2. 脊柱

脊柱由 24 个椎骨(其中颈椎 7 个、胸椎 12 个、腰椎 5 个)、骶骨和尾骨构成(见图 2-6),是人体的主要支柱。在出生的头一年里,婴幼儿的脊柱长得特别快。新生儿脊柱很柔韧,几乎是直的,只有一个生理弯曲,即骶曲。随着婴儿抬头(3 个月左右)、坐(6 个月左右)、行走(1 岁左右)等大动作的出现,脊柱相继出现颈曲、胸曲、腰曲。生理弯曲对保持身体平衡、缓冲走路震动对大脑的冲击具有重要作用。脊柱的发育时间很长,婴幼儿时期生理性弯曲虽已出现,但却没有完全固定,要到青春期才基本定型。因此,外界的不良刺激,如站立姿势不正确,单肩负重,长期睡软床、疾病等均可导致脊柱畸形,出现侧弯、后凸或前凸等。

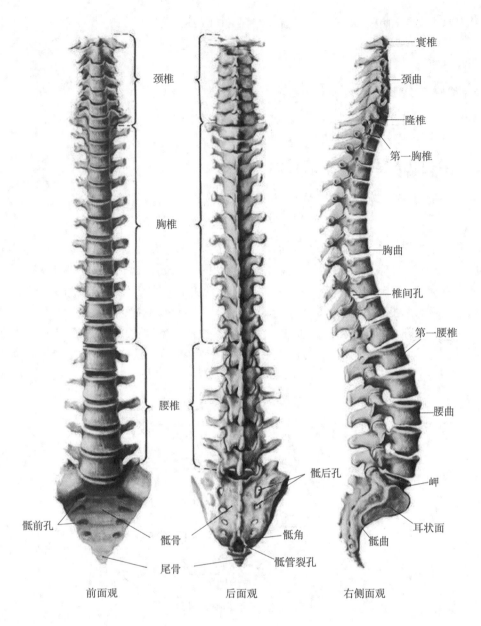

颈椎

胸椎

腰椎

骶前孔

骶骨

尾骨

骶后孔

骶角

骶管裂孔

寰椎

颈曲

隆椎

第一胸椎

胸曲

椎间孔

第一腰椎

腰曲

岬

耳状面

骶曲

前面观   后面观   右侧面观

图 2-6   脊柱

3. 骨盆

骨盆是由骶骨、尾骨、髋骨及韧带连接而成的一个整体。它能有效地传递重力,保护盆腔内的脏器。学前儿童的骨盆尚未骨化,骨与骨之间的连接不牢固,受外力作用容易使骨盆发生位移,从而影响骨盆的大小和形状。因此,在学前儿童运动或日常游戏过程中要避免从高处往硬的地面上跳,或在硬地面上做大量踏跳练习,防止髋骨不正常结合。女童尤其要注意,以免影响未来骨盆的发育和成年后的生育功能。

4. 腕骨

新生儿的腕骨是由软骨组成的,4～6个月开始逐渐出现钙化中心,10～13岁所有的腕骨完成钙化。学前儿童的腕骨因为骨化尚未完成、腕骨发育不全,负重力差,故手腕力量小,手部精细动作发展较差,不宜提重物和长时间从事精细动作,如写字、串小珠子等。

5. 足弓

足弓是由跗骨和跖骨的拱形砌合。足弓具有弹性,能缓冲行走和跳跃时对身体和脑部所产生的震荡。新生儿没有足弓,足弓在婴儿会站立、行走以后逐渐形成。但由于其周围韧带较松,肌肉细弱,若学前儿童过于肥胖、长时间行走或站立等,都有可能导致足弓塌陷,从而形成扁平足(见图 2-7)。

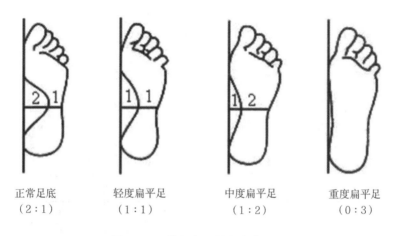

正常足底	轻度扁平足	中度扁平足	重度扁平足
(2:1)	(1:1)	(1:2)	(0:3)

图 2-7 正常足和不同程度扁平足

(二)学前儿童关节的特点

牵拉肘

学前儿童的关节囊和韧带较松弛,关节的伸展性和柔韧性超过成人,幼儿可以很轻松地完成下腰、劈叉等动作,但由于关节窝较浅,当肘部处于伸直状态时,若手臂被猛力牵拉,很可能会造成"牵拉肘"(见图 2-8)。例如给幼儿穿脱衣服时,或与幼儿玩 360°甩圈圈游戏时。

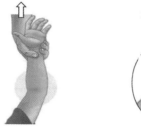 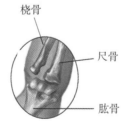

桡骨

尺骨

肱骨

图 2-8 牵拉肘

家长在照顾孩子时应避免牵拉肘,首先注意不要随便牵拉前臂,宜多从肘部握住,孩子乱跑时应从腋下抱起。其次,家长与孩子嬉戏时,应避免猛然向上提拉或转动胳膊的动作。再次,如果带孩子外出,牵手应轻柔,切忌用力转动孩子的前臂。一旦出现孩子不抬胳膊也不愿拿东西,穿衣服疼痛哭闹时,家长应引起重视,此时可能是患了牵拉肘,应立即就医,由骨科医生复位处理。若延误诊治,不仅孩子哭闹不安,也会增加手法复位难度。

(三)学前儿童肌肉的特点

1. 肌肉收缩力差,易疲劳

学前儿童的肌肉柔嫩,肌纤维较细,无机盐、蛋白质、脂肪和糖类含量较少,间质相对较多且能量储备差,收缩功能差,力量小,容易疲劳和受损,剧烈运动或长时间坐、站、行走等都容易造成肌肉疲劳。但是,由于学前儿童新陈代谢旺盛,疲劳后肌肉功能的恢复也很快。

2. 大肌肉群发育早,小肌肉群发育晚

学前儿童肌肉群的发育是不平衡的,遵循着"由上至下,由大到小"的顺序。上、下肢的大肌肉群发育较早。3~4 岁时,上、下肢的活动已经比较协调,但手部的小肌肉群发育较迟,要到 5 岁以后才开始发育,方可初步进行一系列精细动作,但时间也不宜过长。

四、学前儿童运动系统的保育

(1)培养儿童正确的姿势,防止脊柱变形(见图 2-9)。

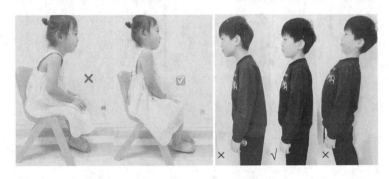

图 2-9　坐姿与站姿正误示意图

(2)供给充足的营养,合理安排体育锻炼,促进骨骼和肌肉的生长发育。

(3)预防骨折、脱臼、肌肉损伤等伤害性事故的发生。

(4)保证充足的户外活动时间,多晒太阳,促进身体对钙、磷等的吸收。

(5)衣服、鞋袜要宽松适度,柔软舒适,避免过多的装饰品。

 新视野

儿童服装选择 Tips [1]

第一,安全、健康是选购童装的前提条件。

儿童身体弱小,抵抗能力较差,作为孩子的第二层皮肤,童装的卫生环保问题尤其显得重要,所以选购童装时应充分考虑儿童的生理特点,要体现柔软、透气、舒适、安全和健康,应注意以下几点:

1. 衣物不应经过有氧漂白处理和防霉阻燃整理;

---

① 　内容摘自网络 https://jingyan.baidu.com/article/48a42057adcfe0a92525045d.html.

2.衣物不应有霉味、汽油味及其他有毒的气味；

3.衣物不得使用可分解的有毒芳香胺染料、可致癌的染料和可能引起过敏感染的染料；

4.衣服中的甲醛、可提取的重金属含量、浸出液 pH 值、色牢度及杀虫剂的残留量都应符合直接接触皮肤的国家环保标准；

5.整件成品从采购、生产到包装出货，各环节经过科学严格的处理，符合国家的环保要求。

第二，从面料的功能性和舒适度来选择合适的童装。

儿童活泼、好动，没有保护衣服的意识，所以布料应以结实、耐穿、不易损坏为主。儿童运动幅度大，皮肤敏感度高，购买童装时要充分考虑衣服的穿着舒适度和面料快速导湿排汗功能。推荐面料柔软而又富有弹性的服装，例如：棉、丝、毛等成分做成的衣服，这样不仅穿在身上舒服、自然，而且能极大地表现出孩子的纯洁和灵性，并且给人一种飘逸、聪颖的感觉。

对婴幼儿来说，最好要选择纯棉服装，不能加荧光剂，颜色以柔和的白色为宜。

第三，利于儿童成长发育来选择合适款式的童装。

选购儿童服装应考虑到孩子的天性，孩子正处在发育阶段，应以宽松自然的休闲服装为主。穿着外观精致、洒脱、宽松的休闲类衣服，平时做游戏、运动等，都很方便；既有利于身体的发育，还能给人一种温柔可爱、舒适、随意的感觉。

第四，从缝制做工方面上来选购童装。

要注意童装表面主要部位有无明显织疵，主要缝接部位有无色差和织物"滑移"、织物"排丝"等，各辅料、装饰物的质地是否良好，拉链是否滑爽、扣子是否牢固、四合扣是否松紧适宜等，有粘合衬的表面部位，如领子、驳头、袋盖、门襟处有无脱胶、起泡或渗胶等现象。

第五，根据童装标识内容来选购。

消费者可根据标识是否齐全，来判断童装是否是正规渠道的合格产品，标识上一般包含如下内容：商标和中文厂名、厂址；服装号型标识；成分标识；洗涤标识的图形符号及说明；产品合格证、执行标准编号、质量等级及其他标识。

综合五个方面的内容来看，选购童装在注重颜色、款式、面料的同时，我们更应该充分考虑到孩子的生理特点，要体现柔软、透气、舒适、安全和健康，做到款式选择"看一看"，面料挑选"摸一摸"，辨别异味"闻一闻"。

第二节　学前儿童循环系统的特点与保育

一、循环系统的概述

循环系统由血液循环系统和淋巴循环系统组成。其中血液循环系统由心脏、血管及它们当中流淌不息的血液构成（见图 2-10）。其主要作用是将氧气和营养物质输送到全身各处组织细胞，同时将体内的二氧化碳和代谢废物运输到排泄器官从而排出体外。淋巴循环系统是血液循环系统的辅助部分，本节内容主要介绍血液循环系统。

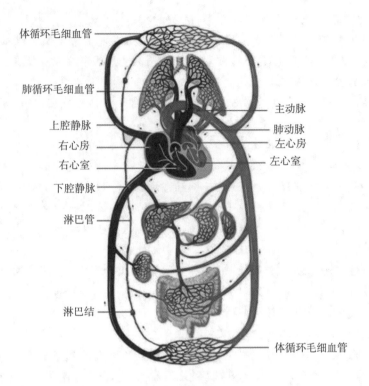

体循环毛细血管

肺循环毛细血管

上腔静脉

右心房

右心室

下腔静脉

淋巴管

淋巴结

主动脉

肺动脉

左心房

左心室

体循环毛细血管

图 2-10　循环系统

二、循环系统的组成

(一)心脏

循环系统的动力器官就是心脏。心脏位于胸腔内,两肺之间,膈肌上方,居于偏左的位置。其大小似人的拳头,外形像倒置的桃子。心脏为一中控的肌性器官,由中膈分为互不相通的左右两半,共 4 个腔室,分别为左心房、左心室、右心房、右心室(如图 2-11 所示)。图 2-11 中所示的主动脉瓣和肺动脉瓣、二尖瓣和三尖瓣就像门一样,可以开启和关闭,但是只能向一个方向开启,正常情况下,血液只向一个方向流动,而不能倒流。

(二)血管

血管分为动脉、静脉和毛细血管三类(见图 2-12)。其中,动脉是将血液从心脏输送到全身各器官、各组织的血管,它的管壁厚,弹性纤维多,弹性大,管内血流速度快,分布在身体较深的部位;静脉是将血液由各器官、各组织送回心脏的血管,其管壁结构与动脉相似,但管壁较薄,弹性纤维和平滑肌较少,弹性小,管内血流速度慢;毛细血管是连通于最小的动脉和静脉之间的网状结构,它非常细,差不多只能允许一个红细胞通过,其管壁非常薄,具有极大的通透性,是管内血液与管外组织液之间进行物质交换的场所。

(三)血液

血液由血浆和各种血细胞组成。

1. 血浆

血浆含有 90%～92% 的水分,其余为蛋白质、无机盐、葡萄糖等化学物质。血浆是血细胞

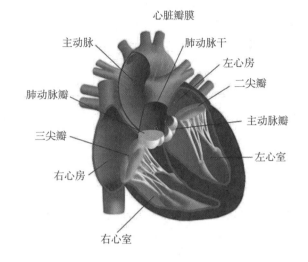

图 2-11　心脏的结构

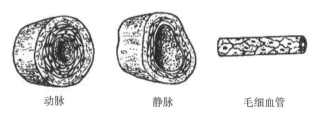

图 2-12　三种血管

的生活环境,其成分保持相对稳定,是维持血细胞正常功能的重要条件。其主要作用是运输血细胞、营养物质和废物。

2. 红细胞

红细胞又称红血球,呈两面凹的圆盘状,无细胞核。其主要成分是血红蛋白,主要功能是通过血红蛋白为机体运送氧气和部分二氧化碳。

3. 白细胞

白细胞又称白血球,圆形,比红细胞大,有细胞核,当病菌侵入人体时,白细胞的数量会急剧增加,并将病菌吞噬、消化。白细胞参与机体的免疫反应,在识别并抵御病毒、病菌以及清除癌变细胞方面发挥着极其重要的作用。

4. 血小板

血小板形状不规则,无色、无核、比红细胞和白细胞小。其主要作用是促进止血和加速凝血。

三、学前儿童循环系统的特点

(一)学前儿童心脏的特点

1. 心脏占此相对大于成人

新生儿的心脏约占体重的 0.8%,成人心脏约占体重的 0.5%。

2. 心脏的排血量小,心率快

心脏肌纤维细弱,弹性纤维少,心壁薄,收缩力差,故心脏的排血量小。但学前儿童的新陈代谢旺盛,需要的血量大,故心率快。且年龄越小,心率越快(见表2-2)。6~7岁后心脏搏动能力有明显增强。

表 2-2　0~6 岁儿童的心率平均值及范围(单位:次/分钟)

年　龄	平　均　值	最小值到最大值
新生儿	127.9	88~158
1岁	119.2	85~187
3岁	108.8	75~133
4岁	100.8	71~133
6岁	91.7	68~125

(二)学前儿童血管的特点

(1)血管内径相对比成人大,毛细血管丰富,故血流量大,身体得到的营养物质和氧气十分充足。

(2)血管管壁薄,弹性小。随着年龄的增长,血管壁加厚,弹性纤维增多。

(3)学前儿童血管比成人短,血液在体内循环一周所需的时间短,所以血流速度快,对生长发育和消除疲劳有利。

(4)心脏排血量较小,血管内径较大,血液流动受到的阻力小,故血压比成人低。且年龄越小,血压越低。

四、学前儿童循环系统的保育

(1)合理营养,防止贫血。注意多吃含铁和蛋白质丰富、易吸收的食物,例如猪肝、瘦肉、黄豆、菠菜等。

(2)衣服宽松舒适,以保持血液循环的畅通。

(3)合理安排和组织户外活动与体育锻炼,增强心血管的功能。

(4)做好传染病的预防工作,及时接种疫苗。因为学前儿童抵抗力较差,易患传染病,患病发烧时容易影响心脏的功能。

(5)活动安排注意动静交替、劳逸结合。

(6)预防动脉硬化。学前儿童要控制胆固醇和饱和脂肪酸的摄入量,饮食遵循少盐少调料、口味清淡的原则。

第三节　学前儿童呼吸系统的特点与保育

一、呼吸系统的概述

呼吸系统是由呼吸道和肺两部分构成的(见图2-13)。其作用是促进机体与外界进行气体交换,吸进氧气,呼出二氧化碳,以进行新陈代谢。

二、呼吸系统的组成

(一)呼吸道

1. 鼻

鼻是呼吸道的起始部分,也是嗅觉感受器,是气体进入人体的第一道关卡,我们把它称为"保护肺的第一道防线"。鼻腔的前部有鼻毛,可以阻挡灰尘和细菌,鼻黏膜能分泌黏液,可以湿润空气和粘住灰尘。体外的空气通过鼻腔后会变得清洁、湿润、温暖,从而减轻对呼吸道和肺部的刺激。

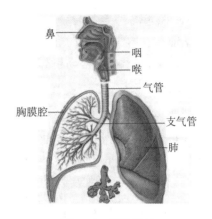

图 2-13　呼吸系统

2. 咽

咽位于鼻腔后方,是消化系统和呼吸系统的共同通道,具有吞咽、呼吸、保护和防御功能,也是发音辅助器官。咽部两侧各有一个咽鼓管开口,与中耳相通。

3. 喉

喉介于咽与气管之间,其是呼吸通道也是发音器官。它容易引发炎症,造成人体不适。

4. 气管和支气管

气管和支气管是连接肺与喉的管道,由软骨、肌肉、结缔组织和黏膜构成。气管上端与喉相连,向下进入胸腔。内壁覆有一层带纤毛的黏膜,黏膜能分泌黏液,粘住来自体外的灰尘和微生物,并通过纤毛不断地摆动扫到咽部,经咳嗽吐出来。

5. 肺

肺位于胸腔内,左右各一,由细支气管、肺泡和肺间质构成,是氧气和二氧化碳交换的重要部位。

三、学前儿童呼吸系统的特点

(一)学前儿童呼吸器官的特点

1. 鼻

学前儿童的鼻腔相对短小狭窄,鼻黏膜柔嫩且富含血管,出现感染时鼻黏膜会出现充血肿胀,导致鼻腔狭窄,甚至闭塞,此时往往容易引起学前儿童烦躁不安、呼吸困难等,甚至会引发鼻炎、扁桃体炎等。

2. 咽鼓管

学前儿童咽鼓管的管径较宽,且直而短,呈水平位。口咽部的病原体容易通过咳嗽、擤鼻涕等方式进入中耳,引发中耳炎。

3. 喉

学前儿童喉的后腔狭窄,声门狭小,黏膜脆弱,容易因感染引起后补充血水肿,导致呼吸困难。

4. 气管和支气管

学前儿童的气管和支气管的管腔相对成人较狭窄，黏膜血管丰富，纤毛运动差，不能较好地清除微生物及黏液，容易引起感染，进而引起呼吸困难。

5. 肺

学前儿童肺的弹力组织发育较差，肺泡数量少，容量小，呼吸的气体量也较少，发生肺炎时容易导致缺氧。但是肺部间质发育旺盛、血管丰富，有利于通过呼吸系统吸入的氧气尽快地进入循环系统，以维持学前儿童旺盛的新陈代谢对氧气的需要。

（二）学前儿童呼吸运动的特点

学前儿童的呼吸表浅且快，年龄越小，呼吸频率越快（见表2-3）。因为调节呼吸运动的神经中枢发育尚未完善，学前儿童呼吸节律时常不稳定，且以腹式呼吸为主。

表 2-3　儿童呼吸频率

年　　龄	平均呼吸次数/分钟
新生儿	40～50
1 岁以内	30～40
1～3 岁	25～30
4～7 岁	20～25

四、学前儿童呼吸系统的保育

（1）养成用鼻呼吸的好习惯。

（2）掌握正确擤鼻涕的方法（见图 2-14）。

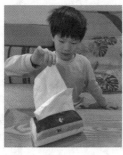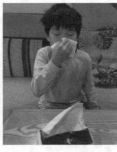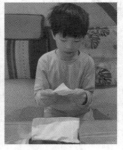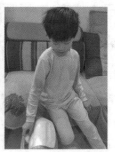

1.抽一张柔软干净的纸巾，对折一次　　2.将纸巾盖住鼻子，手指压住一边的鼻翼，闭上嘴巴，用力将另一边鼻孔的鼻涕擤出　　3.将纸巾再对折一次，用同样的方法将另一边鼻孔的鼻涕擤出　　4.擤完鼻涕后，将纸巾扔到垃圾桶内

图 2-14　正确擤鼻涕的步骤

(3)保护声带。

(4)防止呼吸道异物(见图 2-15)。应教育学前儿童避免误食,防止异物进入呼吸道。

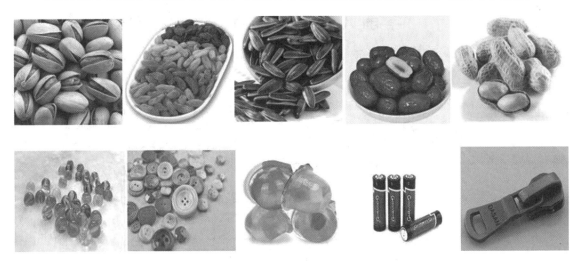

图 2-15 易引起呼吸道异物的物品

(5)保持室内空气新鲜。

 新视野

怎样才能保护幼儿声带? [1]

首先,要指导幼儿掌握正确的唱歌姿势。好听的歌声能给人一种美的享受,而正确的歌唱姿势是一种美的形象,并体现着唱歌者健康的精神风貌。要指导幼儿身体自然直立、端正,保证发声器官活动自如,切不可头部过于后仰或下俯使气息短而浅。歌唱时音量适中,切忌"喊歌"。

其次,选择的歌曲音域适当,做到高不挤、低不压、强不减、弱不虚,自然流畅,唱出儿童歌声的本色。不能按照自己的兴趣爱好,把《长城长》《纤夫的爱》之类的歌曲教给幼儿,那样很可能使幼儿的声带受到损伤。

再次,每次教唱歌曲前都要进行"开声"训练,带领幼儿模仿一些动物的叫声(如小鸡,小鸭,布谷鸟等),做一些必要的准备活动。教唱时间不能过长,以免声带过于疲劳,形成嘶哑。如有幼儿生病了,要让其休息,不能勉强。

最后,应教会幼儿一些保护声带的方法,如,用适中的音量说话或回答问题,不高声喊叫,冬季不顶风跑步等等。

---

① 摘自论文:王秀华.注意保护幼儿声带[J].早期教育,1995.(11).

第四节　学前儿童消化系统的特点与保育

一、消化系统的概述

消化系统(见图 2-16)由消化管和消化腺两部分组成。消化管是一条从口腔至肛门的迂曲的长管,根据其位置、形态和功能的不同,消化管分为口腔、咽、食管、胃、小肠和大肠。消化腺主要有唾液腺、胃腺、肠腺、胰腺和肝脏。

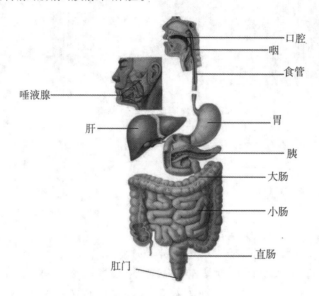

图 2-16　消化系统

消化系统的主要功能是对摄入的各种食物进行消化、吸收,同时将没有利用价值的食物残渣排出体外。

二、消化系统的组成

(一)口腔

口腔内有舌和牙齿。舌的主要作用是搅拌食物、协助咀嚼、吞咽、辅助发音、感受味觉。

牙齿是人体最坚硬的器官,它通过咀嚼,将大块食物咬切、研磨成细小食物以便于消化。人的一生中先后出现两副牙齿,在出生后 6 个月左右开始长出乳牙,2～3 岁全部萌出,共 20 颗。6 岁左右开始出现第一颗恒牙(即"第一恒磨牙",又称"六龄齿"),共上、下、左、右 4 颗,长在乳磨牙里面,并不与乳牙交换。7～12 岁乳牙脱落,恒牙逐渐长出,共 28～32 颗。乳牙萌出顺序如图 2-17 所示。

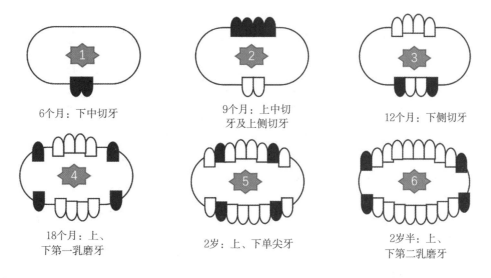

6个月：下中切牙

9个月：上中切牙及上侧切牙

12个月：下侧切牙

18个月：上、下第一乳磨牙

2岁：上、下单尖牙

2岁半：上、下第二乳磨牙

图 2-17 乳牙萌出顺序

大家来分享

在有些家长的认识里,存在这样的看法:"乳牙迟早要被恒牙替换,所以没有必要保护"。你是如何看待的呢?

乳牙对于学前儿童而言有着重要的作用,具体包括以下内容。

(1)咀嚼食物,帮助消化。由流质食物逐渐过渡到半流质食物、固体食物,品种不断增加,为学前儿童提供生长发育所需的营养素。而固体食物经过充分咀嚼才能被更好地吸收。

(2)促进颌面部的正常发育。婴幼儿期正是颌面部迅速发育的阶段,尤其是下颌骨,随着咀嚼的刺激,下颌骨正常生长,使脸型逐渐拉长,面容和谐、自然。

(3)有助于恒牙的健康。乳牙齐整对于恒牙顺利萌出有重要作用。若乳牙早失,比如患龋齿不得不拔出残根、意外伤害导致脱落等,邻近的牙向空隙倾倒,恒牙就不能在正常位置萌出,导致牙排列不齐。

(4)有助于口齿伶俐。乳牙的正常萌出有助于发音正常。

(5)促进学前儿童心理健康成长。

(二)食管

食管是食物从口腔通往胃部的通道。

(三)胃

胃的主要功能是暂时贮存食物,完成食物的初步消化。通常食物进入胃内停留 3～5 个小时,完成食物的初步消化。

(四)小肠

小肠分为十二指肠、空肠和回肠三部分,其主要功能是进一步完成对食物的分解和吸收。人体大部分营养物质是在小肠被吸收进入到血液的。

（五）大肠

大肠分为盲肠、阑尾、结肠和直肠四部分，其主要功能是吸收水分、无机盐和少量的维生素并将食物残渣形成粪便排出体外。

（六）唾液腺

人体有三对唾液腺，分别为腮腺、颌下腺和舌下腺，它们通过管道开口于口腔内。唾液中含有淀粉酶，能够帮助分解食物中的糖类。

（七）胰腺

胰腺能够分泌胰液和胰岛素。胰液中含有多种消化酶，参与蛋白质、淀粉、脂肪等营养素的分解。

（八）肝脏

肝脏是人体最大的腺体，能分泌胆汁，参与脂肪的消化，促进脂溶性维生素的吸收。肝脏还具有解毒和储存功能，当一些有毒物质，如酒精、药物等随血液流经肝脏时，肝脏可以将它们分解为无毒或毒性小的物质排出体外。

三、学前儿童消化系统的特点

（一）学前儿童牙齿的特点

（1）由于乳牙的结构和钙化程度都不成熟，牙釉质和牙本质的致密度不高，牙齿咬合面的窝沟较多，容易受致龋因素的影响，所以乳牙是龋齿开始发生的时期。

（2）乳牙在萌出阶段，需要适宜的刺激来促进其发育。

（3）乳牙牙根浅，牙釉质也不如恒牙坚硬，不良饮食习惯可能会使乳牙受损。

（二）学前儿童胃的特点

婴幼儿的胃呈水平状（见图 2-18），贲门括约肌不够发达，吮吸时常常吸入空气，使得婴儿容易出现溢奶现象。随着幼儿学会走路，胃的位置逐渐变垂直。

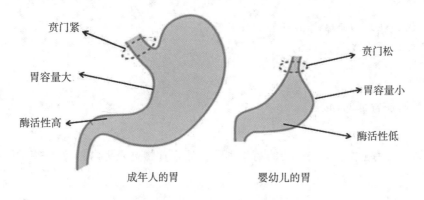

图 2-18 成年人与婴幼儿胃的位置对比图

生理性溢奶 VS
病理性吐奶

此外，学前儿童的胃黏膜血管丰富，胃肌层发育较差，胃壁较薄，分泌的盐酸及各种酶均比成人少，故消化能力较弱。

（三）学前儿童肠的特点

学前儿童小肠吸收能力较强。学前儿童小肠的总长度相对比成人长,是其身长的 6 倍,成人小肠只有身长的 4.5 倍。小肠壁通透性好,有利于各种营养物质在小肠被消化、吸收,但也容易吸收有害物质引起中毒;学前儿童体内脂肪少,肠系膜发育不完善,小肠在腹腔内的位置固定性较差,在食物中毒或腹部受凉的时候容易发生肠套叠(见图 2-19)。

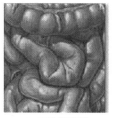 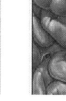

(a)正常肠组织　　　　　(b)肠套叠

图 2-19　正常肠组织与肠套叠

肠套叠

（四）学前儿童肝脏的特点

肝脏在糖代谢中的主要作用是维持血糖的相对恒定,保证全身特别是脑组织的能量供应。小儿肝脏肝糖原贮存量少,容易出现低血糖症,甚至是低血糖休克。此外,学前儿童肝细胞发育不完善,胆囊小,胆汁少,对脂肪的消化能力较差,解毒能力弱。

四、学前儿童消化系统的保育

（一）保护乳牙

(1)及时给予适宜的刺激,如为婴幼儿提供磨牙棒、饼干等食物,促进乳牙的及时萌出。

(2)不要让学前儿童咬过于坚硬的物体,不吃过冷或过热的食物,以免牙釉质产生裂缝或脱落,从而损伤牙齿。

(3)早晚刷牙,为学前儿童选择合适的牙刷和牙膏,并教会其正确刷牙方法(见图 2-20)。

先刷外面, 再刷咬合面, 最后刷内侧面; 先左后右, 先上后下, 先外后里。

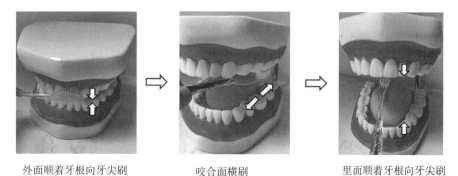

外面顺着牙根向牙尖刷　　　　　咬合面横刷　　　　　里面顺着牙根向牙尖刷

图 2-20　正确刷牙方法示意图

(4)定期检查牙齿,一般每半年检查一次,对于牙齿问题做到早发现早处理。

（二）建立合理的饮食制度，培养良好的进餐习惯

无论是家庭还是托幼机构，都应该根据幼儿消化系统特点合理安排幼儿一日膳食，保证其生长发育所需的营养，包括定时定点吃饭，少吃多餐，科学搭配等；良好的进餐习惯包括细嚼慢咽，少吃零食，不偏食，进食时尽量保持安静，不大声嬉闹、保持愉快的进餐情绪等。

（三）保持卫生，防止病从口入

注意饮食卫生，食物的采购、加工、存贮等各道程序都要做好卫生工作，避免幼儿的饮食受到病毒、细菌等污染；提醒幼儿注意个人卫生，饭前便后要洗手。

（四）其他保育事项

（1）饭前饭后不做剧烈运动，不大量饮水。

（2）培养定时排便的习惯。

第五节　学前儿童内分泌系统的特点与保育

一、内分泌系统的概述

内分泌系统是机体的重要调节系统，它与神经系统相辅相成，共同调节机体的生长发育和各种代谢，维持体内环境稳定，并影响行为等。内分泌系统由内分泌腺和分布于其他器官的内分泌细胞构成（见图2-21）。人体内主要的内分泌腺有垂体、甲状腺、胸腺、肾上腺等。内分泌腺和内分泌细胞分泌的生物活性物质称为激素。内分泌系统正是通过所分泌的激素对机体发挥调节作用。内分泌腺功能亢进或低下都能影响机体的正常运行，甚至导致疾病。

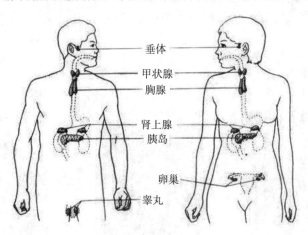

垂体
甲状腺
胸腺
肾上腺
胰岛
卵巢
睾丸

图 2-21　内分泌系统

二、内分泌系统的组成

（一）脑垂体

脑垂体位于颅腔底部，是人体最重要的内分泌器官。脑垂体受下丘脑控制，可分泌多种激

素,如生长激素、促甲状腺素、促肾上腺素、促性腺素等。其中,生长激素对学前儿童的生长发育有着十分重要的影响。生长激素具有促进蛋白质合成、促进软骨和骨的生长、降低糖利用速度、加强机体对脂肪的利用等重要功能,可直接影响儿童的生长发育速度。如果生长激素分泌不足,儿童将出现身材矮小、生长缓慢,甚至患侏儒症等问题;如果生长激素分泌过量,会导致生长发育过快,患巨人症。生长激素主要在夜间分泌,且与睡眠深度有关。生长激素的分泌还受运动的影响,运动可促进生长激素分泌。

(二)甲状腺

甲状腺是人体最大的内分泌腺,其生理功能主要是调节机体新陈代谢、维持机体正常生长发育、兴奋中枢神经、影响骨骼和大脑发育等。碘是合成甲状腺素的必要原料,一旦缺碘,甲状腺素合成减少,甲状腺体将出现代偿性肿大,使患者颈部粗大,即大脖子病。孕期或童年时期甲状腺素分泌不足,将导致儿童骨骼和大脑发育停滞,表现为身材矮小、智力低下,患克汀病。反之,若甲状腺功能亢进(即甲亢),甲状腺素分泌过多,将提高机体基础代谢率,使中枢神经兴奋,出现心率加快、出汗多、情绪易激动、身体消瘦等症状。

(三)胸腺

胸腺与机体的免疫功能有密切关系。由骨髓产生的淋巴干细胞不具免疫功能,当这些细胞由血液循环到达胸腺并在胸腺停留一段时间后,在胸腺的作用下就具有了免疫功能。

(四)肾上腺

肾上腺皮质分泌的激素主要调节水与电解质的代谢与平衡,调节糖和蛋白质的代谢,调节性器官的发育及第二性征的发育。肾上腺髓质分泌的激素与血压的升高、淋巴系统及心血管系统的兴奋、维持体温都有密切的关系。

三、学前儿童内分泌系统的特点

脑垂体分泌的生长激素大多在睡眠时分泌,4岁前与青春期是分泌最旺盛的阶段。由于学前儿童的睡眠时间较长,脑垂体分泌的生长激素较多,加速了骨骼的生长发育。

四、学前儿童内分泌系统的保育

(一)组织安排好学前儿童的睡眠和户外活动

由于生长激素主要是在夜间深度睡眠时分泌旺盛,因此,成人应该注意创设适宜的睡眠条件和环境,保证学前儿童在夜间有足够的睡眠时间,且睡得安稳踏实。体育锻炼也是促进生长激素分泌的重要方法,学前儿童应该保证每天至少两小时的户外运动时间。

(二)保证学前儿童膳食中碘的供应量

学前儿童可以通过摄入含碘丰富的食物来满足碘的供给,如海带、紫菜、海鱼、海贝等。

(三)不乱服用营养品,防止性早熟

学习科学育儿知识,不盲目进补。有些儿童营养品的成分并不明确,有的虽然含有微量元素,但若长期服用则有可能在体内累积,引发儿童性早熟。对于生长发育正常的儿童,不必吃营养保育品。如有必要,也须在医师指导下服用。

第六节　学前儿童神经系统的特点与保育

一、神经系统的概述

神经系统是人体生命活动的主要调节机构,人的各种生理活动都直接或间接地受神经系统的调节,从而使体内各器官和系统相互影响、相互协调,形成一个统一的整体,保证各种生理活动的正常进行,机体的相对稳定及其与外界环境的相对平衡。神经系统的基本结构和功能单位是神经细胞,又称神经元。神经系统是一个庞大的网络系统,它由中枢神经系统和周围神经系统两部分组成(见图2-22)。

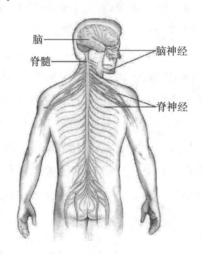

图 2-22　神经系统

二、神经系统的组成

(一)神经元

神经系统的基本单位是神经元(见图2-23)。神经元的结构分为细胞体和突起两部分,神经元具有接受刺激、传递信息和整合信息的功能。神经元通过树突和细胞体接收信息,由细胞体对信息进行整合,然后再由轴突把信息传出去。

(二)中枢神经系统

1. 脊髓

脊髓由灰质和白质构成。脊髓的功能主要是传导、反射。它也是许多简单反射活动的低级中枢,脊柱外伤时,常导致脊髓损伤,严重的脊髓损伤者,可引起下肢瘫痪、大小便失禁等。

2. 大脑

大脑是中枢神经中最高级的部分,也是人脑中最复杂、最重要的神经中枢,是人体的"司令部"。人的大脑非常发达,是进行思维和意识活动的器官。

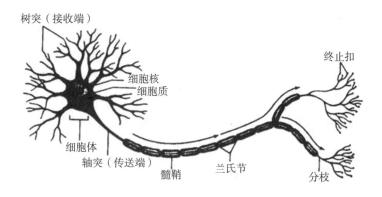

图 2-23 神经元

大脑分为左右两个半球，分别担任着不同的工作。大脑左半球又称左脑，有显意识功能，支配人的右手，主管抽象思维，主要通过语言和逻辑表达内心世界，具体有辨认时间、计算、逻辑分析、理解、听觉、语言等，也称"学术脑"。大脑右半球又称右脑，有潜意识功能，支配人的左手，主管形象思维，主要通过情感和形象来表达内心世界，具体有认识空间、感受音乐、鉴赏绘画、凭直觉观察事物等，又称"艺术脑"。

大脑半球表面有一层灰质，又称大脑皮层，表面有许多凹陷的沟和隆起的回。大脑皮层可以分为许多功能区，称为中枢(见图 2-24)。

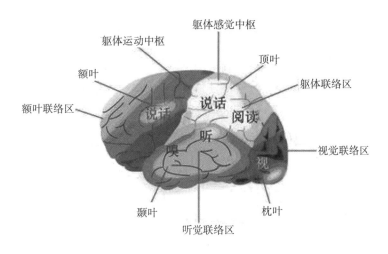

图 2-24 大脑皮层的功能区

3. 小脑

小脑位于脑干的背侧，大脑的后下方。其主要功能是维持肌肉的紧张度，控制人体的活动，保持人体自由运动的平衡与协调。

4. 间脑

间脑包括丘脑和下丘脑。丘脑是人体传入神经冲动的转换站，是皮质下较为高级的感觉中枢，如果丘脑受损，对侧肢体将会发生感觉障碍。下丘脑的主要功能是调节内脏活动，控制脑垂体活动，调节体温和物质代谢。

5. 脑干

脑干位于脊髓的上端,由脊髓传导至脑的神经冲动,先传到脑干,再由脑干传到大脑,它对维持觉醒和抑制、过滤各感觉器官传入的信息起着重要作用。其主要功能是维持个体生命的心跳、呼吸、消化、血压、睡眠等重要生理活动。

(三)周围神经系统

周围神经系统由 12 对脑神经、31 对脊神经组成,其中包括支配内脏器官活动的自主性神经(又称植物性神经),它们把中枢神经和全身各器官联系起来。脑神经支配头部各器官的运动,并接受外界的信息,使人产生感情和表情;脊神经支配躯干和四肢的运动,并感受刺激;自主性神经分为交感神经和副交感神经,分布于内脏,体内各个器官均受着两种神经的双重支配,两者交互抑制,保证了器官的协调作用。

(四)神经系统的基本活动方式

神经系统的基本活动方式是反射。反射是人体对外界和内部各种刺激发生的反应。完成反射活动的神经结构是反射弧。反射弧由感受器、传入神经、神经中枢、传出神经和效应器 5 个环节组成。反射可以分为非条件反射和条件反射。非条件反射是与生俱来的本能,是一种低级的神经活动,如吸吮反射、膝跳反射、眨眼反射等;条件反射是后天获得,它是建立在非条件反射的基础之上的,是一种高级的神经活动,如"望梅止渴""谈梅生津"等。

(五)中枢神经系统的高级功能

1. 镶嵌式活动原则

当人在从事一项活动时,只有相应区域的大脑皮质在工作,也就是处于兴奋状态,与这项活动无关的区域的大脑皮质在休息,也就是抑制状态。随着人们工作性质、活动内容的不停转换,大脑皮质的工作区和休息区不断轮换,就好像镶嵌在一块板上的许多小灯泡,忽闪忽灭,闪闪发光。这种"镶嵌式活动"方式,使得大脑皮质的神经细胞能够有劳有逸、以逸待劳,维持高效率。

2. 优势兴奋

人们在学习和工作时的效率与大脑皮质是否处于"优势兴奋"状态有关。若有关的大脑皮质处于兴奋状态,人们的注意力就会比较集中,理解力、创造力也会大大增强,思维非常活跃,从而提高效率。兴趣能促使产生优势兴奋,人们对某事物感兴趣时,可以对与之无关的事物视而不见、充耳不闻。

3. 动力定型

当身体内、外部的条件刺激按照一定的顺序重复多次以后,大脑皮质的兴奋和抑制过程在时间上、空间上的关系就固定下来了,条件反射的出现越来越恒定和精确,这就是动力定型。大脑皮质动力定型的形成,能使工作效率提高。

4. 保护性抑制

当大脑皮层细胞工作超负荷时,其功能活动就会降低,处于抑制状态防止进一步损耗,这种状态称为"超限抑制",这是大脑皮层的自我保护抑制。若不注意这种保护性抑制的出现,继续超时学习、工作会事与愿违,加重大脑皮层细胞的损伤,大脑过度疲劳,出现头昏脑涨、反应迟钝、注意力不集中、学习效率低下,严重者会出现失眠、神经衰弱等疾病。因此,当大脑出现疲劳反应时,应该采取积极有效的休息措施,如有规律、充足的睡眠,以恢复大脑功能。

三、学前儿童神经系统的特点

(一)神经系统发育迅速

妊娠 3 个月时,胎儿的神经系统已经基本成形。出生前半年至出生后一年是脑细胞数目增长的重要阶段。1 岁后虽然脑细胞的数目不再增加,但是细胞的突起却由短变长,由少到多,脑细胞就像一棵小树苗,逐渐长成枝繁叶茂的大树。细胞的突起就像是自树干长出的树杈,互相搭接,建立起复杂的联系,为儿童智力的发展提供了生理基础。

(二)高级神经活动的特点

兴奋过程占优势,抑制过程形成较慢,故婴幼儿的控制能力比较差。例如,让孩子干什么,他们往往乐于接受;而让他们不要干什么,往往难以做到,这就是因为"不要干什么"是一种抑制的过程。随着幼儿年龄的增加,大脑皮层的功能日趋完善,兴奋过程和抑制过程也都不断加强。抑制过程的加强,使幼儿学会控制自己的行为和较为精细地进行各种活动。此外,幼儿年龄越小,神经系统发育越不完善,需要睡眠时间越长;条件反射建立少;第一信号系统发育早于第二信号系统,容易对具体的、鲜明的、形象的事物感兴趣,并且注意力维持的时间相对较长。

(三)0~6 岁是脑生长发育的关键时期

幼儿的大脑在 0~6 岁时是发育的一个关键时期,这个时期的孩子只有接触丰富的环境刺激,脑的发育才能完善,控制视觉、听觉、动觉、语言等区域才能变得更加敏锐。在 0~6 岁阶段对幼儿实施合理的教育会为其一生的智力发育奠定基础。

(四)脑细胞的耗氧量大

神经系统的耗氧量较其他系统高。在神经系统中,脑的耗氧量最高,幼儿脑的耗氧量为全身耗氧量的 50% 左右,成人只有 20%,因此学前儿童脑的血流量占心脏排出量的比例较成人大。学前儿童脑组织对缺氧十分敏感,对缺氧的耐受力比较差。

(五)能量消耗单一

相关研究表明,大脑活动所需要的能量只有碳水化合物能提供。

四、学前儿童神经系统的保育

(一)制定和执行合理的生活制度

依据大脑的镶嵌式活动原则、优势原则、动力定型、保护性抑制等活动规律,托幼机构应根据儿童的不同年龄,结合季节变化和机构产际情况,安排好一日活动的时间与内容,按时活动、就餐、休息,注意活动之间的动静交替,内容的丰富性,这样长期坚持下去,会使得幼儿大脑皮层形成动力定型,减轻神经系统的负担,促进神经系统的发育。

(二)保持室内空气新鲜

学前儿童对缺氧的耐受力不如成人,如果居室空气污浊,脑细胞首当其冲,所以,学前儿童用房一定要定时通风,保证学前儿童脑力活动对氧气的需要。

（三）提供合理营养

营养是大脑皮层发育的物质基础。供给充足的营养，能促进脑的发育。尤其是脑能量消耗来源单一，仅来自糖类，故为学前儿童配置膳食过程中要注意合理搭配，保证糖类的摄入。

（四）积极开展体育锻炼

适当的体育锻炼可以增强神经系统的调节作用，使大脑皮质的活动更加活跃、准确、灵活。在从事各项体育活动时，各器官系统的生理活动密切配合，以适应机体的需要，这样能促进神经系统进一步完善，加强机体调节控制的能力。此外，体育活动的开展也需遵循不同年龄段儿童的身心发展特点进行。

第七节 学前儿童泌尿系统的特点与保育

一、泌尿系统的概述

泌尿系统包括肾脏、输尿管、膀胱、尿道四部分（见图 2-25）。其中，肾脏是泌尿器官，由输尿管完成输尿任务，膀胱负责贮存尿液，最终尿液通过尿道排出体外。因此，泌尿系统的主要生理功能就是泌尿、输尿、贮尿和排尿。

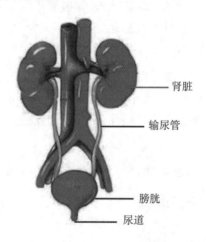

肾脏

输尿管

膀胱

尿道

图 2-25 泌尿系统

二、学前儿童泌尿系统的特点

（一）肾

学前儿童肾的重量相对大于成人。在 1 岁和 12～15 岁两个阶段肾的发育最快。整体而言，学前儿童肾的发育不完善，浓缩尿液及排泄毒物的功能较差。

（二）输尿管

学前儿童输尿管长而弯曲,管壁肌肉及弹力纤维发育不全,所以容易扩展受压及扭曲而导致梗阻,易造成尿潴留而诱发泌尿道感染。

（三）膀胱

学前儿童膀胱位置较成人高,随年龄的增长逐渐降入盆腔。学前儿童由于新陈代谢旺盛,尿总量较多,而膀胱容积小,贮尿功能差,所以年龄越小,每天排尿次数越多。

（四）尿道

女童尿道较短,外口暴露,且接近肛门,故易受粪便污染而发生上行性细菌感染。所谓上行性细菌感染,是指细菌可以经尿道上行到膀胱、输尿管、肾脏,引起膀胱炎、肾盂肾炎等。男童尿道虽长,但常有包茎,污垢积聚时也可导致上行性细菌感染。

三、学前儿童泌尿系统的保育

（一）保证饮水

每天保证学前儿童饮用一定量的水,增加尿液排出。一方面通过尿液将代谢废物排出体外,另一方面大量排尿也可以起到清洁尿道、膀胱、输尿管和预防感染的作用。

（二）养成及时排尿的好习惯

当儿童产生尿意时,要及时排尿。长时间憋尿,会使膀胱肌的弹性下降,致排尿能力下降。

（三）保持外阴清洁,防止感染

一般不要给儿童穿开裆裤,尤其是女童。每天睡前要清洗外阴,勤换内裤,防止尿路感染。

（四）避免或消除诱发肾炎的因素

对于学前儿童来说,应极力避免上呼吸道感染、扁桃体发炎、皮肤化脓性炎症等病变因素,如果出现此类病变要及时治疗,千万不能拖延耽误。

第八节　学前儿童生殖系统的特点与保育

一、生殖系统的概述

生殖系统由内生殖器和外生殖器两部分组成。男性内生殖器由睾丸、附睾、输精管、精囊、射精管和前列腺组成,外生殖器则包括阴囊和阴茎。其中,睾丸是男性的主要性器官,产生精子和分泌性激素。女性内生殖器包括卵巢和生殖管道(包括输卵管、子宫和阴道),外生殖器又称为女性外阴,包括阴阜、大小阴唇、阴蒂等(见图2-26)。

二、学前儿童生殖系统的特点与保育

婴幼儿生殖系统发育缓慢,进入青春期后开始迅速发育。具体相关保育措施如下:
(1)预防学前儿童性早熟(前文内分泌系统部分已有阐述,在此不再赘述。)

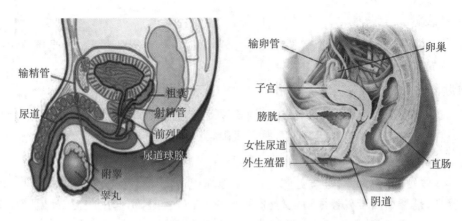

图 2-26　男性与女性生殖系统

（2）及时进行学前儿童科学性教育。

1. 培养"性角色意识"

一个人将自己看作是男性还是女性,在心理学上称之为性别角色。大约到 3 岁时,学前儿童的性别角色已经形成,家长应该引导学前儿童从小形成正确的性别观念。

2. 科学且自然回答性问题

面对学前儿童关于"我是从哪里来的?"这样的性问题,要像回答其他问题一样,科学且自然清楚地回答。

3. 预防学前儿童性侵犯和性骚扰

教育学前儿童,禁止别人触摸隐私部位,如遇到这种情况要及时向家长和老师反映。

第九节　学前儿童感觉器官的特点与保育

一、眼

（一）眼的组成

眼球包括眼球壁、内容物、神经和血管等组织(见图 2-27)。

1. 眼球壁

眼球壁主要分为外、中、内三层。

（1）外层

眼球壁外层由角膜、巩膜组成。眼球壁外层起维持眼球形状和保护眼内组织形态的作用。角膜是眼球前部的透明部分,光线经此射入眼球。巩膜呈乳白色,不透明,质地坚韧。

（2）中层

眼球壁中层具有丰富的色素和血管,包括虹膜、睫状体和脉络膜三部分。虹膜中央有 2.5～4 毫米的圆孔,称为瞳孔。脉络膜的血循环营养视网膜外层,其含有丰富的色素,起遮

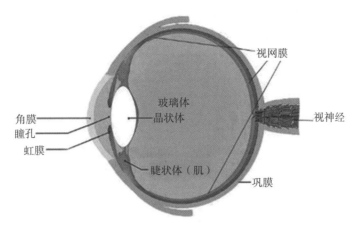

眼球壁共三层膜，其中最内层为视网膜，最外层为巩膜

图 2-27　眼球的结构

光暗房作用。

（3）内层

眼球壁内层为视网膜，是一层透明的膜，也是视觉形成的神经信息传递最敏锐的区域。视网膜所得到的视觉信息，经视神经传送到大脑。

2. 内容物

眼内容物包括房水、晶状体和玻璃体。

玻璃体为透明的胶质体，主要成分是水。玻璃体有屈光作用，也起支撑视网膜作用。

视觉的形成（见图 2-28）过程如下：光线—角膜—瞳孔—晶状体（折射光线）—玻璃体（固定眼球）—视网膜（形成缩小倒立的实像）—视网膜（传导视觉信息）—大脑视觉中枢（形成视觉）。

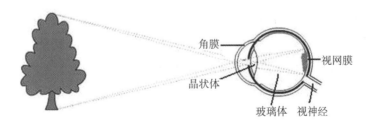

图 2-28　视觉形成示意图

思考：屈光不正的情况有哪些？

屈光不正是指平行光线通过眼的屈光作用后，不能在视网膜上形成清晰的物像，而成像在视网膜前方或后方，表现为视物模糊不清。它主要包括近视、远视和散光三种情况。

（二）学前儿童眼的特点

1. 生理性远视

婴幼儿眼球的前后距离较短，物体往往成像在视网膜的后面，称为生理性远视。随着眼球的发育，眼球前后距离变长，一般在 5 岁左右，就能发展成为正常视力。

2. 晶状体有较好的弹性

婴幼儿晶状体的弹性较好,调节范围广,即使是近在眼前的物体,也能因晶状体的凸度加大,成像在视网膜上。因此婴幼儿即使是注视距离很近的物体,也不会感觉疲劳,但是久而久之,形成习惯后就容易造成近视。

（三）学前儿童眼的卫生保育

1. 帮助学前儿童养成良好的用眼习惯

看书、写字要有正确的姿势和适宜的眼距;不要躺着看书;不要在行走或乘车时看书;不在阳光直射下看书;看电视或平板等要有节制,一般控制在15分钟左右;集中用眼一段时间后要远眺或进行户外活动,放松眼睛。

2. 注意科学采光

托幼机构活动室或家中居室的窗户大小要适中,保证充足的自然光;室内家具宜选用浅色,且反光较好;自然光不足时,选用白炽灯照明;使用台灯时,柔和的光线应该来自左上方。

3. 密切关注学前儿童的视力变化

在日常生活中,如果发现学前儿童有以下表现,应及时带儿童到医院检查治疗:眼位不匀称,可能有内斜或外斜;看书时喜欢歪着脑袋;眼睛怕光;看书或电视等距离过近;手眼协调能力较差,两眼的黑眼珠不匀称;频繁眨眼、皱眉、眯眼、眼睛发红或流泪等。此外要注意如下日常保育:

(1)为学前儿童提供高质量的书籍,保证文字大小适中、图案清晰。

(2)预防眼部疾病或外伤。

(3)定期检查视力,预防近视。

二、耳

（一）耳的组成

耳由外耳、中耳和内耳组成(见图2-29)。外耳包括耳郭(其主要功能是收集声波)和外耳道(其分泌产生的耵聍具有保护耳朵的作用);中耳包括鼓膜(其主要功能是将声波振动传到中耳)、鼓室、咽鼓管(其主要作用是调节鼓室内气压,维护正常听力)、听骨链、中耳小肌。内耳包括半规管、前庭、耳蜗等。

（二）学前儿童耳的特点

(1)外耳道比较狭窄,外耳道壁尚未完全钙化。

(2)咽鼓管相对短、平直,管径较粗。当鼻腔有感染时,病菌易侵入中耳,引起中耳炎。

(3)中枢神经发育不完善,容易出现视觉疲劳,对噪声较为敏感。

(4)耳蜗中感受器的感受力较成人强,听力优于成人。

(5)耳郭部位血液流动性不强,在低温下容易冻伤形成冻疮。

（三）学前儿童耳的卫生保育

1. 切勿使用锐利的工具给学前儿童掏耳朵

因为掏耳朵时病菌容易进入中耳内,引起感染流脓,造成鼓膜穿孔,进而影响听力,甚至导致耳聋。

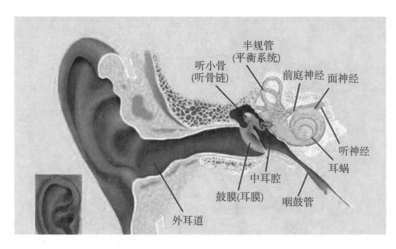

图 2-29 耳的结构

2.预防中耳炎

注意在日常生活中教会学前儿童保持鼻、咽、喉等部位的清洁;掌握正确擤鼻涕的方法;避免躺着进食、喝水等;若有水进入外耳道,及时将头偏向进水的一侧,单脚跳几下将水排出。

3.减少环境中的噪声

将学前儿童生活中的噪声控制在 50 分贝以内,尤其是睡眠时间。长期生活在噪声环境中容易造成睡眠不足、睡眠质量不高、脾气暴躁、记忆力减退、听力迟钝等。

4.防止药物中毒性耳聋

链霉素、卡那霉素、庆大霉素等抗生素药物对过敏体质的学前儿童耳朵具有明显的毒害作用。因此,如果不得不注射上述药物时,父母应该密切关注学前儿童的听力变化,一旦发生异常,必须马上告知医生并停药治疗。

三、皮肤

(一)皮肤的组成

皮肤是人体最大的器官,由表皮、真皮和皮下组织三部分组成(见图 2-30)。

(二)皮肤的功能

1.保护功能

皮肤覆盖在人体表面,具有一定的抗拉性和弹性,当受到外力摩擦或者牵拉后,仍能保持完整状态,并且在外力小时恢复原状;皮肤的角质层和黑色素颗粒能反射和吸收部分紫外线,防止其射入体内伤害内部组织。

2.感觉功能

皮肤内含有丰富的感觉神经末梢,可感受外界的各种刺激,产生各种不同的感觉,如触觉、痛觉、热觉、冷觉等。

3.调节体温

当外界气温较高时,皮肤毛细血管网大量开放,体表血流量增多,皮肤散热加快,使体温不

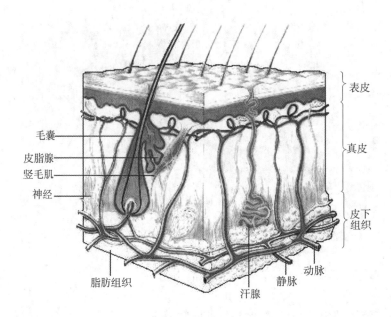

图 2-30　皮肤的构成

致过高。汗液蒸发过程中可以带走身体的部分热量,起到降低体温的作用。

4. 分泌与排泄

皮肤的汗腺可以分泌汗液,皮脂腺可以分泌皮脂。皮肤通过出汗排泄体内代谢产生的废物,如尿酸、尿素等。

5. 吸收功能

皮肤能有选择地吸收外界的营养物质,使营养物渗透角质层细胞膜,进入角质细胞内,大分子及水溶性物质有少量可以通过毛孔、汗孔被吸收;少量营养物质可以通过表面细胞间隙渗透进入真皮层。

(三)学前儿童皮肤的特点

1. 保护功能差

学前儿童皮肤细嫩,角质层薄,真皮层的胶原纤维和弹性纤维少,细菌容易入侵,从而引起皮肤疾病,如脓疱疮、甲沟炎等。另外,由于学前儿童的皮下脂肪少,抗击外力作用较差,磕碰时容易受伤。

2. 调节体温功能差

学前儿童皮肤的散热和保温功能都不及成人,容易受凉或受热,这是学前儿童容易感冒的重要原因之一。

3. 渗透作用强

学前儿童皮肤薄嫩,渗透作用强,一些有害物质,如磷、苯等,容易通过皮肤被人体吸收,引起中毒。

案例呈现

2015 年 6 月 11 日,刘先生女儿突然出现持续高热、咳嗽等症状,经医院诊断为急性白血病,4岁的女儿因治疗无效死亡。女儿被诊断出急性白血病后,刘先生即委托市环境监测站监测新房中主卧空气,监测报告显示,甲醛含量为每立方米0.39毫克,超过规定标准4倍,严重超标。

(四)学前儿童皮肤的卫生保育

(1)保持皮肤清洁。

(2)注意衣着卫生。

(3)不使用成人护肤品和化妆品。

(4)加强体能锻炼。

(5)预防中毒。

 本章实训

实训名称　学前儿童半日活动观察记录

一、实训目的

(1)树立客观真实记录、尊重幼儿的专业意识。

(2)知道学前儿童一日活动中各个系统的保育要点。

(3)能根据观察对象的实际情况进行记录分析并及时拍照。

二、实训准备

(1)联系幼儿园或家长,说明观察目的与内容,定好观察时间。

(2)学前儿童半日活动观察记录表(可自制)、拍摄工具、笔。

三、实训过程

选择一所托幼机构或一个婴幼儿家庭进行半日观察,观察教师或家长为幼儿创设的环境、提供的活动内容与保育措施是否遵循了学前儿童的生理特点,请将具体情境拍照(视频)并运用所学专业知识记录与分析,并提出可操作的建议(表2-4可供参考)。

表2-4　学前儿童半日活动观察记录表

观察对象		性别	
所在班级		观察教师	
观察时间		观察场景	
现象描述			
评价			
教育建议			

四、实训评价

(1)以学习小组为单位讨论各自的观察记录过程与结果,互评。

(2)指导教师总结评价,归纳学前儿童各系统的重点与保育措施。

本章测验

一、选择题

1.以下活动不适合在幼儿园开展的是(　　)。

A.钻爬　　　　　　B.趣味接力　　　　C.拔河　　　　　　D.足球游戏

2.婴儿出生时,颅骨之间没有完全封闭,在头顶部分有较大的菱形空隙,该空隙称为(　　)。

A.前囟门　　　　　　　　　　　　B.后囟门

C.骨缝　　　　　　　　　　　　　D.脑门

3.学前儿童的呼吸方式是(　　)。

A.腹式呼吸　　　　　　　　　　　B.胸式呼吸

C.腹式、胸式呼吸并重　　　　　　D.腹式呼吸为主

4.符合婴幼儿心率特点的是(　　)。

A.年龄越小,心率越快　　　　　　B.年龄越小,心率越慢

C.时常忽快、忽慢　　　　　　　　D.时常停止

5.大脑的能量消耗来自(　　)。

A.碳水化合物　　　B.维生素　　　　　C.蛋白质　　　　　D.脂肪

6.动静交替、劳逸结合地组织活动,符合了大脑皮质活动的(　　)。

A.优势原则　　　　　　　　　　　B.镶嵌式原则

C.动力定型规律　　　　　　　　　D.抑制原则

7.小儿克汀病的发生是由于缺乏(　　)。

A.钙　　　　　　　B.铁　　　　　　　C.磷　　　　　　　D.碘

8.关系到儿童生长发育和智力发展的内分泌腺是(　　)。

A.脑下垂体　　　　B.肾上腺　　　　　C.甲状旁腺　　　　D.甲状腺

9.学前儿童视力发展一般在(　　)岁前呈现"生理性远视"。

A.3　　　　　　　　B.4　　　　　　　　C.5　　　　　　　　D.6

10.人体各大系统中,发育最早的是(　　)。

A.淋巴系统　　　　　　　　　　　B.生殖系统

C.神经系统　　　　　　　　　　　D.消化系统

二、简答题

1.学前儿童运动系统的生理解剖特点有哪些?

2.学前儿童容易并发中耳炎的生理原因是什么?该如何尽量避免?

3.学前儿童皮肤的特点有哪些?该如何有针对性地进行保育?

三、论述题

请你运用所学知识回答学前儿童各个系统发展的最突出的生理解剖特点,并针对特点提出具体可操作的保育措施。

四、分析题

小（1）班的萱萱最近总是缠着妈妈问："妈妈，我是从哪里来的呀？"妈妈觉得跟这么小的孩子说性问题有点难为情，也有点说不清楚，便简单回应说："你是妈妈肚子里生出来的呀！"萱萱继续追问："可是老师说每个孩子都是爸爸妈妈两个人生出来的呀！"这下妈妈就难住了，不知道如何应对。请你利用多样途径，搜集相关文献资料等为萱萱妈妈支支招，尝试科学且清楚地为萱萱解答这个问题。

第三章 学前儿童生长发育的一般规律与评价

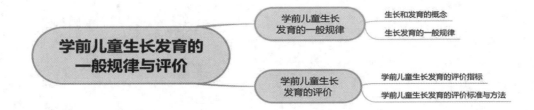
情景导入

4岁半的童童自从上幼儿园后妈妈就感觉他的身高增长明显放慢了速度，一年下来也只长高了2~3厘米，妈妈甚是担忧。幼儿园老师跟妈妈解释说，"不用担心，每个小朋友上幼儿园后基本上都会呈现出生长发育速度放慢的规律，这是很正常的。"

思考：学前儿童的生长发育是否有规律可循？具体是什么？

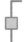

第一节　学前儿童生长发育的一般规律

一、生长和发育的概念

生长和发育虽然经常连在一起使用,但实际上二者的概念与内涵并不相同。

生长是指细胞的繁殖、增大和细胞间质的增加,表现身体各系统、器官、组织等的长大和形态变化,是量的改变;发育是指细胞、组织和器官的分化完善与功能上的成熟,是质的改变。

在人体生长发育过程中两者有着相互依存的密切关系。生长是发育的物质基础,没有生长,发育就无从说起,发育状况又可以通过生长在量方面的变化来感知认识。所以,生长与发育是相互依存、相辅相成的。

二、生长发育的一般规律

一个人从出生到长大成人,在整个生长发育过程中所表现出来的普遍现象,成为生长发育的规律。学前儿童生长发育的一般规律包括顺序性和阶段性、程序性、速度不均衡性、统一协调性及个体差异性。

(一)顺序性和阶段性

在整个学龄前期一般可以划分为五个阶段:胎儿期、新生儿期、婴儿期、幼儿前期、幼儿期。这五个阶段是连续发生的,而且顺序固定,后一个阶段的发展是建立在前一个阶段发展成熟的基础之上的。

1. 胎儿期(受孕至分娩)

从受精卵形成开始到胎儿出生未剪断脐带之前,共约 280 天或 40 周,称为胎儿期。胎儿期的前 12 周属于胚胎期,也可以称之为孕早期,这是胎儿成长较为关键的时期,不良的遗传因素和宫内外环境都可能引起胎儿发育畸形或其他发育障碍(见图 3-1)。13～28 周称为孕中期,相对来说,这个阶段是孕妈妈较为轻松的阶段,既不用忍受早孕反应,身体也较为轻便,行动自如,生活上跟正常人没有太大差异。29 周至分娩称为孕晚期,这个阶段胎儿已经发育完全,基本上进入囤积脂肪、丰富胎体的阶段,孕妈妈也会面临一系列生活不便,如水肿、尿频、耻骨疼痛、睡眠不安、器官被压迫导致胸闷和心悸等。

2. 新生儿期(出生至 28 天)

从出生脐带剪断到 28 天为新生儿期。新生儿有一定的视力和听力,对光线反应敏感,常常将头偏向亮光处,也会对环境中不同的声音做出皱眉、转动头、安静、微笑等反应。新生儿的味觉和嗅觉发育成熟,能辨别酸、甜、苦、咸等味道,区分母乳和牛奶的差异,也能通过嗅觉寻找母亲的乳头,分辨母亲乳房的特殊气味。新生儿同时还具备一些与生俱来的非条件反射,以获得自我保护,如觅食反射、吸吮反射、抓握反射、惊跳反射等。总体来说,该时期是胎儿脱离母体开始独自面对世界,适应外界环境的阶段,由于其生理调节和适应能力不够成熟,故发病率和死亡率都较高,所以对新生儿来说,这个阶段充满了挑战。

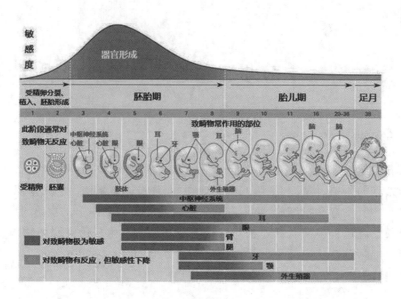

图 3-1 胎儿期对致畸物敏感程度及发育对比图

3. 婴儿期(29 天至 1 岁)

婴儿期一般是指出生 29 天到 1 岁,这一阶段也被称为乳儿期。婴儿期是一个人整个生长发育过程中速度最快的一个时期,婴儿的身体外形、机体功能都处于快速成长和变化状态中。出生第一年,婴儿的身长平均增长 25 厘米,是出生时身长的 1.5 倍。体重增长 6~7 千克,是出生时体重的 3 倍。头围增长达 12 厘米,出生头一年的头围增长占一生头围增长数的一半,这也反映了第一年内大脑的快速增长。胸围增长达 14 厘米,接近头围大小。

4. 幼儿前期(1~3 岁)

出生后 1~3 岁称为幼儿前期。这一时期儿童的体格发育减慢,中枢神经系统发育快,与周围环境的接触增加,促进了动作、语言、思维等各方面的发展。对外界适应能力也随着年龄的增长而逐渐加强,但自我控制能力较差,个人卫生习惯还在养成中,生活经验缺乏,对外界危险事物没有足够的辨别能力,需要防止中毒、损伤等诸多意外事故的发生。

5. 幼儿期(3~6 岁)

出生后 3~6 岁称为幼儿期。这一时期,幼儿体格发育减慢,但大脑功能发育更为完善。6 岁时大脑重量和功能接近成人水平。进入幼儿期,学前儿童的身高、体重发育速度减慢,平均每年身高增长 5 厘米,体重增加 2 千克。该时期儿童体重增长速度落后于身高的增长,故儿童的身体形态一般从圆圆胖胖变得细长,即俗话说的"抽条"。

课堂小任务

以学习小组为单位,针对学前儿童以上各个阶段的不同特点提出相应的卫生保育措施。

(二)程序性

学前儿童身体各部分的生长发育具有一定的程序性,一般遵循由上到下、由近到远、由粗到细、由低级到高级、由简单到复杂的规律。

1. 头尾发展规律

0~6岁学前儿童的身体发育遵循头尾发展规律。从生长速度来看,胎儿期头颅生长最快,婴儿期躯干增长最快,幼儿期下肢增长最快。从身材比例来看,从出生到成人的发育过程中,头部增长了1倍,躯干增长了2倍,上肢增长了3倍,下肢增长了4倍(见图3-2)。

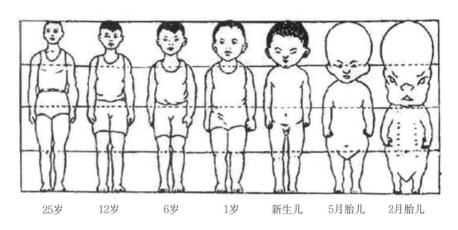

| 25岁 | 12岁 | 6岁 | 1岁 | 新生儿 | 5月胎儿 | 2月胎儿 |

图3-2　头与身长比例随年龄变化图

从动作发育看,幼儿会独立行走之前必先经过抬头、转头、翻身、坐立、站立等发育阶段。需要说明的是,爬行并不是所有幼儿都会在该阶段经历的动作,有些幼儿在爬行阶段并不能掌握爬行的动作。这些动作的发育也遵循了头尾发育律。

2. 正侧发展规律

从上肢动作的发展来看,粗大动作的发展先于精细动作,由正面向侧面发展、先近心端后远心端发展的规律。刚出生时,上肢只会无意识地乱动,手几乎起不到任何作用;4~5个月时,婴儿才会有意识地去拿东西,但此时也只会大把抓;10个月左右,婴儿会用指尖去拿取东西,直到1岁左右,婴幼儿才会灵巧地用拇指和食指对捏去拿起较为细小的物件。

3. 从低级到高级、从简单到复杂

从情绪情感的发展来看,低级情绪情感的发展早于高级情绪情感的发生,并为高级情绪情感的发生奠定基础。比如笑,刚出生时,婴儿虽然也会出现笑的表情,但此时的笑是没有任何社会性含义的,仅仅只是面部肌肉的抽动;随着年龄的增长,跟周围环境的接触与互动慢慢增加,尤其是跟母亲之间的互动增加后,婴幼儿开始出现有社会性含义的笑,一般来说是表达舒服、愉悦、有安全感。随着年龄与生活经历的不断丰富,幼儿的笑也会增加,如激动、自信、骄傲、满足、羞涩、难为情甚至共情导致的笑等更多具有丰富的含义的笑。

(三)速度不均衡性

所谓不均衡性,主要包括三个方面。其一是从总体上来看,生长发育并非匀速进行、呈直线上升的,而是时快时慢、呈曲线上升发展的(如图3-3所示,以身高生长速度为例)。其二是具体到不同的系统、器官等,其生长发育的速度也有较大不同,有的早、有的晚,并非完全同步进行。比如发育最早的系统是神经系统,在7岁左右幼儿的大脑重量已经开始接近成人;发育最晚的是生殖系统,直到进入青春期才开始发育(见图3-4)。其三是生理的生长发育与心理的生长发育往往也不同步,在多数情况下,生理的生长发育要早于心理的生长发育。

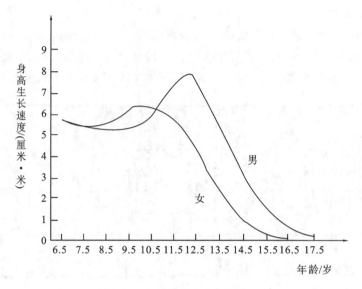

图 3-3   身高生长速度示意图

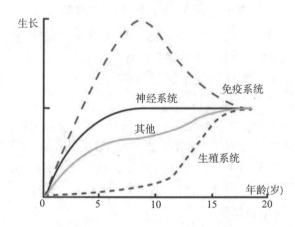

图 3-4   各系统生长发育速度示意图

（四）统一协调性

虽然人体各系统、器官的生长发育不均衡，但总的来说，它们之间又是统一协调的，各自的生长发育并非孤立进行的。如淋巴系统达到发育的高峰免疫功能有所下降后，免疫系统便开始发育成熟。此外，任何一种环境因素都可以对多个系统同时产生影响。例如幼儿进行适当的体育锻炼不仅能促进运动系统中骨骼、肌肉等生长发育，也能促进呼吸系统、循环系统和神经系统的生长发育，所以说人体是一个有机统一的整体，各系统器官之间相互协调。

（五）个体差异性

学前儿童的生长发育虽有一定的规律可循，但是由于遗传素质、后天环境的不同，即使是同年龄、同性别的幼儿，甚至是同卵双胞胎也会呈现出发育速度、水平、形态等多方面的差异。可以说没有两个儿童的发育过程和发育水平是完全一致的。但是一般情况而言，个体在群体中上下波动的幅度应该是有限的，其发育水平不应该远离同龄群体，否则应视为生长发育异常。

此外需要强调的是,生长发育应该包括生理与心理两个方面。二者是密切联系的,身体的发育为心理发展奠定物质基础,而心理的正常发展也保证和促进身体的正常发育。生理上的缺陷往往会引起孩子心理活动的不正常,如身体弱小的幼儿容易产生自卑感、不自信、不愿意参加集体活动等。心理状态也会影响生理发展,如情绪长期受到压抑的儿童在形态上更容易呈现弯腰驼背、行动迟缓等。

第二节　学前儿童生长发育的评价

学前儿童生长发育的测量与评价是学前儿童卫生保育工作的一项重要内容,也为学前儿童的教育、管理等工作提供科学依据。充分了解学前儿童生长发育状况,能更好地为其健康成长护航。

一、学前儿童生长发育的评价指标

衡量学前儿童生长发育状况的指标有很多,一般来说,最常用的指标分为形态指标、生理功能指标、生物化学指标、心理指标四大类。

(一)形态指标

生长发育的形态指标是指身体及其各部分在形态上可测出的各种量度,如长、宽、重量等。其中最重要和最常用的形态指标是体重和身高(身长),其他常用的形态指标还包括头围、胸围、坐高(顶臀长)等。

1. 体重

体重是反映学前儿童生长发育最重要也是最灵敏的指标。它反映了儿童身体的营养状况,尤其是近期的营养状况。在一定程度上代表学前儿童骨骼、肌肉、皮下脂肪和内脏重量及其增长的综合情况。

婴儿的体重估算公式为(出生体重按 3000 克计算)

1～6 个月婴儿体重(克)≈出生体重(克)+月龄×700(克)

7～12 个月婴儿体重(克)≈6000(克)+月龄×250(克)

出生后第二年全年增加 2～2.5 千克,2～10 岁每年增加约 2 千克。一般,1 岁时体重是出生时的 3 倍左右,2 岁时约 4 倍,3 岁时约为 4.6 倍。体重估算公式为

1～10 岁体重(千克)≈年龄×2+7(或 8)(千克)

2. 身高(长)

3 岁以下婴幼儿的身高通常称为身长。它是准确评价婴幼儿生长发育水平和生长发育速度所不可缺少的重要依据。身高(长)的增加和体重呈正相关,也是在出生后第一年增长最快,平均每年增长 25 厘米。第二年平均增长 10 厘米,第三年平均增长 4～7.5 厘米。学前儿童身高(长)的增长主要受遗传因素、内分泌、宫内生长水平的影响比较明显,短期的疾病与营养的

波动不易影响身高(长)的生长。① 儿童身高(长)增长速度示意图如图 3-5 所示。

2 岁以后平均身高(长)的估算公式为

$$身高(厘米)=年龄(岁)\times 5+75(厘米)$$

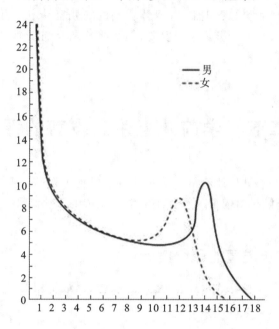

图 3-5   儿童身高(长)增长速度示意图

3．头围

头围是反映 0～6 岁儿童脑和颅骨生长发育的一个重要指标。需要注意的是,并非有些人所想象的那样:孩子头越大越聪明。聪明与否与头围大小并不成正比,孩子的头围值在正常范围内就可以了。头围过大则要考虑有无脑肿瘤、脑积水等可能。反之,头围过小则应该考虑脑发育不良、小头畸形等。儿童头围增长示意图如图 3-6 所示。

4．胸围

平乳头下缘经肩胛角下缘平绕胸一周为胸围。胸围在一定程度上表明学前儿童身体形态和呼吸器官尤其是肺与胸廓的发育状况,是人体宽度和厚度最具有代表性的指标。

5．坐高(顶臀长)

坐高是坐位时从颅顶点至臀部接触底座平面的垂直高度,它表示躯干的长度,测量坐高可以间接了解内脏器官的发育状况。随着年龄增加,儿童下肢增长速度不断加快,因此坐高占身高的比例随着年龄逐年降低。

(二)生理功能指标

1．脉搏(或心率)

脉搏(或心率)是了解人体心血管系统功能的简易可行的指标,同时也是监控运动强度的

---

①   王卫平,孙锟,常立文.儿科学[M].9 版.北京:人民卫生出版社,2018.

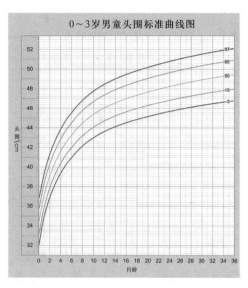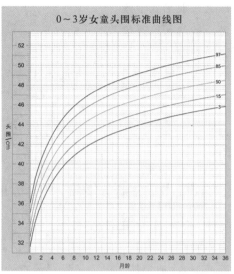

图 3-6　儿童头围增长示意图

简易指标之一。学前儿童安静状态下脉搏（或心率）的正常值分别为

$$3～4 \ 岁 \quad 100～110 \ 次/分钟$$
$$5～7 \ 岁 \quad 90～100 \ 次/分钟$$

2. 血压

心率、心排血量、外周阻力和动脉弹性等因素都与血压的变化有密切关系。一般来说，收缩压主要反映心脏每搏出量的大小，舒张压主要反映外周阻力的大小，而脉压则反映动脉管壁的弹性。0～7 岁儿童血压参考值见表 3-1。

表 3-1　0～7 岁儿童血压参考值

年　　龄	收缩压/mmHg	舒张压/mmHg
新生儿	76	34
1～6 月	70～100	30～45
6～12 月	90～105	34～45
1～2 岁	85～105	40～50
2～7 岁	85～105	55～65
7～12 岁	90～110	60～75

3. 肺活量

肺活量是人体呼吸的最大通气能力，它的大小反映了肺的容积和扩张能力，是评价人体呼吸系统功能和体质状况的一项常用技能指标。肺活量的大小与身高、体重、胸围的关系密切。

（三）生物化学指标

1. 血红蛋白测定

血红蛋白升降的临床意义和红细胞计数的临床意义相似，但血红蛋白能更好地反映贫血程度，因此能理想地反映学前儿童贫血的类型和程度。

2. 尿液一般形状检查

尿液一般形状检查包括尿液的气味、尿量、颜色、透明度等。若尿液有腐臭味,则表明泌尿系统有化脓性细菌感染;尿量减少,则表明急性肾小球肾炎;高热、腹痛、呕吐和腹泻时,尿液颜色可能似红葡萄酒或酱油,则表明有溶血性贫血。

3. 粪便检查

粪便检查一般是检查粪便的量、颜色、臭味和水分等。正常粪便为成形、柱状、软。对粪便做显微镜检查,主要是检查寄生虫类、胃肠道出血性疾病、消化情况等。

二、学前儿童生长发育的评价标准与方法

(一)生长发育标准的制定

生长发育标准是用以评价个体或群体儿童生长发育状况的统一尺度。一般通过一次大数量的横断面调查,搜集某几项生长发育治疗的测量数值,通过统计学处理,即可建立该地区的儿童生长发育评价标准。一般来说,生长发育的标准都是相对的、暂时的,它们只能在一定的地区和时间内使用,而且受到生长发育长期加速的影响,每隔 5～10 年应该对其进行一次修改。

(二)生长发育的评价方法

要对学前儿童的生长发育进行全面、科学、客观的评价,关键是要根据评价目的选择合理的评价方法。迄今为止,我们依然没有能建立一种完全能够满足对个体或群体儿童的发育进行全面评价的方法,但还是有一些常用的生长发育评价方法可供参考。

1. 等级评价法

按照年龄的体重或年龄的身高离差法评价是我国目前在儿童保育门诊及基层保育人员最常用的生长发育评价方法。根据不同年龄,固定分组,分出男女,通过大量人群的横断面调查算出的均值(X)为基准,以其标准差(S)为离散值,制定出五等级评价(见表3-2)。

在五等级评价法中,以均值加减一个标准差为中,均值减一个标准差至两个标准差为中下,减两个标准差以上为下,均值加一个标准差至两个标准差为中上,加两个标准差以上为中上。个体婴幼儿的身高和体重数值在标准均值±2个标准差范围内,均被认为正常,这个范围包括了约 95.4% 的婴幼儿。

表 3-2   等级评价法

$\overline{X}-2S$	$\overline{X}-S$	$\overline{X}$	$\overline{X}+S$	$\overline{X}+2S$
下	中下	中	中上	上

2. 曲线图评价法

曲线图评价法就是把当地不同性别及年龄组的某项发育指标的均值、均值±1个标准差和均值±2个标准差分别标在坐标图上,连成 5 条曲线,作为评价个体婴幼儿生长发育的标准。其原理与等级评价法是一样的,只是表现形态不同而已。评价时将个体婴幼儿的生长发育指标实测值用坐标定位的方法放在同质的标准曲线图上面,即可直观、迅速地评价其发育水平。某市 0～7 岁城区男童体重离差曲线图如图 3-7 所示。

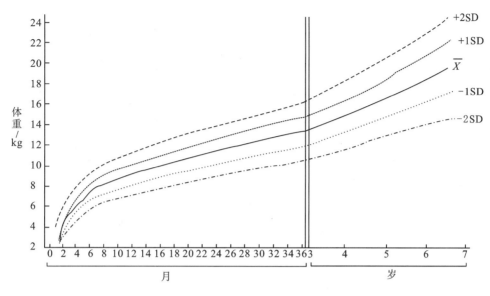

图 3-7　某市 0～7 岁城区男童体重离差曲线图

3. 三项指标综合评价法

三项指标综和评价法是世界卫生组织近年来推荐的儿童营养状况的判断方法,弥补了单项评价的不足。该方法要求按年龄别体重、年龄别身高、身高别体重三项指标全面评价学前儿童的生长发育状况。

用三项指标进行综合评价可出现 18 种不同的营养健康情况。(参考数据见附录《最新世界卫生组织儿童生长发育标准》)根据我国儿童保育机构研究总结,这 18 种营养情况代表的意义的评价标准见表 3-3。

表 3-3　综合评价法的评价标准

年龄别体重	年龄别身高	身高别体重	评 价 意 义
低	低	低	既往和近期营养不良
低	中	低	目前营养不良,既往营养尚可
低	中	中	近期营养不良,既往营养尚可
低	高	低	目前营养不良
低	高	中	瘦高体型,近期营养欠佳
中	低	低	既往营养不良,目前营养尚可
中	低	中	既往营养不良,目前营养正常
中	中	低	目前营养尚可,既往营养欠佳
中	中	中	营养正常,中等
中	中	高	营养正常,偏重
中	高	低	高个子,偏瘦,既往营养欠佳
中	高	中	高个子,营养正常
中	高	高	高个子,体型匀称,营养正常

续表

年龄别体重	年龄别身高	身高别体重	评价意义
高	低	中	既往营养不良,目前营养良好
高	低	高	近期肥胖,既往营养不良
高	中	中	目前营养良好,中等偏胖
高	中	高	近期营养过剩,肥胖
高	高	高	大高个,近期营养过剩

 本章实训

实训名称　班级幼儿多指标生长发育曲线图的调查与研制

一、实训目标

1.养成尊重学前儿童生长发育的个体差异性的专业素质。

2.知道学前儿童生长发育评价的原理与意义。

3.能运用所学专业知识进行学前儿童生长发育指标测量与评价。

二、实训准备

1.联系幼儿园与班级教师,说明调研目的与内容,定好调研时间。

2.分组,每学习小组 3～5 人为宜。

3.测量工具:身高、坐高测量仪、体重仪、皮尺、记录本、笔、尺子。

三、实训过程

以小组为单位,选择一所托幼机构某个班级,运用测量工具和所学测量方法将本班幼儿的身高、体重、胸围、头围做好记录,然后结合本书附录部分《最新世界卫生组织儿童生长发育标准》,对该班幼儿的体格发育情况进行评价,制作出四个指标的生长发育曲线图,形成书面材料。

四、实训评价

1.全班讨论交流各学习小组调研结果,互评。

2.指导教师总结评价,重点指出问题与改进建议。

本章测验

一、选择题

1.学前儿童最常用的形态评价指标是(　　　)。

A.身高与体重　　　　　　　　　　B.头围与体重

C.身高与胸围　　　　　　　　　　D.头围与胸围

2.下列哪个指标不属于三项指标综合评价法?(　　　)

A.身高别体重　　　　　　　　　　B.年龄别身高

C.年龄别体重　　　　　　　　　　D.年龄别胸围

3.在人的一生中,生长发育速度最快的时期是(　　　)。

A.0～1 岁　　　　　B.2～3 岁　　　　　C.3～6 岁　　　　　D.青春期

4.反映学前儿童肺与胸廓发育情况的主要生长发育指标是(　　　)。

A. 身高（长）　　　　B. 胸围　　　　C. 臀围　　　　D. 头围

5. 能更为科学有效地评价学前儿童生长发育状况的方法是（　　）。

A. 等级评价法　　　　　　　　B. 曲线图评价法

C. 三项指标综合评价法　　　　D. 百分位数法

二、简答题

1. 学前儿童生长发育的一般规律是什么？

2. 学前儿童常用的生长发育评价方法有哪些？

三、论述题

你如何看待学前儿童生长发育的个体差异性？作为专业的幼儿园教师，你该如何对待生长发育暂且落后的孩子？

四、分析题

1. 三岁八个月的女童乐乐目前身高 102 厘米，体重 16 千克。请你用三项指标综合评价法（参考数据见附录《最新世界卫生组织儿童生长发育标准》）对乐乐目前的生长发育状况做出评价。

2. 木木已经 3 岁 4 个月了，目前身高 95 厘米，每次跟幼儿园班级的小朋友们一起拍照或者排队时，妈妈总是看到木木一个人个子最矮，常常"淹没"在队伍中，同龄的孩子似乎都要比木木高出 3 厘米左右。妈妈很是担心，还带着木木去医院咨询了医生。思考：木木当前的身高是否正常？请你用所学专业技能进行评价。

第四章 学前儿童的营养与膳食卫生

·知识目标·

(1)掌握学前儿童所需营养素的种类及其食物来源；
(2)掌握学前儿童膳食的特点与膳食配制、调查、评价的原则与方法；
(3)掌握托幼机构膳食卫生与管理的要求。

·能力目标·

(1)能根据学前儿童需要的营养与热量选择合适的食物合理配制膳食；
(2)能制定合理的膳食计划并对托幼机构的膳食进行调查与评价；
(3)能较好地做好托幼机构的膳食卫生与管理工作。

·素养目标·

(1)树立合理搭配、营养均衡的膳食习惯；
(2)形成在进餐活动中培养儿童良好的饮食习惯的专业意识。

·思维导图·

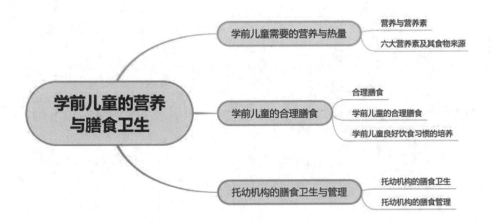

/ 情景导入 /

星星是个很挑食的男孩,吃饭时总能听到他说:"这个菜不好吃!"、"我要吃肉肉!"、"这个叶子好臭,我不要!",一边说还一边将饭菜扔得到处都是。雷雷老师对此十分头疼,于是找星星的妈妈反映情况。星星的妈妈说:"老师,他就是喜欢吃肉,不爱吃蔬菜。肉很有营养的,您在每天吃饭的时候就少给他一些蔬菜,多给他一些肉吧,这样他吃得开心我们也放心。"

想一想:如果你是老师,你会怎么做?

第一节 学前儿童需要的营养与热量

随着社会的发展,儿童的膳食营养得到了较好的保证,但与此同时,孩子们的膳食中又出现了营养过剩、饮食结构不合理等问题。在生活中,跟星星妈妈有着同样观点、对膳食结构缺乏正确认识的家长并不少见。在不正确的饮食观念的影响下,儿童的营养摄入不均衡,儿童的身体健康受到了影响。

那么,人体究竟需要哪些营养?这些营养从何而来呢?

一、营养与营养素

(一)营养

营养是指人体从外界获取食物,经过人体消化、吸收、利用,以满足人体的生理需要,维持生命活动的整个动态的过程。

学前儿童的生长发育迅速,新陈代谢旺盛,能量消耗比成人更大。合理的膳食是儿童生长发育和身体健康的物质保证。因此,我们要为儿童提供合理的膳食,保证学前儿童获得充分均衡的营养物质,促进儿童的健康成长。

(二)营养素

营养素是指为人体提供能量、维持人体生命活动、促进人体生长发育的饮食中的化学物质。人体所需的营养素可以分为蛋白质、脂类、碳水化合物、无机盐(矿物质)、维生素、水这六大类(见图4-1)。其中,蛋白质、脂类、碳水化合物可以在人体内产生热能,提供人体所需要的能量,因此被称为"产能营养素"。各种食物能为人体供给的营养素都不全面,因此我们在安排膳食时应注意合理搭配膳食,保证能全面均衡地摄入各种营养素。

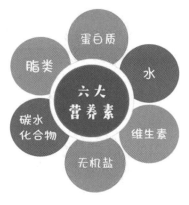

图4-1 人体所需的六大营养素

二、六大营养素及其食物来源

(一)蛋白质

1.蛋白质的构成

蛋白质是生命的物质基础,是构成细胞的基本有机物,是生命活动的主要承担者。蛋白质的主要功能是构成机体组织和器官的重要成分,次要功能是供能,供能占总能量的 8%~15%[①]。机体所有重要的组成部分都需要蛋白质的参与。

氨基酸是蛋白质的基本组成单位,它是与生命及各种形式的生命活动紧密联系在一起的物质。人体内的蛋白质种类很多,性质、功能各异,是由 20 多种氨基酸按不同比例组合而成,它们中的绝大多数都可以由人体自己合成,称为非必需氨基酸;还有一部分是人体无法合成的,需要从食物中获得,称为必需氨基酸。对于学前儿童来说,他们所需的必需氨基酸主要包括赖氨酸、苏氨酸、色氨酸、蛋氨酸、缬氨酸、苯丙氨酸、亮氨酸、异亮氨酸、组氨酸,一共 9 种。

2.蛋白质的生理功能

人体蛋白质种类繁多,它们在人体中发挥着重要的功能。

(1)是构成和修补细胞组织的重要成分。

蛋白质是构成一切细胞组织的基本物质,参与机体的每个细胞的构成,人体的细胞组织的构成和修复都需要蛋白质的参与。

学前儿童生长发育迅速,他们所需的蛋白质也相对较多,新生儿期的蛋白质需要量最高,之后随着学前儿童年龄的增长而逐步下降[②]。蛋白质长期摄入不足或过多都会影响人体碳水化合物、脂肪的代谢,易导致学前儿童生长发育迟缓、组织功能异常,甚至会威胁生命。

(2)调节人体的生理功能。

蛋白质是构成人体内的酶、激素、抗体等物质的基本成分,它们是调节人体生长发育和新陈代谢速度的重要物质。其中,酶和激素具有催化和调节各种化学反应的作用;抗体能保护机体免受细菌和病毒的侵害,具有提高人体抵抗力的作用。

(3)供给人体热能。

蛋白质是产能营养素之一,在人体缺乏能量时,蛋白质可以为人体提供能量。对于儿童来说,每克蛋白质大约能为他们提供 4 千卡的能量,学前儿童每日所需要的总热量大约 15%来自蛋白质。但为人体供给热能并不是蛋白质的主要功能。

3.蛋白质的营养价值

(1)蛋白质的生物价。

蛋白质的生物价是评估蛋白质的营养价值的生物学方法,它是指每 100 克食物中的蛋白质转化成人体蛋白质的质量,是检验食物蛋白质在人体消化吸收后被利用的程度的最常用的指标。

蛋白质的生物价由人体必需氨基酸的绝对质量、必需氨基酸所占比重、必需氨基酸与非必需氨基酸的比例、蛋白质的消化率和可利用率共同决定。

---

① 王卫平,孙锟,常立文.儿科学[M].9 版.北京:人民卫生出版社,2018:55.
② 毛萌,江帆.儿童保健学[M].4 版.北京:人民卫生出版社,2020:159.

蛋白质的生物价＝氮在体内的储存量/氮在人体的吸收量×100％

食物含有的蛋白质中的氨基酸的构成越接近人体蛋白质的构成,其生物的利用率越高,吸收的效果越好,营养价值也越高。通常,动物蛋白质的生物价较高,利用率可达 70％～90％,而植物蛋白质的生物价较低,利用率为 60％～65％(见表 4-1)。

表 4-1　常见食物蛋白质的生物价[①]

食　　　物	生物价/(％)	食　　　物	生物价/(％)
鸡蛋	94	小米	57
牛奶	85	蚕豆	58
猪肉	74	大豆	57
牛肉	76	马铃薯	67
牛肝	77	白薯	72
鱼	76	高粱	56
虾	77	绿豆	58
大米	77	花生	59
面粉	67	白菜	76

(2)蛋白质的互补作用。

蛋白质的互补作用是指将几种食物一起按比例混合食用,使各种食物的蛋白质互相补充,从而提高食物的营养价值,促进人体的蛋白质吸收。在日常膳食中,要做到荤素搭配、粗细搭配,摄入多样化的饮食。表 4-2 体现了各种食物在单独食用和混合食用时的蛋白质生物价的变化。

表 4-2　各种食物单独食用、混合食用时的蛋白质生物价变化[②]

食物名称	混合食用时所占的份数	生物价/(％) 单独食用	生物价/(％) 混合食用	食物名称	混合食用时所占的份数	生物价/(％) 单独食用	生物价/(％) 混合食用
玉米	2	60		小麦	4	67	
小米	2	57	73	小米	6	57	89
黄豆	1	64		牛肉	2	76	
大豆	1	57		大豆	1	57	

(3)蛋白质的消化率。

蛋白质的消化率指的是食物中的蛋白质在人体中能够被消化酶分解的程度。蛋白质的消化率越高,则表明蛋白质被人体消化的数量和程度越高,蛋白质的营养价值也就越高。

蛋白质的消化率＝蛋白质中被消化吸收的氮的数量/食物中氮的总含量×100％

蛋白质的消化率受到人体和食物两方面的影响。人体因素包括消化功能、精神状态、饮食习惯和对食物的适应性等;食物因素包括食物本身的属性、烹调方式、食物纤维等。不少植物

---

① 龙明慧,简旭旭,陆潇原.学前儿童卫生与保育[M].北京:北京理工大学出版社,2018:149.
② 李美筠.儿童营养学[M].北京:教育科学出版社,1987:17.

性食物的蛋白质被纤维素包围,其消化率比动物性食物蛋白质低,但经过加工后,其纤维素被破坏,消化率即可得到提高。例如整颗食用大豆时,其消化率为60%,而将大豆加工成豆腐后,其消化率可达90%。

4. 蛋白质的食物来源与供给量

(1)蛋白质的食物来源。

膳食中蛋白质的主要来源是畜禽肉类、蛋类、鱼类、奶类等动物性蛋白质和谷类、豆类、薯类、干果类等植物性蛋白质。动物蛋白质和大豆及豆制品含有的氨基酸种类齐全、比例合适、数量丰富,是优质蛋白质。膳食中供应充足的优质蛋白质,不仅能维持生命,还能促进生长发育,保证机体健康。而粮谷类蛋白质所含氨基酸种类不全,长期仅以粮谷类蛋白作为蛋白质的主要来源,会影响机体的健康和学前儿童的生长发育。

(2)蛋白质的供给量。

2013年,中华人民共和国卫生和计划生育委员会制定了《中国居民膳食营养素参考摄入量》,其中推荐的每日蛋白质摄入量如表4-3所示。

表4-3　中国居民膳食蛋白质参考摄入量(g/d)[①]

人　群	男　性		女　性	
	EAR	RNI	EAR	RNI
0—	—	9(AI)	—	9(AI)
0.5—	15	20	15	20
1—	20	25	20	25
2—	20	25	20	25
3—	25	30	25	30
4—	25	30	25	30
5—	25	30	25	30
6—	25	35	25	35
7—	30	40	30	40
8—	30	40	30	40
9—	40	45	40	45
10—	40	50	40	50
11—	50	60	45	55
14—	60	75	50	60
18—	60	65	50	55
孕妇(中)	—	—	+10	+15
孕妇(晚)	—	—	+25	+30
乳母	—	—	+20	+25

① 中国营养学会.中国居民膳食营养素参考摄入量(2013版)[M].北京:科学出版社,2014:112.

学前儿童的蛋白质摄入量需要根据他们的年龄、体重、活动量等方面的不同而进行调整，摄入过多或过少的蛋白质都会对儿童造成不利影响。

当蛋白质摄入过多时，会使学前儿童摄入较多的动物脂肪和胆固醇。其次，也会加重机体的代谢负担，加重肾脏的负荷，若肾功能本来不好，则危害就更大。另外，过多的动物蛋白摄入也造成含硫氨基酸摄入过多，这会加速儿童骨骼中的钙质的流失，易造成骨质疏松。

恶性营养不良

当蛋白质摄入过少时，会导致学前儿童生长发育迟缓、体重下降、情绪淡漠、易激怒、贫血以及干瘦或水肿，并因机体易感染而继发疾病。蛋白质的缺乏，往往又与能量的缺乏共同存在，即蛋白质-热能营养不良，它主要分为两种：一种指热能摄入基本满足，而蛋白质严重不足的营养性疾病，称为恶性营养不良病；另一种即为"消瘦"，指蛋白质和热能摄入均严重不足的营养性疾病。

(二)脂类

1.脂肪的构成

脂类是类脂、脂肪的总称，是一类不易溶于水但可溶于多数有机溶剂的生物有机化合物，是食物中热量最高的一种营养素，也是人体的第二供能营养素。类脂是磷脂、糖脂和固醇等化合物的总称，而脂肪由甘油和脂肪酸组成。

根据脂肪酸的饱和程度，可将其分为饱和脂肪酸和不饱和脂肪酸。动物脂肪以含饱和脂肪酸为多，在室温中呈固态；植物脂肪则以含不饱和脂肪酸较多，在室温下呈液态。在不饱和脂肪酸中，有一些是人体必需且无法自行合成的，需要从食物中摄取，称为"必需脂肪酸"，如亚油酸、亚麻酸等，它们能促使胆固醇在体内的正常运转和代谢，避免胆固醇在体内的沉积。

2.脂肪的生理功能

(1)构成人体的细胞和组织。

脂肪参与细胞膜、神经髓鞘、血浆的构成，参与固醇类激素、胆汁等物质的合成，是构成人体的细胞和组织的重要成分。

(2)供应热能与储存热能。

脂肪是产热能力最强的营养素，每克脂肪能产生37.66千焦的热量，机体的热能消耗中有1/3来自脂肪。脂肪也是人体储存热能的重要形式，当膳食中的热能超过人体需要时，多余的热能就会以脂肪的形式储存在体内；当膳食中的热能少于人体所需时，储存的脂肪就会被分解以产生热能。

(3)保温和防护作用。

脂肪分布于人体的皮下肠系膜及心、肾、肾上腺等器官的周围，起到固定和保护作用，使其免受撞击和减少震动；脂肪还是人体与外界环境的屏障。由于其导热性能差，能够减少人体热量的散失，有助于御寒，具有保持体温的作用。

(4)促进脂溶性维生素的吸收。

食物中的维生素 A、D、E、K 是脂溶性维生素，它们不溶于水。脂肪是脂溶性维生素的良好溶剂，能帮助脂溶性维生素随着脂肪一起，在人体肠道中得到更好的消化与吸收。一旦人体缺乏必需的脂肪，就容易出现脂溶性维生素的不足和缺乏，引起脂溶性维生素缺乏病。

(5)必需脂肪酸在体内的特殊生理功能。

必需脂肪酸不仅能够吸收水分、滋润皮肤细胞,还能防止水分流失。它是机体润滑油,但人体自身不能合成,必须从食物中摄取,每日至少要摄入2.2～4.4克。

必需脂肪酸是人生长发育所必需的,它是磷脂的重要组成部分,与胆固醇的代谢有关,还能维持人体正常的视觉功能。如果人体缺乏必需脂肪酸,可引起生长迟缓、生殖障碍、皮肤损伤(出现皮疹等)以及肾脏、肝脏、神经和视觉方面的多种疾病。

3. 脂肪的营养价值

脂肪的营养价值与脂肪的消化率、必需脂肪酸的含量、脂溶性维生素的含量有关。

脂肪的消化率:脂肪在肠道内的消化率与它的熔点有关。脂肪中含不饱和脂肪酸越多,熔点越低,消化率越高,营养价值越高。如一般室温下呈液态的植物油消化率几乎为100%。熔点高于人体温度的脂肪消化率较低,如牛、羊脂肪的熔点在40℃以上,它们的消化率为80%～90%。

必需脂肪酸的含量:凡含不饱和脂肪酸多的脂肪营养价值较高,含饱和脂肪酸多的脂肪营养价值较低。植物性油脂,如花生油、大豆油、橄榄油、葵花籽油、芝麻油等主要含不饱和脂肪酸,营养价值较高,椰子油、棕榈油、可可油除外;动物性油脂(鱼油除外),如牛油、羊油、猪油、鸡鸭油等主要含饱和脂肪酸,营养价值较低。

脂溶性维生素含量:动物肝脏、奶和蛋类中的脂肪富含维生素 A 和维生素 D;植物油(如花生油、橄榄油、大豆油、芝麻油、葵花籽油等)则富含维生素 E,这些维生素对维持人体健康都是必不可少的。

4. 脂肪的食物来源与供给量

(1)脂肪的食物来源。

膳食中脂肪的主要来源是各种植物油和动物脂肪。一般来说,植物油所含的必需脂肪酸含量高,容易被人体消化吸收,营养价值较高。植物油中花生油、豆油、芝麻油的必需脂肪酸的含量比菜籽油多;动物脂肪中的鱼脂、鱼肝油不仅含有各种脂肪酸和维生素,而且脂肪颗粒小,容易消化。必需脂肪酸应占脂肪所提供的能量的1%～3%[1]。所以,在日常的膳食中,应搭配食用植物油和动物脂肪。表4-4介绍了常见食物中的脂肪含量。

表4-4　常见食物中的脂肪含量[2]

食物名称	脂肪含量/(g/100g)	食物名称	脂肪含量/(g/100g)
茶树菇	2.6	开心果(熟)	53.0
海带菜	7.5	黑芝麻	46.1
小麦粉	1.7	葵花子仁	53.4
豆奶粉	13.0	松子仁	70.6
面条	0.6	莲子(干)	2.0

---

① 王卫平,孙锟,常立文.儿科学[M].9版.北京:人民卫生出版社,2018:56.
② 杨月欣.中国食物成分表:标准版[M].6版第一册.北京:北京大学医学出版社,2018:170-205.

续表

食物名称	脂肪含量/(g/100g)	食物名称	脂肪含量/(g/100g)
豆腐	5.3	栗子(鲜)	0.7
甘薯(红心)	0.2	南瓜子(炒)	46.1
黄豆	16.0	西瓜子(炒)	44.8
花生仁(生)	44.3	腰果(熟)	50.9

(2)脂肪的供给量。

受人们的饮食习惯、地域、季节、气候状况以及脂肪供应来源等因素的影响,脂肪的每日供应量没有统一的规定,我国营养学会建议膳食脂肪供给量不宜超过总能量的30%。表4-5是我国学前儿童每日膳食中脂肪的推荐摄入量(占总热能的百分比)。

表4-5　我国学前儿童每日膳食中脂肪的推荐摄入量(占总热能的百分比)[1]

年龄/岁	脂肪/(%)	年龄/岁	脂肪/(%)
0～0.5	45～50	1～6	30～35
0.5～1	35～40	7岁及以上	25～30

学前儿童每日应摄入适量的脂肪。当脂肪摄入不足时,容易引发皮肤病,还会导致生长发育迟缓,脂溶性维生素缺乏;但也不宜摄入过量的脂肪,否则会导致肥胖,引发其他疾病,不利于身体健康。

(三)碳水化合物

1.碳水化合物的构成

碳水化合物是由碳、氢、氧三种元素构成的有机化合物。由于低分子量的碳水化合物有甜味,所以碳水化合物也称为糖类。对于人类来说,食物的碳水化合物可分为两类:可以被人类吸收利用的有效碳水化合物(如:单糖、双糖、多糖);不能被人体消化的无效碳水化合物(如纤维素)。

2.碳水化合物的生理功能

(1)构成人体组织。

碳水化合物是组成糖脂、黏蛋白、糖核、脱氧核糖的重要物质。糖脂是细胞膜的构成成分,也是神经组织的成分;黏蛋白是结缔组织的成分;核糖和脱氧核糖参与核酸的形成。此外,人体的肝脏、肌肉中含有肝糖原和肌糖原,正常细胞中含有2%～10%的糖类,它是构成人体组织的重要物质。

(2)储存和提供热量。

碳水化合物具有经济、易消化吸收、产热快等特点,人体50%～65%的热量供给来源于此。碳水化合物能迅速释放并提供热量,满足机体活动的需要。人们日常摄入的碳水化合物主要是多糖,特别是米、面等主食中的含量较高,在摄入此类碳水化合物的同时,也能获得蛋白

---

[1]　唐林兰,于桂萍.学前儿童卫生与保健[M].北京:教育科学出版社,2012:83.

质、脂类、维生素、矿物质、膳食纤维等其他营养物质。

（3）促进消化与排泄。

不能被人体吸收的碳水化合物称为纤维素，它是一种多糖。尽管它不能被人体吸收，但它可吸收保留水分，使粪便质软，利于消化和排便通畅，减少肠道对脂肪、胆固醇等物质的吸收，减少代谢废物在肠道内的停留时间，抑制肠内细菌繁殖，利于排便和预防便秘，冲淡肠内毒素，起到预防直肠癌、结肠癌的作用。膳食纤维主要存在于植物性食物中，特别是蔬菜中的含量很丰富。

（4）节约蛋白质。

碳水化合物最主要的生理功能是供热，且供热快而完全。因为满足人体的能量需要是供热营养素的首要功能，因此在任何能量不足的情况下，将由涉及蛋白质和脂肪产生的能量来弥补。当食物提供足够数量的有效碳水化合物时，人体首先使用碳水化合物作为能量来源，这样就节省了蛋白质，有利于蛋白质发挥构成和修复组织等功能。

3. 碳水化合物的食物来源与供给量

（1）碳水化合物的食物来源。

日常生活中的碳水化合物主要来源为谷类食物、根茎类食物（红薯、山药、马铃薯等）以及蔬菜、水果。人们通常将大米、面粉、马铃薯等含糖量丰富的食物作主食，从中获得机体所需要的基本热量；将蔬菜和水果作为纤维素、果胶的主要来源，以此来调节消化系统的功能，促进肠道蠕动。

（2）碳水化合物的供给量。

碳水化合物作为产热营养素，其供给量受饮食中的脂肪和蛋白质含量的影响，没有统一的碳水化合物供给量标准。通常 2 岁以上学前儿童的膳食中，碳水化合物的供给量应占总热量的 $55\%\sim65\%$[①]。

碳水化合物的摄入量也要适当，如其产能小于 40% 或大于 80%，都不利于人体健康[②]。如果学前儿童碳水化合物摄取不足，会影响其生长发育的速度，导致生长发育减慢、体重下降、容易疲劳，还会导致注意力、记忆力等脑功能下降；若摄入过多，多余的碳水化合物会使肠内发酵过剩，产生过量的低级脂肪酸，刺激肠蠕动增加而引起腹泻，也会使碳水化合物转化为脂肪堆积在体内，导致肥胖及由肥胖引起的一系列问题（见图 4-2），蔗糖摄入过多还会引起龋齿。

（四）无机盐

人体内的各种元素，除了由碳、氢、氧、氮四种构成水和有机物的元素之外，其余元素都统称为无机盐，又称为矿物质。目前已发现的人体所需的无机盐有 20 多种，占人体重量的 $4\%\sim5\%$。根据无机盐在人体内的含量，可将其分为常量元素和微量元素两种。每日膳食需要量都在 100 毫克以上的称为常量元素，其中含量大于 5 克的有钙、磷、钾、镁、钠、氯、硫 7 种；体内含量少，需要通过食物摄入并有一定生理功能的元素称为微量元素，共有 14 种，其中有 8 种必需微量元素：碘、锌、硒、铜、钼、铬、钴、铁。

对于学前儿童来说，他们通常容易缺乏的有常量元素中的钙和微量元素中的铁、碘、锌。

---

① 王卫平,孙锟,常立文.儿科学[M].9 版.北京:人民卫生出版社,2018:56.

② 毛萌,江帆.儿童保健学[M].4 版.北京:人民卫生出版社,2020:157.

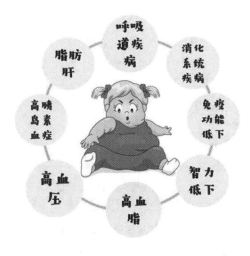

图 4-2　学前儿童肥胖容易引起健康问题

1. 钙

(1)钙的生理功能。

钙是人体中含量较多的一种无机盐,人体中 99% 的钙存在于骨骼和牙齿中,1% 的钙存在于血液、细胞液和组织中。

钙具有维持细胞的正常生理功能,参与调节血液凝固、维持神经和肌肉的兴奋性,并促进某些酶类活动。

(2)钙的吸收。

钙在肠道中吸收不完全,膳食中钙只有 20%～30% 能被吸收,这是因为有许多因素阻碍钙的吸收。例如食物中的植酸、草酸与钙形成不溶性的钙盐、未被吸收的脂肪与钙形成钙皂、膳食纤维过多会使食物加速通过肠道等,它们都会影响钙的吸收。但也有许多因素有利于钙的吸收。例如合理补充维生素 D、膳食中蛋白质含量丰富、食物中乳糖含量适宜、适宜的钙磷比例等都有助于钙的吸收。

(3)钙的食物来源。

食物中的钙的来源以乳类和乳制品为最佳。这些食物中不但钙含量高,也利于儿童吸收,是学前儿童最为理想的钙源。另外,虾米、紫菜、海带、豆类(特别是大豆、黑豆)、豆制品及谷类中的钙含量都十分丰富。

由于植物中含有草酸、植酸,使得豆类食物与蔬菜食物中的钙容易与草酸、植酸结合形成不溶于水的钙盐,所以豆类、豆制品、蔬菜中的钙的吸收率比较低。

(4)钙的供给量。

根据中国居民膳食营养素参考摄入量,学前儿童每日膳食钙的参考摄入量为:0～6 个月儿童每日 200 毫克,7 个月至 1 岁儿童每日 250 毫克,1～3 岁儿童每日 600 毫克,4～6 岁儿童每日 800 毫克[①]。

长期摄入钙量过低会影响学前儿童的骨骼、牙齿的发育,若儿童伴有维生素 D 缺乏,则会

---

① 中国营养学会.中国居民膳食指南(2016)[M].北京:人民卫生出版社,2016:234.

引起生长发育迟缓、软骨结构异常、骨钙化不良,并出现多处骨骼变形、牙齿发育不良等,即为佝偻病(见图 4-3)。

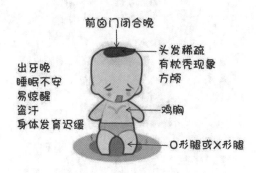

图 4-3　学前儿童患佝偻病的症状

但同时,补钙过多也会使儿童出现厌食、恶心、消化不良、便秘等情况,从而影响肠道对营养物质的吸收。长期补钙过多会使学前儿童患高钙尿症,还有可能形成泌尿道结石等疾病。因此,应注意适度补钙,以免钙摄入过少或过多,对身体造成不良影响。

案例呈现

盲目补钙导致幼儿体内结石如花生米大小①

黑龙江省一名 18 个月大的幼儿闻闻因感冒到医院就诊,偶然查出患儿输尿管下段有一个 11 毫米长、5.9 毫米宽的结石,和花生米一般大小。

才 18 个月大的孩子怎么会长出如此大的结石? 闻闻的母亲介绍,一岁前闻闻一直是母乳喂养,正常添加辅食。一岁后家长担心他缺钙,补钙半年多。平时闻闻喜食含维生素 C 较多的水果及豆制品。家长回忆,前一阵发现闻闻偶有小便时战栗、表情痛苦伴夜间啼哭等现象。

专家分析,患儿的结石与饮食过度摄入钙和大量摄取维生素 C 有关。家长盲目补钙加之饮食多为草酸类食物,草酸和钙就形成了草酸钙结石。

2. 铁

(1)铁的生理功能。

铁是人体必需微量元素中含量最多的一种元素。在成人体内有 4～5 克铁,其中的 $60\%\sim75\%$ 的铁元素存在于血红蛋白中,3% 左右的铁元素存在于肌红蛋白中,1% 为含铁酶类,其余的铁元素存在于肝脏、脾、骨髓等器官中。

铁是制造体内血红蛋白的原料,具有维持机体正常造血功能、参与体内氧的运输和利用、结合各类酶分解过氧化物、抑制霉菌、提高机体的免疫力等作用。

(2)铁的吸收。

动物性食物中的铁与血红蛋白、肌红蛋白结合,可被肠黏膜直接吸收,因此动物性食物中的铁吸收利用率高;植物性食物中的铁多是以三价铁的形式存在的,需要在酸性介质(如胃酸)及食物有机酸的作用下,被还原成二价的铁才能被直接吸收,所以植物性食物中的铁吸收

---

① 内容摘自新华网:http://www.xinhuanet.com/politics/2017-05/05/c_1120925451.htm,有删减。

率低。

在食物中添加维生素 C、乳糖和果糖、氨基酸等,可以促进三价铁还原成二价铁,有利于铁的吸收利用。凡在肠道中能与铁形成不溶性铁盐的因素,都不利于铁的吸收。人体对铁的吸收能力还与是否缺铁有关,如贫血、妊娠时,铁吸收率增高。学前儿童体内铁储量少,需要量大,对铁的吸收率也相应较高,如果膳食中摄入的可利用铁长期不足时容易出现缺铁性贫血。

(3)铁的食物来源。

含铁丰富且吸收率高的主要是动物性食物,例如动物肝脏、瘦肉、鱼类等;植物性食物中含铁量高的有黑木耳、海带、芝麻酱等。乳类含铁极少,但人乳的铁吸收率高,可达 70%,以乳类为主食的婴儿要特别补充铁;在日常生活中也提倡食用铁锅、铁铲等用具,增加铁的供给量。

(4)铁的供给量。

铁在人体内能够被反复利用,机体排出的铁很少,因此人体对铁的需要量相对较少。但人体也需要注意补铁,根据中国居民膳食中的铁参考摄入量,学前儿童膳食中铁的参考摄入量为:0～6 个月的婴儿每天 0.3 毫克,7 个月至 6 岁儿童每天 9～10 毫克[①]。

人体若铁摄入不足,易出现缺铁性贫血,常见症状为头晕、头痛、乏力、易倦、心悸、活动后气短、眼花、耳鸣等;若铁摄入过多,则会引起呕吐、腹泻和肠损害,甚至伤及肝脏,引发心脏病、肝硬化、脑铁沉积、认知功能障碍等疾病。

3.碘

(1)碘的生理功能。

碘是人体的必需微量元素之一,是甲状腺激素的重要组成成分,有"智力元素"之称。健康成人体内的碘的总量为 20～50 毫克。

碘的生理功能是通过甲状腺素的作用来体现的。甲状腺素主要参与能量代谢,对促进组织氧化、调节能量代谢、促进机体的生长发育和智力发育、影响神经、肌肉组织功能和营养素的代谢有着直接影响。

(2)碘的吸收。

食物和饮水中的碘离子能很容易地被机体吸收并转运到血浆,其中一部分被甲状腺摄取合成甲状腺素,从而发挥其生理功能。

(3)碘的食物来源。

海洋生物含碘量很高,海带、紫菜、海鲜鱼、干贝、淡菜、海蜇、龙虾等海产品是含碘较丰富的食物来源;而远离海洋的内陆山区或不易被海风吹到的地区,土壤和空气中含碘量较少,这些地区的食物含碘量不高。

陆地食品含碘量动物性食品高于植物性食品,蛋、奶含碘量相对稍高,其次为肉类,淡水鱼的含碘量低于肉类。

植物含碘量是最低的,特别是水果和蔬菜。自 1995 年起,我国开始推行食用碘盐,这也是保证碘的摄入量的重要途径。

(4)碘的供给量。

人体对碘的需要量受发育状况、性别、年龄、体重、营养状况、气候和体质等的影响。中国

---

① 　内容摘自中国营养学会官网:https://www.cnsoc.org/drpostand/page1.html.

营养学会推荐 0~6 个月的婴儿每天需碘 85 微克,7 个月至 1 岁儿童每天需碘 115 微克,1~6 岁儿童每天需碘 90 微克①。

碘摄入不足会对儿童造成很大的危害。女性孕期缺碘会使胎儿的生长发育受到严重影响,有可能会导致流产、死胎、先天畸形、围生期死亡率增高、婴幼儿期死亡率增高,也有可能造成出生后患克汀病(也称呆小症)。成人则会患上甲状腺肿大;碘摄入过量则会导致甲状腺功能亢进,即甲亢(见图 4-4)。

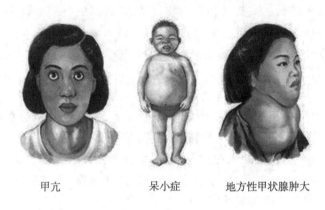

甲亢　　　　　　呆小症　　　　　地方性甲状腺肿大

图 4-4　碘摄入量不当会导致各种疾病

4. 锌

(1)锌的生理功能。

锌是人体必需的一种微量元素,人体有 2~3 克锌,它主要存在于人体的骨骼、皮肤和头发中。它是体内多种金属酶的组成成分或酶的激活剂,在参与组织呼吸、能量代谢及抗氧化过程中发挥重要作用;锌参与蛋白质合成及细胞生长、分裂和再生,影响生长发育;促进性器官正常发育和维持正常性功能;增强人体免疫力;对皮肤和视力具有保护作用;与唾液蛋白质合成味觉素可增进食欲;还能促进创伤组织愈合。

(2)锌的吸收。

食物中的锌吸收率不高,人体每日随食物摄入的锌有 10~20 毫克,但其中只有 2~3 毫克被人体的小肠吸收,食物中的草酸、植酸会降低锌的吸收率。

(3)锌的食物来源。

锌最好的食物来源是海贝类食物,如扇贝、文蛤、牡蛎等等,而且其利用率也比较高。其次为牛肉、动物肝脏、蛋类、肉类、鱼类、动物性海产品。蘑菇、坚果、豆类等含锌量也比较高。需要注意的是,食物中的草酸、植酸会降低锌的吸收率,在饮食中应注意膳食的搭配。

(4)锌的供给量。

根据中国居民膳食的锌参考摄入量,儿童每日膳食中的锌的供给量是:6 个月内每日 2 毫克,7~12 个月每日 3.5 毫克,1~3 岁每日 4 毫克,4~6 岁每日 5.5 毫克②。

如果儿童摄入锌不足,会出现食欲减退、厌食、抵抗力不足、生长发育迟缓导致的身材矮小

---

① 内容摘自中国营养学会官网:https://www.cnsoc.org/drpostand/page1.html.
② 内容摘自中国营养学会官网:https://www.cnsoc.org/drpostand/page1.html.

等症状,严重者还会出现侏儒症(见图 4-5)和异食癖;若儿童锌摄入过量,则会出现胃肠不适、恶心呕吐、腹泻等症状,严重者还会出现锌中毒、胃溃疡等症状。

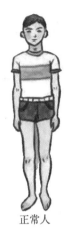 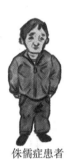

正常人　　　　　　　　侏儒症患者

图 4-5　锌摄入不足易患上侏儒症

 案例呈现

7 岁女童患异食癖,胃里取出大团头发[①]

7 岁女孩小玉最近一个月反复出现腹痛的情况,在老家医院检查用药后,疼痛症状并没有缓解,于是转到医院就诊。经过 B 超和胃镜检查,医生竟然在小玉的胃里发现大量毛发,这也是导致小玉腹痛的原因。

医生介绍,这种专门爱吃食物以外的某种东西的病症,在医学上被称为"异食癖"。异食癖产生的原因与铁、锌缺乏,心理因素,性格特点,家庭缺乏教育等因素有关。

对于有异食癖倾向的患儿,医生建议,应及时就医,进行心理评估以及微量元素的检查等,以帮助患儿彻底戒掉食异物的行为,摆脱不良生活习惯。家长需要多关注儿童的情绪,多给予关爱,切忌简单粗暴,注意孩子的行为、饮食方面的异常。

(五)维生素

维生素是人和动物维持正常生命活动所需的多种有机化合物的总称,是人体必需的微量元素。人体所需的维生素无法通过人体自行合成或合成量很少,必须通过食物或其他手段补给。

根据维生素的溶解特点,可将维生素分为脂溶性维生素和水溶性维生素两大类(见图 4-6):脂溶性维生素有维生素 A、D、E、K 等,主要储存在肝脏等位置,肝胆疾病会影响脂溶性维生素的吸收。脂溶性维生素排泄缓慢,缺乏时症状出现较迟,过量容易出现中毒症状;水溶性维生素主要包括维生素 B 族(B1、B2、B6、B12)和维生素 C 等,它们在体内储存很少,易溶于水,且排泄率高,缺乏后会迅速出现症状,过量一般不会出现中毒。

学前儿童容易缺乏的维生素一般有以下几种。

[①] 内容摘自华商网:http://news.hsw.cn/system/2020/1203/1268192.shtml,有删减。

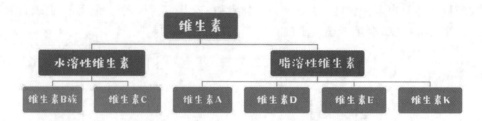

图 4-6 水溶性维生素与脂溶性维生素

1.维生素 A

(1)生理功能。

维生素 A 又被称为视黄醇、抗干眼病维生素。维生素 A 是构成视觉细胞的感光物质,维持了正常视觉;维持上皮细胞(皮肤、黏膜)的健全和完整性;有利于人体细胞的繁殖和生长,促进生长发育,维护生理功能;提高机体免疫力;参与铁的代谢。

(2)食物来源。

人体需要的维生素 A 主要存在于动物性食物和植物性食物中,其中以动物肝脏中含量最为丰富,如:动物肝脏、鱼肝油、鱼卵、蛋黄、奶油等等;植物性食物中也含有大量可以转化为维生素 A 的胡萝卜素(又称维生素 A 原),胡萝卜素以绿色、红色、黄色蔬菜及水果中为多。如:胡萝卜、菠菜、南瓜、青椒、莴苣、芒果、柿子等等。

(3)维生素 A 的供给量。

根据中国营养学会推荐,学前儿童每日膳食中维生素 A 的适宜摄入量是:0～6 个月 300 毫克,7 个月至 1 岁每日 350 毫克,1～3 岁每日 310 毫克,4～6 岁每日 360 毫克[①]。

(4)维生素 A 的缺乏与过量。

维生素 A 缺乏会引起夜盲症、眼干燥症及皮肤干燥、粗糙,毛发干、脆易于脱落,并易反复发生呼吸道、消化道感染。学前儿童维生素 A 缺乏还会影响骨骼及软组织生长,导致生长发育迟缓。

过量摄入维生素 A 会导致维生素 A 中毒。学前儿童维生素 A 急性中毒表现为嗜睡、过度兴奋、呕吐、食欲减退,囟门未闭合者出现前囟隆起;维生素 A 慢性中毒则表现为骨痛、毛发脱落、肝脾肿大、体重不增等等。

2.维生素 B 族

维生素 B 族包括维生素 B1、B2、B4、B9、B12 等。

(1)维生素 B1。

①生理功能。

维生素 B1 又称硫胺素,是构成氧化脱羧酶的辅酶成分。它主要维持碳水化合物的正常代谢,增进食欲,维持神经的正常活动。

②维生素 B1 的食物来源。

未经精加工的谷类、坚果、豆类、种子外皮、动物内脏、瘦肉、禽蛋等食物中的维生素 B1 含量较多,而蔬菜和水果中的含量较少。

---

① 内容摘自中国营养学会官网:https://www.cnsoc.org/drpostand/page1.html.

③维生素 B1 的供给量。

根据中国营养学会推荐,学前儿童每日膳食中维生素 B1 的供给量是:0~6 个月的婴儿每日 0.1 毫克,7 个月至 1 岁每日 0.3 毫克,1~3 岁每日 0.6 毫克,4~6 岁每日 0.8 毫克[①]。

维生素 B1 在常温、酸性环境中表现稳定,在碱性环境中易受破坏,所以在煮粥时添加食用碱是造成维生素 B1 损失的一个重要原因。维生素 B1 易溶于水,长时间浸泡、淘洗大米或熬煮蔬菜都会造成维生素 B1 损失。

人的神经系统主要靠糖代谢维持正常功能,心脏的活动主要靠磷酸葡萄糖及糖原供给热能。故维生素 B1 缺乏时,轻者表现为肌肉乏力、精神淡漠、食欲减退,严重可导致多发性神经炎、心脏扩大及水肿等。

(2)维生素 B2。

①生理功能。

维生素 B2 又称核黄素,是人体许多重要功能所需的黄酶辅酶成分,是组织呼吸不可缺少的物质。它参与体内的生物氧化和能量生成,参与糖类和脂肪的代谢,还参与维生素 B4、烟酸及某些药物的代谢,提高机体对环境的应激适应能力。

②食物来源。

维生素 B2 主要来源于动物性食物,如肝脏、肉类、蛋类、乳类等,脏器类食物的维生素 B2 含量尤其高,豆类和新鲜绿叶蔬菜中的维生素 B2 含量也较高。

③维生素 B2 的供给量。

根据中国营养学会推荐,学前儿童每日膳食中维生素 B2 的供给量是:0~6 个月每日 0.4 毫克,7 个月至 1 岁每日 0.5 毫克,1~3 岁每日 0.6 毫克,4~6 岁每日 0.7 毫克[②]。

维生素 B2 虽然耐热、耐酸,但易被光、碱等所降解,所以在烹饪中应注意减少损失。

维生素 B2 缺乏时可导致代谢紊乱,引起口角炎(见图 4-7)、唇炎(见图 4-8)、舌炎、阴囊炎、溢脂性皮炎以及生长发育迟滞等。核黄素的缺乏还会影响钙的吸收,易出现继发性缺铁性贫血。

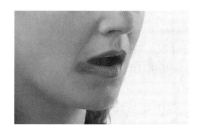
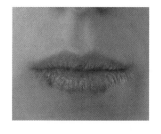

图 4-7 口角炎　　　　　　　图 4-8 唇炎

(3)维生素 B9。

①生理功能。

维生素 B9 也称叶酸,因其最初从菠菜中分离提取而得名,是一种水溶性维生素。叶酸是人体在利用糖分和氨基酸时的必要物质,是机体细胞生长和繁殖所必需的物质;叶酸对细胞的

---

① 内容摘自中国营养学会官网:https://www.cnsoc.org/drpostand/page1.html。

② 内容摘自中国营养学会官网:https://www.cnsoc.org/drpostand/page1.html。

分裂生长起着重要的作用,是胎儿生长发育不可缺少的营养素;叶酸可引起癌细胞凋亡,所以属于天然抗癌维生素。

②食物来源。

叶酸广泛存在于自然界的普通食物中,主要包括绿色蔬菜(如:莴苣、菠菜、花椰菜、青菜、扁豆、豆荚、西红柿、胡萝卜、南瓜等);新鲜水果(如:猕猴桃、橘子、草莓、樱桃、香蕉、柠檬、桃、李子、杏、杨梅、海棠、酸枣、山楂、石榴、葡萄、梨、胡桃等);动物食物(如:动物的肝脏、肾脏,禽肉及蛋类等);豆类、坚果类、黄豆、豆制品、核桃及核桃油、腰果、栗子、杏仁、松子等;谷物类(如:全麦面粉、糙米等)。常见食物中的叶酸含量见表4-6。

表4-6　常见食物中的叶酸含量[①]

食物	含量(微克/100克)	食物	含量(微克/100克)	食物	含量(微克/100克)
橘子	52.9	核桃	102.6	黑芝麻	163.5
海苔	854.1	香菇	41.3	香菜	148.8
韭菜	61.2	茴香	120.9	菠菜	169.4
小白菜	43.6	蒜苗	90.9	辣椒	69.4
黄豆	210.1	豌豆	55.5	绿豆	286.2
扁豆	49.6	花生	107.5	核桃	102.6

③维生素B9的供给量。

根据中国营养学会推荐,学前儿童每日膳食中维生素B9的供给量是:0~6个月每日65微克,7个月至1岁每日100微克,1~3岁每日160微克,4~6岁每日190微克[②]。

正常的饮食不会导致人体内缺乏叶酸,但膳食摄入不足、酗酒、抗惊厥药等会导致人体缺乏叶酸。人体缺乏叶酸会使DNA合成受阻,细胞分裂停止,细胞核变形增大,引起巨幼红细胞性贫血、舌炎和腹泻,造成新生儿生长不良,甚至导致儿童神经管畸形、心血管疾病和癌症的发生。

3. 维生素C

(1)生理功能。

维生素C又称抗坏血酸,是一种保护机体组织免受氧化损害的强力抗氧化剂。维生素C具有提高免疫机能;影响胶原蛋白合成;促进铁吸收;维持牙齿、骨骼、肌肉、血管的正常功能;促进伤口愈合;治疗贫血;治疗坏血病;抗癌、防癌等作用。

(2)食物来源。

维生素C的主要食物来源是新鲜的蔬菜和水果,绿色、红色、黄色的蔬菜与水果中维生素C的含量极为丰富,如辣椒、苦瓜、青菜、菠菜、蒜苗、菠菜、柚子、柑橘、鲜枣、橙子、柠檬、猕猴桃等,其中柑橘类水果和番茄是维生素C的最佳来源。但维生素C在动物性食物中的含量较少。

(3)维生素C的供给量。

根据中国营养学会推荐的学前儿童每日膳食中维生素C的供给量是:0~3岁为每日40毫克,4~6岁为每日50毫克[③]。维生素C性质不稳定,烹调时的高温、加碱、铜锅操作等都会

① 杨月欣.中国食物成分表:标准版[M].6版第一册.北京:北京大学医学出版社,2018:222-225.
② 内容摘自中国营养学会官网:https://www.cnsoc.org/drpostand/page1.html.
③ 内容摘自中国营养学会官网:https://www.cnsoc.org/drpostand/page1.html.

使维生素 C 受到破坏,做菜时加醋可保持维生素 C 的稳定性。

长期摄入维生素 C 不足,会导致坏血病,除了会引起牙龈出血、皮肤瘀斑之外,还会导致骨膜下出血,致使肢体在出血局部疼痛、肿胀;维生素 C 长期摄入过量,则会出现多尿、腹泻、皮肤出疹甚至结石等。

4. 维生素 D

(1)生理功能。

维生素 D 又被称为抗佝偻病维生素、钙化醇、骨化醇,是类固醇的衍生物,它的种类很多,其中最重要的是维生素 D2 和维生素 D3。维生素 D 能促进钙和磷在肠道中的吸收、在肾小管内的再吸收及骨中钙的沉积,有利于骨的钙化和更新,对骨骼、牙齿的代谢具有非常重要的作用。

(2)食物来源。

维生素 D 的来源分为外源性和内源性。外源性维生素 D 可从食物中获得,动物性食物中,如鱼肝油、蛋黄、乳类含有少量的维生素 D。植物性食物,如菌类、酵母等含麦角固醇,经紫外线照射后变为麦角骨化醇(即维生素 D2)。内源性维生素 D 主要是由皮肤的光照合成。人体中大量的维生素 D 都是通过这一途径获得的,晒太阳是最经济、最主要的获取维生素 D 的方法。缺乏光照的地区,可有针对性地选择食物或根据医嘱选择保健品补充维生素 D。

(3)维生素 D 的供给量。

中国营养学会推荐的学前儿童每日膳食中维生素 D 的供给量是 10 微克[1]。维生素 D 缺乏会引起小儿的佝偻病和成人的软骨病,导致关节疼痛、肌肉萎缩、失眠、紧张以及痢疾腹泻;维生素 D 摄入过多会导致中毒、骨化过度、肾功能不全等。营养性维生素 D 缺乏佝偻病活动期骨骼畸形与好发年龄见表 4-7。

表 4-7　营养性维生素 D 缺乏佝偻病活动期骨骼畸形与好发年龄[2]

部　位	名　称	好发年龄
头部	颅骨软化 方颅 前囟增大及闭合延迟 出牙迟	3~6 个月 8~9 个月 迟于 1.5 岁 满 13 月龄尚未萌芽,2.5 岁仍未出齐
胸部	肋骨串珠 肋膈沟 鸡胸、漏斗胸	1 岁左右
四肢	手、足关节变形 O 形腿或 X 形腿	>6 个月 >1 岁
脊柱	侧弯	学坐后
骨盆	扁平	

[1]　内容摘自中国营养学会官网:https://www.cnsoc.org/drpostand/page1.html.
[2]　王卫平,孙锟,常立文.儿科学[M].9 版.北京:人民卫生出版社,2018:78.

(六) 水

水是生命的源泉，是人体第一需要的营养素，也是人体成分中含量最多的物质。如果机体失水 20％，则无法维持生命。

1. 水的生理功能

第一，输送营养、参与体内各种物质的代谢。水是人体中各种物质的载体，也是溶解性物质的溶剂，人体内的许多化学反应都需要水的参与，水是各种物质吸收、运输、排泄的载体。

第二，调节体温。体内能量代谢产生的热通过体液传到皮肤，再经蒸发或出汗来调节体温，保持体温的恒定。

第三，滋润人体皮肤，润滑机体组织、器官之间的摩擦。水是体腔、关节、眼球、呼吸道、消化道等器官良好的润滑剂。

第四，水是构成细胞、体液的主要成分。人体肌肉、血液、尿液、唾液、骨骼、眼球、关节等器官都含有丰富的水分。年龄越小，体内的脂肪组织越少，水分的比例越大。

2. 水的来源与供给量

人体内的水有三个来源：饮水约占 50％、食物中的水为 40％左右、体内代谢产生的水占 10％左右。对于水的需要，不同的年龄阶段和不同的个体差异较大，学前儿童体内水的比例随着年龄增长而减少，新生儿约占 80％，婴儿约占 70％，学前儿童约占 65％。年龄越小，对于水的需求量越大。表 4-8 给出了学前儿童每日水适宜摄入量。

表 4-8　学前儿童每日水适宜摄入量(L/d)[①]

年　　龄	0～0.5 岁	0.5～1 岁	1～4 岁	4～7 岁
总摄入量	0.7	0.9	1.3	1.6

注：1.本数据为温和气候条件下，正常身体活动时的每日水适宜摄入量。如在高温或进行中等以上身体活动时，应适当增加水摄入量。

2."总摄入量"包括食物中的水以及饮水中的水。

大家来分享

你每日摄入的营养素种类齐全吗？请根据人体所需的营养素及其食物来源，分析自己每日的膳食是否合理，并和同学一起说一说。

第二节　学前儿童的合理膳食

随着生活水平的不断提高，人们的饮食水平也得到了很大改善。但同时，学前儿童偏食的现象也非常普遍。

学前期是儿童生长发育的关键期，为了保证学前儿童的身体健康，怎样的饮食结构才是合

---

① 中国营养学会.中国居民膳食营养素参考摄入量(2013 版)[M].北京:科学出版社,2014:452-453.

理的？教师和家长应该为学前儿童提供怎样的膳食？学前儿童又应该养成哪些良好的饮食习惯呢？

一、合理膳食

（一）合理膳食的概念

合理膳食指的是种类齐全、营养均衡、满足人体生命活动的膳食。对于学前儿童来说，合理膳食是指根据儿童生长发育过程中的热量、营养素需要，充分考虑各类食物中的营养价值，通过合理搭配各种食物与营养素，保证食物种类多样、营养均衡、分量合理、营养素搭配合适的膳食，使学前儿童的膳食供给与营养需要相契合，保证合理营养。

（二）合理膳食结构的特点

合理的膳食结构应该具有以下特征。

1. 膳食种类与数量合理

根据《中国居民膳食指南》中的要求，合理的膳食结构为五层宝塔状（如图 4-9 所示）。根据人体健康需要，各层中的膳食种类和分量都不相同[①]。按照一般轻体力劳动者每天所需的能量（1600～2400 千卡）计算如下。

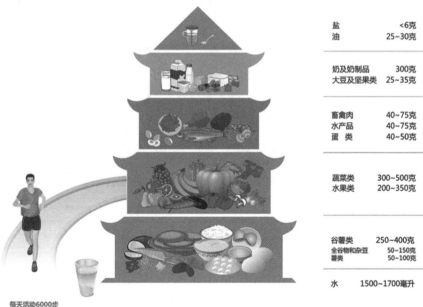

图 4-9　中国居民平衡膳食宝塔（2016）[②]

---

① 内容摘自中国营养学会官网：http://dg.cnsoc.org/.

② 内容摘自中国营养学会官网：http://dg.cnsoc.org/upload/images/source/20160519164035385.jpg.

第一层为谷薯类,人体每天需摄入 250～400 克。它们是人体热量的主要来源(碳水化合物提供总能量的 50％～65％[①])。同时,人体每天需摄入 1500～1700 毫升水,以维持身体的各项生命活动。

第二层为蔬菜类、水果类,它们是人体维生素、无机盐和膳食纤维的主要来源。人体每天需食用蔬菜 300～500 克、水果 200～350 克。

第三层是畜禽肉类、水产品类和蛋类,它们富含动物蛋白质。人体对动物蛋白质的吸收率比植物蛋白质更高,每天应摄入畜禽肉类 40～75 克,水产品类 40～75 克,蛋类 40～50 克。

第四层是奶及奶制品类、大豆及坚果类。豆类富含蛋白质、不饱和脂肪酸和卵磷脂等,其蛋白质氨基酸的组成接近人体需要,不饱和脂肪酸是人体不可缺少的脂肪酸,而卵磷脂有血管的"清道夫"之称。人体每天需奶及奶制品 300 克,大豆及坚果类 25～35 克。

第五层是盐及油。油类可为人体提供热量,促进脂溶性维生素的吸收,供给不饱和脂肪酸。营养学家建议,人体每天盐的摄入量应少于 6 克,油的摄入量为 25～30 克。

2. 各类营养素全面

合理的膳食结构应保证营养素全面、比例适宜,根据各类营养素的食物来源与含量,参考《中国居民膳食指南》中的要求,科学地摄入各类营养素。此外,人体每日除了应均衡摄入六大营养素之外,还需摄入一定数量的膳食纤维,以保证身体健康。

3. 食物搭配合理

各种食物中所含的营养种类和数量各不相同,富含的营养素含量也存在差异。因此,人们在选择食物种类和数量时应注意保证种类多样、数量适宜、荤素搭配、粗细搭配、干湿搭配、米面搭配等,做到合理搭配各种食物。中国营养学会对于居民每日的膳食给出了搭配建议,详见图 4-10。

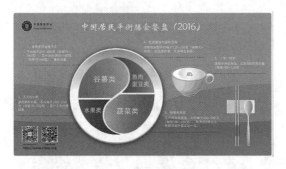

图 4-10   中国居民平衡膳食餐盘(2016)[②]

二、学前儿童的合理膳食

(一)学前儿童膳食的特点

1. 从奶类食物逐步过渡到接近成人膳食

随着学前儿童消化系统的不断发育成熟,他们的食物种类和饮食结构也在不断发生着变

---

① 中国营养学会.中国居民膳食指南(2016)[M].北京:人民卫生出版社,2016:272.

② 内容摘自中国营养学会官网:https://www.cnsoc.org/skillsnews/6519102026.html.

化。婴儿期的膳食主要以乳类为主、其他食物为辅;1～3岁的学前儿童逐步过渡到以其他食物为主、乳类为辅,膳食的种类也越来越多样化;3～6岁学前儿童的膳食种类和膳食结构逐渐与成人相同。

2. 膳食中的优质蛋白比例高

学前儿童在生长发育中需要大量的蛋白质,尤其是优质蛋白质,儿童每日的优质蛋白质摄入量不能低于蛋白质总量的50%。优质蛋白质的主要来源为蛋、奶、肉、鱼及豆制品。

3. 食物选择及烹饪方式易于消化

在为学前儿童安排膳食时,要注意不宜让学前儿童食用过于辛辣刺激或过多腌制类、熏制类食物。在烹饪学前儿童的食物时,应做到清淡易消化,避免高温油炸、烤、烙等,应以碎、细、烂、软、嫩为烹饪原则。

4. 食物的色香味俱佳

学前儿童的膳食除了考虑各种营养素和消化吸收之外,还应该注意食物的丰富多样与色香味俱佳,促进学前儿童的食欲。

5. 餐次较多

学前儿童的膳食应做到少吃多餐:0～6个月的婴儿坚持按需喂哺,一般为每天6～8次;6～12个月的婴儿一般为两顿辅食加3～4次奶;1～5岁的学前儿童一般餐次为三餐两点(早餐、早点、午餐、午点、晚餐)[①]。其中,点心以水果、面点、奶类为主。

(二)合理的学前儿童膳食结构

为了满足学前儿童生长发育所需的营养,托幼机构应为儿童提供种类齐全、结构合理的膳食。中国营养学会对于中国学龄前儿童每日应摄入的膳食种类及数量给出了建议,详见表4-9。

表4-9 2～5岁儿童各类食物每日参考摄入量(g/d)[②]

食 物	2～3岁	4～5岁
谷类	85～100	100～150
薯类	适量	适量
蔬菜	200～250	250～300
水果	100～150	150
畜禽肉类		
蛋类	50～70	70～105
水产品		
大豆	5～15	15
坚果	—	适量
乳制品	500	350～500
食用油	15～20	20～25
食盐	<2	<3

---

① 中国营养学会.中国居民膳食指南(2016)[M].北京:人民卫生出版社,2016:232.

② 中国营养学会.中国居民膳食指南(2016)[M].北京:人民卫生出版社,2016:234.

新视野

"2～5岁儿童各类食物每日参考摄入量"的应用[①]

1.根据学前儿童的实际情况确定每天的食物需要

《中国居民膳食指南》中建议的"学前儿童各类食物每日参考摄入量"(以下简称"参考摄入量")适用于一般健康儿童,应用时要根据其年龄、性别、身高、体重、季节等情况进行适当调整。一般身体比较健康、比较爱动的男童需要的能量高,可以适当多吃一些;身体较弱、不爱动的女童需要的能量少,可少吃一些。

"参考摄入量"中的各种食物数量是一个平均值和比例,每日膳食中应当包含其中的各类食物,各类食物的比例也应基本与"参考摄入量"中一致。日常生活则无须每天都样样照着吃,主要的是一定要遵循各类食物的大体比例。

2.同类互换,调配丰富多彩的膳食

学前儿童吃多种多样的食物不仅是为了获得均衡的营养,也是为了使饮食更加丰富多彩以满足他们的口味。"参考摄入量"中的每一类食物中都有许多的品种,虽然每种食物都与另一种不完全相同,但同一类中各种食物所含营养成分往往大体上近似,可以互相替换。

应用"参考摄入量"可以把营养与美味结合起来,按照同类互换、多种多样的原则为儿童调配营养餐。同类互换就是以粮换粮、以豆换豆、以肉换肉。多种多样就是选用品种、形态、颜色、口感多样的食物,变换烹调方法。

3.要合理分配每餐食量

学前儿童每日每餐食量的分配及间隔时间应与他们的作息时间和活动状况相匹配,特殊情况可适当调整。

4.要养成习惯,长期坚持

学前儿童膳食对其健康的影响是长期的结果,应用"参考摄入量"需要养成习惯,并坚持不懈,才能充分体现其对健康的重大促进作用。

三、学前儿童良好饮食习惯的培养

学前儿童教师和家长除了要为学前儿童提供合理的膳食之外,还应注重儿童良好饮食习惯的形成,促进儿童的身心健康。应从以下几方面培养学前儿童良好的饮食习惯。

七步洗手法

(一)按时定位,餐前有准备

进食前,告诉学前儿童要吃饭了。对于1～2岁的孩子,帮助他们洗好手,坐在自己的座位上,为就餐做好准备;对于3岁及以上的学前儿童,请他们使用"七步洗手法"清洗双手,并帮忙做一些就餐准备,例如擦桌子、拿筷子、放餐具等。

---

① 唐林兰,于桂萍.学前儿童卫生与保育[M].北京:教育科学出版社,2012:96.(有修改)

（二）细嚼慢咽，专心用餐

进食时细嚼慢咽，专心用餐，不嬉笑、不看书、不看电视，切忌放任学前儿童端着饭边走边吃，以免发生危险。每顿饭的就餐时间应控制在 30 分钟之内，避免饭菜过凉导致学前儿童胃部不适、消化不良。

（三）饮食定量，控制零食

除了三餐和 1～2 次点心外，教师和家长要控制学前儿童的零食食用量，使他们养成良好的饮食习惯，并教育他们不要贪食，以免引起消化不良。

（四）饮食多样，不偏食

偏食是一种不良的饮食习惯，不仅会影响学前儿童的健康，也会使儿童在长大成人后难以适应多样化的膳食。学前儿童应摄入营养均衡、种类丰富的膳食，教师与家长应鼓励学前儿童进食各种不同的食物，不挑食、不偏食、不厌食。

（五）讲究饮食卫生和就餐礼貌

学前儿童要讲究饮食卫生，做到餐前洗手、餐后漱口，不吃不清洁、不新鲜的食物，不喝生水，不捡掉在桌上或地下的东西吃，使用自己的水杯、餐具，避免与家人和同伴交叉使用食具等。除此之外，还应培养儿童良好的就餐礼貌，例如咀嚼、喝汤时不发出声响，夹菜时不可拣择，不浪费饭菜等。

大家来分享

分享你周围的学前儿童的例子，根据《中国居民膳食指南》中的建议，分析他们的一日膳食是否科学，并提出改进建议。

第三节　托幼机构的膳食卫生与管理

食品卫生与安全是学前儿童健康成长的重要保证，托幼机构应该认真把好饮食安全关，防止病从口入。那么，托幼机构有哪些膳食卫生要求？应该怎样做才能落实好膳食卫生与管理工作呢？

案例呈现

兰州一幼儿园后厨现腐烂食材，园方：会在制作中剔除[1]

2019 年 3 月 26 日，兰州某幼儿园家长在该园后厨发现腐烂的蔬菜和水果，且该园多名幼儿生病，家长怀疑和腐烂食材有关。该园负责人回应称，这些腐烂食材是在初加工间里出现的，是在制作过程中剔除的。兰州市西固区教育局局长也在说明会上表示对该幼儿园监管不到位，给家长们致歉。

---

[1]　内容摘自新浪教育网：http://edu.sina.com.cn/zxx/2019-03-29/doc-ihtxyzsm1419525.shtml，有修改。

一、托幼机构的膳食卫生

（一）托幼机构的食品卫生

托幼机构应重视膳食卫生的管理工作,在食物选购、储存及食物烹饪等各个环节确保食物的新鲜和卫生。同时,还要加强对厨房卫生的监督,保证炊事人员无传染病,确保学前儿童的身体健康。

中华人民共和国
食品安全法

1. 食品的选购

托幼机构在选购食物时,应保证食物新鲜卫生,避免以下几种情况的发生。

（1）细菌污染和腐烂变质。

食物中含有的营养素在被细菌污染和腐烂变质后会被大量破坏,失去食用价值,食用后会使人生病。如腐烂的肉类和鱼类中含有大量变形杆菌和大肠杆菌,会使蛋白质和脂肪分解产生有害物质。

（2）含致癌物的食品。

在腌腊制品、烘烤和熏制的肉类中,往往含有二甲基亚硝酸盐、亚硝酸盐、苯并芘、多环芳烃等致癌物,经常食用这些食物会增加人们患肝癌、食道癌、胃癌等疾病的概率。

（3）天然有毒食物。

发绿、发芽的马铃薯含有有毒物质龙葵素,人们食用后会引起恶心、呕吐、腹痛、腹泻、脱水等中毒症状。白帽蕈等野生菌含有天然毒素,食用后会导致神经麻痹、胃肠道紊乱等中毒症状。

（4）被农药、化肥等污染的食物。

人们在食用农药残留量大的蔬菜和水果后会出现中毒症状。

（5）无生产许可证、超过食品保质期的食物。

无食品卫生生产许可证的企业生产的熟食、点心、饮料等;超过食品保质期的食品;使用不符合国家卫生标准的食品添加剂、食品防腐剂的食品。

案例呈现

山东泰安一幼儿园被曝食材发霉,园方:是给老师吃的[①]

2019 年 9 月,山东省泰安市泰山区一幼儿园被曝食材存在问题。据家长介绍,他们在路过孩子的幼儿园时,偶然发现幼儿园厨房后窗正在往外抛扔发霉的食物,家长对此产生怀疑,立即联合了其他几位家长前往幼儿园厨房进行查看。

厨房里的场景让在场的家长都惊出一身冷汗:厨房内臭气熏天,霉迹斑斑。食材、调料、厨具随意摆放,环境脏乱不堪。其中的一些调料、食物和厨具都有发霉的现象。家长向幼儿园讨要说法,在沟通过程中,一位负责人竟辩称:"发霉的食物都是给老师吃的。"

在与幼儿园沟通的同时,家长们也向泰山区市场监督管理局举报了相关情况。接到举报

① 内容摘自搜狐网:https://www.sohu.com/a/340202915_120118954,有修改。

后,泰山区委区政府迅速展开调查处置工作。

9月11日晚,泰安市泰山区市场监督管理局、泰安市公安局泰山区分局联合发布了关于对泰山区双龙幼儿园投诉情况的通报。

给予该园:警告并罚款十万,责令其立即改正违法行为,并对幼儿园园长滕某、采购员周某珊行政拘留十日,厨师陈某芹、李某霞行政拘留八日,均罚款五百元。

2. 食品的烹调制备

(1)尽量减少营养素的损失。

有些营养素在一定条件下容易分解,影响营养素的利用率。蔬菜应该先洗后切,避免损失大量营养素,切后在水中浸洗的时间不宜过长,浸泡时间越长,营养素损失越多。在烹调时,急火快炒可减少营养素的损失,烹调动物性食物要尽量切得细、薄,用急火快炒,可拌少量淀粉,使表面凝结,以减少营养素的损失。

(2)避免有害物质的产生或去除有毒有害物质。

托幼机构在烹调制备食物时,要避免烘烤、烟熏等方法,避免食物中的蛋白质和糖类焦化,产生致癌物质。

同时,也应保证食物完全烹饪熟透。例如:生豆浆含有皂素、抗胰蛋白酶等有害物质,对胃肠道有刺激性,可引起恶心、呕吐、腹泻等。豆浆加热到80℃左右会出现"假沸"现象,虽已沸腾,但有害物质仍然存在。因此,在煮豆浆时,应在泡沫上溢时改用小火,煮开煮透后方可饮用;四季豆也含有皂素、抗胰蛋白酶等有毒物质,食用前应将四季豆用清水浸泡,然后烧熟煮透,使有毒物质被破坏。

(3)食品具有良好的感官性状,增进食欲,促进胃肠对食物的消化吸收。

学前儿童在进餐时要有旺盛食欲,使食物被充分消化吸收。学前儿童对食物的色、香、味、形比较敏感,因此,可通过食物的烹调加工,使食品具有良好的感官性状,充分激发儿童的食欲。

学前儿童口腔小、黏膜柔嫩,易受损伤,因此不能给学前儿童提供过烫、过硬的食物;学前儿童胃容积小、蠕动机能差,胃液中胃酸和酶的强度都很低,因此在烹调制备时,应注意食品要碎、细、软、烂;学前儿童肝细胞功能发育不全,胆汁分泌较少,对脂肪的消化能力较弱,因此不宜食用过于油腻的食物和油炸食品。

3. 食品的储存

食品的储存也对儿童健康有着非常重要的影响。为了防止食品的腐败变质,延长食品的保质期限,托幼机构应对食品采取适宜的储存加工措施。

在采取各种储存和加工措施时,应根据储存食物的温度、食物中的营养物质、食物中的水分等方面的不同采取适宜的储存加工方法,避免细菌滋生。

不同食物应在不同环境、温度和湿度下进行储存,并在储存期限内食用。为保证食品新鲜,托幼机构应尽量选购新鲜卫生的食材,减少储存量,缩短食物的储存时长,保证学前儿童的膳食质量。

(二)托幼机构的厨房卫生

托幼机构的厨房应自觉接受当地卫生监督部门的监督,申领《卫生许可证》。厨房应按照卫生要求,做好卫生工作。

第一,厨房应有符合卫生要求的工作面积,厨房墙壁和地面应防水、防潮、易于清洗。

第二,厨房应有排烟、排气、防尘、防蝇、防鼠、防蟑螂设备,阻断病原菌污染食物。厨房应有控温设备,避免室内温度过高。

第三,厨房应有提供清洁水源和排出污水的设施。室内不能有明沟和积水。

第四,厨房的设备布局和工艺流程应当合理。生熟食品分开存放,生熟切菜板、刀具严格分开。

第五,厨房应有消毒的设备,餐具每次用后洗净。煮沸消毒时,水要浸没餐具,水开后至少再煮 5 分钟;用流动水蒸气消毒时,出水蒸气后应持续消毒 20 分钟,温度达 95℃以上。

第六,厨房应有垃圾和污物处理设施,及时处理废物,防止滋生细菌和产生异味。

(三)托幼机构的人员卫生

托幼机构不仅要做好厨房卫生工作,也要对厨房工作人员的身体健康和操作规范进行严格把控。

1. 工作人员要保证身体健康

厨房工作人员每年必须进行 1~2 次体格检查,接受卫生知识培训,凭卫生主管部门出具的合格证持证上岗。若发现厨房工作人员患有传染性疾病,应立即将其调离工作岗位,密切关注其密切接触者,并待其痊愈且经过体检合格才能恢复工作;家属中有传染病患者时,该厨房工作人员也应暂时离开厨房工作岗位,直到隔离期满之后才能上岗。

2. 工作人员应注意个人卫生

厨房工作人员应做到勤洗头、勤换服、勤剪指甲、不涂指甲油。工作时必须穿规定的工作服,工作帽应完全包盖头发、戴好口罩。在上班前、大小便后要认真严格洗手消毒,如厕前要脱去工作服。在炒菜、分菜时不直接从餐具中取食物品尝味,注意规范操作。厨房工作人员仪容仪表规范如图 4-11 所示。

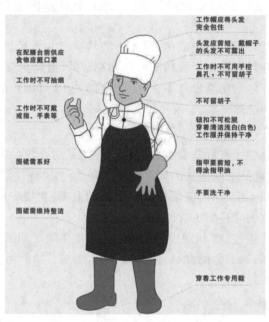

图 4-11　厨房工作人员仪容仪表规范

3. 工作人员要严格按规章制度操作

厨房中的工作人员要严格按照规章制度办事,厨房中的工具和容器要专物专用,定位存放,使用之后要严格清洗、消毒。妥善处理剩余原料,调料盒要及时关盖,油类、固体食材应分开存放。此外,托幼机构也要严禁闲杂人员随意进出厨房,保证食品和饮食安全。

二、托幼机构的膳食管理

(一)学前儿童膳食的配置原则

1. 满足学前儿童生长发育对营养的需要

为了促进学前儿童的生长发育,托幼机构应注意在儿童的膳食中提供多样化的食物,要注意种类丰富、营养素齐全、数量适当,使儿童能通过饮食获得丰富的营养素和充足的热能。

2. 适合学前儿童消化系统的特点

托幼机构为儿童提供的食物的种类、数量和烹饪方法都要符合学前儿童消化系统的特点,保证饮食在不破坏营养的前提下,尽量做到碎、细、软、烂,并避免油腻和刺激性食物。

3. 符合饮食卫生要求

学前儿童膳食必须保证清洁卫生、新鲜营养,托幼机构要严格保证饮食清洁卫生,防止病从口入。

4. 增进食欲

旺盛的食欲是食物被学前儿童充分消化的基础。食物多样化、适宜的进餐环境、良好的饮食习惯和愉快的情绪都可增进学前儿童的食欲。

(二)托幼机构的膳食计划

1. 建立膳食制度

膳食制度即为分配各餐的数量和保证食物质量,规定每日进餐次数与间隔时间的制度。在摄取多种食物时,应合理搭配各种食物,合理安排膳食。正常学前儿童每日应摄入蛋白质 40 克左右,其中优质蛋白(动物性蛋白质和豆类蛋白质)应占总蛋白的 1/2[1] 蛋白质、脂肪、碳水化合物产能之比为 10%～15%、30%～35%、50%～60%[2](如图4-12 所示)。

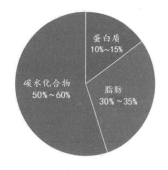

图 4-12　蛋白质、脂肪、碳水化合物产能之比

我们应该以食物停留在胃内的时间作为决定进餐次数和两餐之间时间间隔的依据。两餐之间的间隔以 3.5～4 小时为宜,不应少于 3 小时。2～5 岁学前儿童每日可安排三餐两点(早餐、早点、午餐、午点、晚餐)[3],全托学前儿童还可再加晚点一次。各餐热量应以早餐占 25%～30%、午餐占 30%～40%、晚餐30%～35%为宜[4]。

① 毛萌,江帆.儿童保健学[M].4 版.北京:人民卫生出版社,2020:193.
② 王卫平,孙锟,常立文.儿科学[M].9 版.北京:人民卫生出版社,2018:62.
③ 中国营养学会.中国居民膳食指南(2016)[M].北京:人民卫生出版社,2016:232.
④ 中国营养学会.中国居民膳食指南(2016)[M].北京:人民卫生出版社,2016:240.

2. 合理编制食谱

编制食谱是膳食计划的重要组成部分。我们应该结合儿童的年龄和消化系统的特点,有针对性地编制食谱。

在编制每日食谱时,应将满足学前儿童需要的食物按名称、数量和烹调方法编成饭谱、菜谱和汤谱,分配在一日各餐和点心当中。并采用"同类轮换"的方法编制一周的食谱,即将各种肉类、谷类、瓜果蔬菜轮换供给。同时,不同季节的食谱也应反映季节的特点,多食用当季的食物。

食谱应按照儿童的膳食计划执行,可以根据儿童的实际情况进行适当调整,满足儿童的饮食需要,并做到每周更换一次食谱,避免过度重复。以下列举了一个食谱案例,详见表4-10。

表4-10　幼儿园一周食谱

餐饮	星 期 一	星 期 二	星 期 三	星 期 四	星 期 五
早餐	香菇肉包 蒸鸡蛋 热牛奶	玉米馒头 煮鸡蛋 肉丝青菜粥	鲜肉馄饨 香菇炒小油菜 煎鸡蛋	鸡蛋饼 凉拌黄瓜 热豆浆	粗粮窝窝头 小炒三鲜 皮蛋瘦肉粥
午餐	红豆薏米饭 红烧豆腐 白菜鱼丸 海带肉沫汤	白米饭 红烧鱼 肉沫炒豆角 青菜豆腐汤	玉米饭 红烧排骨 莴笋炒猪肉 番茄鸡蛋汤	白米饭 葱烧大虾 清炒红薯叶 丝瓜肉沫汤	绿豆饭 猪肉胡萝卜 香菇白菜 紫菜鸡蛋汤
午点	梨 葡萄	苹果 橘子	圣女果 橙子	哈密瓜 香蕉	火龙果 桃子
晚餐	葱油花卷 红烧肉炖土豆 玉米红薯粥	鸡丝面 烫生菜 蘑菇汤	扬州炒饭 豆腐肉沫汤	虾肉蒸饺 素炒包菜 牛肉粉丝汤	番茄牛肉拌面 枸杞冬瓜汤

 新视野

当前我国学前儿童常见的膳食问题①

一、过度重视优质蛋白质

有调查显示,现代家庭过于重视膳食中蛋白质的供给,导致优质蛋白质的供给过高,而谷物、豆类及豆制品摄入不足,而且碳水化合物提供的能量不足,没有达到推荐量。主要原因是很多家长总是认为大鱼大肉才有营养,炒菜放油过多。因此,学前儿童往往摄取的肉类较多,蔬菜、粗粮较少。

---

① 龙明慧,简旭旭,陆潇原. 学前儿童卫生与保育[M]. 北京:北京理工大学出版社,2018:178.

二、用水果代替蔬菜,饮料代替水

水果和蔬菜虽属同类,但它们的营养成分不同,是不能互相替代的。用饮料代替水更不可取。这会使学前儿童营养单一、不全面,影响其生理功能。《中国居民膳食指南》中指出:饮料多种多样,需要合理选择。含乳饮料和纯果汁饮料中含有一定量的蛋白质、维生素和膳食纤维成分,适当饮用可以作为膳食的补充。有些饮料由于添加了矿物质和维生素,仅适合热天户外活动时和运动后饮用。而有些饮料只含糖、香精、香料等添加剂,营养价值不高。经常饮用含糖碳酸饮料,是一种不利于健康的习惯和行为,应当及时纠正。

三、餐次安排问题

三餐安排不合理,如早上吃得过少,晚餐则是大鱼大肉。有的孩子一日三餐,还外加三次奶、两三次点心,餐次过多;有的孩子一日三餐和大人吃的一样,没有考虑到儿童的生理特点,使得孩子营养不良或造成孩子积食没有食欲。

四、零食选择问题

所谓零食,是指非正餐时间食用的各种少量的食物和饮料。从营养与健康的角度来说,学前儿童的食物摄入要以正餐为主、上下午两次点心为辅,零食不可以代替正餐。然而根据有关调查显示,现在学前儿童的零食多为虾条、薯片等膨化食品,以及薯条、雪糕、果冻、蜜饯、冰激凌等高糖食品,很容易造成孩子偏食、厌食,甚至营养不良。此外,孩子食用零食时间不合理,如饭前、睡前吃零食等,影响孩子的正常饮食和睡眠。

(三)托幼机构的膳食调查与评价

1.常用的膳食状况调查方法

(1)记账法。

记账法也叫查账法。通过查阅过去一段时间托幼机构食堂的食物消耗总量,根据这段时间进餐的人数计算出每位学前儿童每日各种食物的摄取量,再按照食物成分表中的数值计算出每位学前儿童每日所摄取的各种营养素和热量。它多应用于集体儿童膳食调查。这种方法简便,但是获取的数据不够准确,且需要记录的时间比较长。

(2)称重法。

称重法是指实际称量各餐进食量,以生/熟比例计算实际摄入量。查《中国食物成分表(标准版)》得出今日主要营养素的量(人均量)。通常应按季节、食物供给不同每季度测一次,多应用于集体儿童膳食调查[1]。称量法测出的数据准确可靠,但过程较为复杂,所需的工具也比较多,调查时间较长,每次至少需要连续测量3～4天。

(3)询问法。

询问法是通过询问家长或教师,了解学前儿童今日或过去几天的膳食情况的一种调查方法。调查内容主要包括儿童的进餐次数、膳食内容、进餐习惯等方面。这一方法主要应用于个人膳食情况的调查。它是较简单的一种调查方法,但其准确性受调查者与调查对象的人为因素影响较大。

2.托幼机构的膳食评价

为检查托幼机构提供的膳食营养状况,需要经常对托幼机构提供的膳食进行评价。营养

---

① 王卫平,孙锟,常立文.儿科学[M].9版.北京:人民卫生出版社,2018:63.

评价的指标有各种营养素的摄入量、一日总热量摄入、优质蛋白质的比例、三大产能营养素的供热比例、三餐提供的热量比例等。

(1)各种营养素的摄入量。

为了了解学前儿童每日各种营养素的摄入量,我们可以通过称重法、记账法、询问法等方法进行调查。将计算出的数值对照食物成分表,即可得出每位学前儿童每日摄取的各种营养素,并与学前儿童每日推荐参考摄入量进行比较,即可对学前儿童每日各种营养素的摄入量进行评价。

(2)一日总热量的摄入。

人体的产能营养素主要有蛋白质、脂肪、碳水化合物,其中1克蛋白质产生4千卡的热量,1克脂肪产生9千卡的热量,1克碳水化合物产生4千卡的热量。

因此,学前儿童一日摄入总热量＝蛋白质的摄入量(克)×4＋脂肪摄入量(克)×9＋碳水化合物摄入量(克)×4

寄宿制幼儿园应达到参考摄入量的90%以上,全日制幼儿园应达到参考摄入量的80%以上。1～3岁儿童能量推荐摄入量见表4-11。4～6岁儿童能量推荐摄入量见表4-12。

表4-11   1～3岁儿童能量推荐摄入量[1]

年龄/岁	能量(EER)			
	MJ/d		kcal/d	
	男	女	男	女
1—	3.77	3.35	900	800
2—	4.60	4.18	1100	1000
3—	5.23	5.02	1250	1200

表4-12   4～6岁儿童能量推荐摄入量[2]

年龄/岁	能量(EER)			
	MJ/d		kcal/d	
	男	女	男	女
4—	5.44	5.23	1300	1250
5—	5.86	5.44	1400	1300
6—	6.69	6.07	1600	1450

注:6岁—能量需要量为身体活动水平中度的推荐值。

(3)优质蛋白质的比例。

将动物性蛋白总量和大豆蛋白总量相加,得出优质蛋白质的总量,除以一日食物中所获得的总蛋白量,再乘以100%,即可得出优质蛋白质所占总蛋白质的比例。优质蛋白质一般应不低于蛋白质总量的50%。

---

[1] 内容摘自中国营养学会官网:https://www.cnsoc.org/drpostand/page1.html,有删减。
[2] 内容摘自中国营养学会官网:https://www.cnsoc.org/drpostand/page1.html,有删减。

(4)三大产能营养素的供热比例。

碳水化合物、蛋白质、脂肪是三大产能营养素,人体的能量主要由这三类物质供给。因此,计算出这三者的供热比例是衡量食谱制定科学与否的一个重要指标。通过计算,将得出的数值与理想的三大产能素供热比例进行比较,即可对一日热量摄入量进行评价。

蛋白质、脂肪和碳水化合物供热比例的计算公式为

蛋白质的供热比例＝[蛋白质摄入量(克)×4/热量总摄入量(焦)]×100%

脂肪的供热比例＝[脂肪摄入量(克)×9/热量总摄入量(焦)]×100%

碳水化合物的供热比例＝[碳水化合物摄入量(克)×4/热量总摄入量(焦)]×100%

(5)三餐提供的热量比例。

每餐摄入的热量除以一日总热量,即可得到各餐热量所占的比例。将得出的数值与三餐应占的一日总热量进行比较,即可了解每餐供给的热量是否合适。每日适宜的早餐、午餐、晚餐热量的分配为 25%～30%、30%～40% 和 30%～35%[①](如图 4-13 所示)。通过以上计算,即可评价托幼机构的膳食供给状况是否适宜。在利用数据进行评价时,不仅要关注各种营养素的摄入量、优质蛋白质比例等,同时也要结合学前儿童的个体差异、身体状况、进餐情况等方面进行分析,根据具体情况安排合理的膳食。

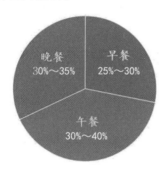

图 4-13　一日三餐热量分配

大家来分享

收集幼儿园的一周食谱,与同学一起分析讨论食谱编制是否合理,并对不足之处提出改进建议。

本章实训

实训名称　幼儿园膳食状况的调查

一、实训目标

(1)认真收集幼儿园食谱,掌握调查与评价幼儿园膳食的方法,并学会如何与托幼机构教师、学前儿童家长沟通。

(2)在收集、分析与评价中掌握学前儿童合理膳食的构成与制备要求。

① 中国营养学会.中国居民膳食指南(2016)[M].北京:人民卫生出版社,2016:240.

（3）充分认识学前儿童合理膳食的重要性，关心学前儿童的膳食健康，愿意为改进幼儿园的膳食状况提供建议。

二、实训准备

（1）班级成员按每组 3～5 人的形式划分为若干个调查小组。

（2）与各个托幼机构及教师取得联系，说明调查目的与内容，确定好调查时间。

三、实训过程

（1）以小组为单位，前往各个托幼机构进行调查，收集各园本周的幼儿食谱及其落实情况，观察幼儿的就餐情况。同时观察托幼机构的食品卫生、厨房卫生及工作人员的工作是否符合安全卫生规范。与托幼机构教师、学前儿童家长进行沟通，全面把握幼儿园的膳食状况，并做好记录。

（2）对照学前儿童合理膳食的各项要求进行小组讨论，全面客观地分析该幼儿园的膳食状况。

（3）根据调查内容并对收集到的资料进行分析，得出调查结论，为托幼机构提出合理化的建议。

（4）将调查内容整理成调查报告，在班级中分享。

四、实训评价

（1）全班讨论各组调查的结果，开展互评。

（2）指导教师总结评价，重点指出问题。

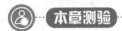 **本章测验**

一、选择题

1.学前儿童应多吃蛋、奶等食物，保证维生素 D 的摄入，以防止因维生素 D 缺乏而引起（　　）。

A. 呆小症　　　　　B. 异食癖　　　　　C. 佝偻病　　　　　D. 坏血病

2.下列哪一项不是热能来源，也不构成机体组织，但它是维持人体正常生理功能所必需的一类营养素？（　　）

A. 无机盐　　　　　B. 蛋白质　　　　　C. 维生素　　　　　D. 碳水化合物

3.人体中枢神经系统用来产生能量的营养素是（　　）。

A. 碳水化合物分解成的葡萄糖　　　　　B. 脂肪

C. 蛋白质　　　　　D. 维生素

4.在膳食中，人体所需的维生素、无机盐和膳食纤维主要来源于（　　）之中。

A. 蔬菜、水果　　　　　B. 谷薯类食物

C. 畜禽肉类食物　　　　　D. 大豆、坚果类食物

5.营养学家建议，人体每天盐的摄入量应少于（　　）克，油的摄入量为（　　）克。

A. 10；25～30　　　　　B. 6；25～30

C. 10；35～40　　　　　D. 6；35～40

6.儿童每日的优质蛋白质摄入量不能低于蛋白质总量的（　　）。

A. 30%　　　　　B. 40%　　　　　C. 50%　　　　　D. 60%

7.在决定进餐次数和两餐之间时间间隔时，我们应该以食物停留在胃内的时间作为依据。

两餐之间的间隔以(　　　)小时为宜,不应少于(　　　)小时。

A.3.5～4;3　　　　　　　　　　　B.2.5～3;2

C.4～4.5;3.5　　　　　　　　　　D.4.5～5;4

8.每日适宜的早餐、午餐、晚餐热量的分配为 25%～30%、(　　　)和 30%～35%,点心占 10%～15%为宜。

A.20%～30%　　　　　　　　　　B.30%～40%

C.45%～50%　　　　　　　　　　D.50%～55%

二、简答题

1.人体需要哪六大营养素? 这些营养素的食物来源分别有哪些?

2.学前儿童膳食的特点有哪些?

3.如何培养学前儿童良好的饮食习惯?

4.学前儿童膳食配置的原则有哪些?

三、论述题

为了保证学前儿童每日摄入的膳食营养均衡、干净卫生,并为他们建立起良好的饮食习惯,你认为教师、家长和幼儿们应该从哪些方面做出努力?

四、分析题

1.请结合幼儿园膳食配置的要求,评析表 4-13 中幼儿园的一周食谱,并给出改进建议。

表 4-13　幼儿园一周食谱

时间	早餐	午餐			午点
		粥	菜	面食	
周一	菜沫肉丁、鸡蛋面条	葡萄干、小米粥	白菜炒肉、炖鸡蛋、黄豆芽炒肉	五香油卷	糖包、苹果
周二	火腿肠、油饼、大米稀饭	红小豆、小米粥	芹菜炒鸡蛋、土豆蘑菇炖猪排	蒸油饼	南瓜饼、牛奶
周三	水饺、玉米粥	梨丁、玉米粥	胡萝卜冬瓜片炖肉、绿豆芽炒豆腐皮	鸡蛋煎饼	蛋糕、香蕉
周四	菜沫鸡蛋、疙瘩汤	地瓜、小米粥	大葱肉馅炖豆腐、绿豆芽炒火腿	糖包	葱油卷
周五	菜沫肉丁、鸡蛋面条	山药、玉米粥	白菜炒肉炖粉条、芹菜炒肉	精肉蒸包	饼干、橘子

2.幼儿园教师教学随笔:幼儿的挑食行为案例分析①

场景一:中午进餐的时间到了,今天的午餐是贝壳面。孩子们洗完手在自己的座位上开始吃饭,活动室里一片寂静,只听到碗勺相碰的声音。看到孩子们都吃得津津有味,我心里很满意。这时,我发现洋洋刚拿到面条时只吃了一口,就和同桌的小朋友说起了悄悄话。发现老师在注意他时,他就又吃了一口含在嘴里,坐着发呆。过了两分钟后,再慢吞吞地喝一口汤、吃一

———————————

① 内容摘自绿色圃中小学教育网:http://www.lspjy.com/thread-148164-1-1.html,有修改。

口饭。后来我看他几乎都没吃下去,就去喂他吃。可当我把青菜喂进他嘴巴的时候,他做出要呕吐的样子。这顿饭他足足吃了半个多小时才把面吃完,青菜全剩在碗里,理由是"我不喜欢吃",他是今天最后一个吃完午餐的小朋友。

场景二:今天的午餐是炒米饭和蛋花汤,小朋友们吃得津津有味。才过一会儿,我就听到一个小朋友喊:"老师,我还要一碗饭。"这是洋洋的声音。只见洋洋的碗已经吃得干干净净了,我给他再盛了半碗。又过了一小会儿,洋洋就把饭菜和水果都吃完了,他是全班第三个吃完午饭的小朋友。

请回答:幼儿挑食有何影响? 作为幼儿园教师你该如何运用专业知识和能力让班级幼儿养成良好进餐习惯?

第五章 学前儿童的常见疾病及预防护理

·知识目标·

(1)正确理解疾病,掌握学前儿童生病的迹象;

(2)了解学前儿童常见疾病的症状,掌握疾病护理及预防的方法;

(3)了解传染病的基本知识和学前儿童常见传染病的症状,掌握学前儿童常见传染病的护理及预防的方法。

·能力目标·

(1)能够根据学前儿童不同的疾病进行正确的护理;

(2)能够根据学前儿童不同的疾病采取正确有效的预防措施。

·素养目标·

树立尊重学前儿童生命健康的科学保教观念。

·思维导图·

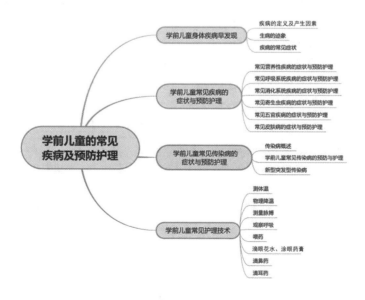

/ 情景导入 /

张奶奶非常用心地照顾着孙子和孙女。孙子明明5岁,偶尔感冒一次,一般通过门诊简单的治疗,一周内就可痊愈。小孙女可可则不然,她是小儿科门诊的常客,从出生4个月起就经常生病,无论社会上流行什么幼儿传染病,她总有份。可可现在2岁了,几乎每个月都要去儿童医院门诊报到,肠胃炎、咽喉炎、支气管炎,反复不断,且每次病程都拖得比哥哥久,令奶奶十分困惑。[①]

思考:为什么张奶奶的孙子和孙女身体健康状况差别这么大? 该怎么判断孩子是否生病呢?

第一节　学前儿童身体疾病早发现

一、疾病的定义及产生因素

世界卫生组织(WHO)指出:健康不仅是没有疾病和病痛,而是一种躯体上、精神上和社会适应能力处于完好的状态。即健康的人不仅身体和心理要健康,同时也应具有良好的社会适应能力,能进行有效的活动和工作。因此,长期以来人们所认为的"不生病"就是健康的观念显然是不全面的。

疾病是致病因素造成的生命存在的一种状态,在这种状态下,人体的形态和(或)功能发生一定的变化,正常的生命活动受到限制或破坏,或早或迟地表现出可觉察的症状,这种状态的结局可以是康复(恢复正常)或长期残存,甚至导致死亡。[②]

人的机体具有高度的自我调节和自愈能力,当致病因素开始作用于人的机体时,机体的自我调节和自愈能力就开始发生作用,对抗病因,自我修复。损害和抗损害是疾病过程中的一种基本矛盾,两者力量对比的变化,决定疾病的发生、发展趋势与结局。致使人体产生疾病的因素有以下几种:①生物因素,主要包括病原微生物(如细菌、病毒、真菌、立克次体等)和寄生虫;②理化因素,主要包括高温(或寒冷)、高压(或突然减压)、电流、辐射、机械力、噪声、强酸、强碱及毒物等;③营养因素,各种营养素(如糖、脂肪、蛋白质、维生素、无机盐等)、某些微量元素(如硒、氟、锌、碘等)及纤维素摄入不足或过量都可引起疾病;④遗传因素,染色体或基因等遗传物质畸变或变异引起疾病;⑤先天因素,指那些损害胎儿发育的因素,先天因素引发先天性疾病;⑥免疫因素,机体免疫反应过强、免疫缺陷或自身免疫反应等都会对机体造成影响;⑦心理和

---

① 王萍.学前儿童卫生学[M].长春:东北师范大学出版社,2012:112.
② 郭姣.健康管理学[M].北京:人民卫生出版社,2017:1.

社会因素,如长期的紧张工作,不良人际关系,恐惧、焦虑、悲伤等情绪反应也可能引发疾病[1]。

二、生病的迹象

学前儿童在患病前期身体和情绪都会有一些不正常的表现,留心观察,就能够在儿童发病前期及时发现。通常来说,儿童生病的迹象一般表现在以下几个方面。

(一)情绪

学前儿童患病会出现情绪的改变,若学前儿童忽然变得爱哭闹、黏人、烦躁、无精打采、不爱玩,这些转变往往就是生病的早期表现。比如结核性脑膜炎,在出现神经系统症状之前,可先有性情暴躁或胆小怕事等情绪和精神方面的改变,然后才出现发烧、呕吐、嗜睡等症状。

(二)面色

健康的儿童神采奕奕、面色红润,生病的儿童眼睛无神、双眼肿胀、表情愁苦、皮肤苍白、精神萎靡。贫血或失血的儿童除了面色苍白以外,还常伴有口唇苍白 、牙龈苍白、眼睑苍白。

(三)食欲

健康的儿童食量较恒定,若发现学前儿童突然食欲变差,不爱吃东西,食量减少或抗拒进食,往往是患病的前兆。特别是急性病,如急性胃肠炎,早期多无任何症状,只是不想吃东西或恶心、呕吐。食欲的改变除了食欲缺乏,也有食欲亢进、口味异常等。

(四)睡眠

健康的儿童上床后能很快入睡,睡眠安稳,无鼾声,身上可有微汗,若出现入睡困难、睡眠不安(如易惊醒、烦躁、磨牙等)、嗜睡等现象,则为反常,是儿童患病的前兆。如果学前儿童出现过多而且是深度的睡眠,被唤醒后可进行简单的对话或进食,然后倒头又睡,表现为轻度的意识障碍,这常常是脑炎、脑膜炎的早期表现。

(五)大小便

判断学前儿童有无生病迹象的一个重要指标是大小便是否异常,通常可以根据大小便的次数、性质等的改变来判断是否出现大小便异常。正常情况下,儿童小便次数一般为每天 6~7 次,尿液一般呈淡黄色,澄清透明,可因摄入食物及药物而发生变化。小便异常的表现有少尿、尿频、尿急、尿痛、多尿、尿失禁等。若儿童排尿的次数明显增加,一点儿也憋不住尿,常是泌尿道感染的症状。健康的儿童每日排便 1~2 次,呈条状,排便时无痛苦,粪便的多少与食物的数量和性质有关,一般素食者较多,而荤食者稍少些。正常大便颜色呈黄褐色,也可因摄入食物及药物而发生变化。大便异常的表现有大便的频率增加或减少,大便过稀,大便带有黏液,有便血或者有异常气味等。婴儿的大便如有严重的酸腐味,说明婴儿饮食过量,消化不良,胃积食。

除了上述一些生病初期的身体信号以外,有时候儿童排汗的多少、表情、呼吸等也是判断身体是否健康的信号。

三、疾病的常见症状

症状指机体因发生疾病而表现出来的异常状态,包括患者自身的各种异常感觉与医生的

---

[1]　王建枝,殷莲华.病理生理学[M].8 版.北京:人民卫生出版社,2013:6-7.

感觉器官所感知的患者的各种异常表现。[①] 学前儿童在疾病中常表现出发热、咳嗽、呕吐、腹泻、腹痛、头痛、惊厥、皮疹、便秘、便血、血尿、昏迷等症状。

（一）发热

发热是指致热源直接作用于体温调节中枢，导致体温调节中枢出现功能紊乱，或其他原因引起的产热过多、散热减少而导致体温升高超出正常范围的现象。儿童正常体温为腋温 36 ℃～37 ℃，肛温 36.5 ℃～37.5 ℃，舌下温度较肛温低 0.3 ℃～0.5 ℃。不同个体的正常体温虽稍有差异，但一般认为体温超过其基础体温 1 ℃ 以上时，则认为是发热。

许多疾病均可引起发热，要结合其他症状，多方面检查才能查明病因。

发热的病因很多，临床上可分为感染性与非感染性两大类（见表 5-1）。各种病原体如病毒、细菌、支原体、立克次体、螺旋体、真菌、寄生虫等引起的感染，无论是急性、亚急性或慢性，局部性或全身性，均可出现发热的症状。非感染性发热可由恶性肿瘤，结缔组织病（如风湿热、川崎病等），内分泌疾病（如甲状腺功能亢进），应用药物或者血清制品，大手术后由组织损伤、内出血、大血肿等导致分解产物增加，散热障碍，癫痫大发作，中枢性发热（如大脑发育不全、脑出血等）等原因引起。

表 5-1　发热的原因

类　　别	常　见　原　因
感染性发热	病毒、细菌、支原体、立克次体、螺旋体、真菌、寄生虫等引起的感染
非感染性发热	恶性肿瘤，结缔组织病，内分泌疾病，应用药物或者血清制品，大手术后由组织损伤、内出血、大血肿等导致分解产物增加，散热障碍，癫痫大发作，中枢性发热

（二）咳嗽

咳嗽是最常见的呼吸道症状，也是儿科门诊最常见的主诉之一。咳嗽是由于呼吸道受到各种病原体感染以及有害物的刺激而引起的气管、支气管黏膜的炎症。咳嗽是一种重要的防御机制，能消除呼吸道的黏性分泌物、吸入的有害物和异物，但频繁、剧烈、长期的咳嗽又会给身体带来危害。

通常根据咳嗽持续时间长短分为急性咳嗽和慢性咳嗽。急性咳嗽持续时间少于三周，多与呼吸道感染有关。持续时间在三周以上的咳嗽为慢性咳嗽，如过敏性咳嗽，多在醒后或晚上出现阵发性的咳嗽，大多数有慢性咳嗽的患儿无严重的肺功能障碍。

（三）呕吐

呕吐是由食管、胃或肠道呈逆蠕动状，并伴随腹肌强力痉挛性收缩，迫使食管或胃内容物喷涌出来的一种症状，是儿童疾病常见的症状，引起的原因很多。儿童发生呕吐时应注意观察其症状，特别要询问其饮食和服药的情况。呕吐症状的常见病有中枢神经系统疾病、急性传染病早期、肠道疾病等，咳嗽严重时也可引起呕吐。呕吐一般分为反射性呕吐和中枢性呕吐。反射性呕吐患儿常伴有迷走神经兴奋现象，表现有恶心、面色苍白、出汗、流涎、血压降低及心率缓慢等。中枢性呕吐的病因比较复杂，见于中枢神经系统疾病（如脑膜炎等）。如伴有腹痛、腹泻、血便，则有可能是消化系统疾病及过敏性紫癜等。

---

① 高希言，朱平生，田力.中医大辞典［M］.山西：山西科学技术出版社，2017：961.

根据呕吐物性质可以基本判断病变基本部位,呕吐物中无胆汁,多见于幽门痉挛及梗阻者、十二指肠上端梗阻者;呕吐物中含有胆汁(呕吐物可呈黄色或草绿色),多见于呕吐剧烈者及高位小肠梗阻;呕吐物若带粪质(呕吐物有粪臭味)则多见于下段或者更低位的肠梗阻者;若含有血性液体则可能患有消化道溃疡、食管下段静脉曲张症[1]。

 新视野

孩子呕吐了怎么办?[2]

幼儿园里,遇到孩子呕吐,教师和保育员该怎样做?

1.了解幼儿的生理特点。幼儿胃的容积小,胃黏膜薄嫩,胃壁肌肉组织、弹性组织及神经组织的发育尚未完善,伸展、蠕动机能相对成人较差,幽门括约肌发育虽较好,但贲门括约肌发育较差,关闭作用不强,所以幼儿发生呕吐的频率远高于成人。

2.迅速处理善后工作。马上带幼儿到盥洗室用温开水漱口,洗净幼儿的双手和脸,帮助幼儿换上干净的衣物。同时迅速清除幼儿的呕吐物,用消毒水擦洗被污染的地方。

3.安抚幼儿的情绪。呕吐带给幼儿的压力不仅是生理上的更是心理上的,因此,训斥和批评非但于事无补,还会加重幼儿的思想负担。在承受生理不适的同时,幼儿会对教师"察言观色":衣服脏了怎么办?桌子、地上脏了怎么办?老师会批评我吗?此时,教师一个关爱的眼神、一个慈爱的微笑,就能缓解幼儿的紧张情绪。同时,教师可轻声询问幼儿,如"哪里不舒服""还想吐吗""吐完是不是觉得舒服些了"等。以尽快找到呕吐的原因。

4.对症下药。饮食不当、腹部受凉或消化道疾病等都有可能引起儿童呕吐。在饮食上,呕吐的幼儿应保证营养和水分,可少量并多次进食,饮食宜清淡,勿食用刺激性食物,也勿食用辛辣、熏烤和肥腻的食物。如果呕吐伴有眩晕、眼球震颤、恶心、面色苍白、冷汗、心悸、血压下降等症状应及时送医院就诊,切不可掉以轻心。

(四)腹泻

腹泻是儿童常见的疾病症状之一,是指大便变稀,水分增加,并且便量和次数明显增多。腹泻按病程长短分为急性(连续两周以内)、迁延性(两周至两个月)和慢性(两个月以上)三种。腹泻的常见原因为感染,如轮状病毒感染,细菌性肠炎、寄生虫肠炎、真菌性肠炎、肠道外感染引起的症状性腹泻,喂养不当和菌群紊乱等。

(五)腹痛

几乎各科疾病都可能引发腹痛,腹痛是儿科临床上最常见的症状之一。腹痛大体上可有绞痛、钝痛、放射痛三种形式。学前儿童最常见的器质性腹痛原因为胃肠炎、尿路感染及便秘等,蛔虫病也易引发腹痛。儿童往往对自己的腹痛描述不确切,可以根据其不同的病态来判断是否有腹痛。婴幼儿如有阵发性的或持续性的哭闹、两下肢蜷曲、面色苍白、出汗甚至精神萎

① 郝德华.儿科常见病诊疗[M].长春:吉林科学技术出版社,2018:2.
② 王萍.学前儿童卫生学[M].长春:东北师范大学出版社,2012:103.

靡等表现时,则有腹痛的可能。学前儿童腹痛时一般会哭闹或辗转不安,双下肢向腹部屈曲,并以手护腹部,但是他们对腹痛性质和经过不能确切描述,定位能力也差。对儿童的腹痛,需要医生进行详细的诊断,诊断不明切忌滥用药,尤其不能滥用镇痛药。

(六)头痛

头痛是指额、颞、顶及枕部的疼痛,可表现为跳痛、钻痛、胀痛、重痛、空痛、隐痛等,可单独出现,也可出现于多种急慢性疾病。儿童头痛在儿科是常见的病症,常见的病因除了感冒发烧,还有的是鼻腔过敏、鼻窦炎,甚至视力问题或者蛀牙都有可能引发头痛,但也可能是严重疾病的症状(如颅脑损伤、脑震荡后遗症、急性或慢性中毒、高热、高血压病、脑供血不足、偏头痛、血管性疾病等)。儿童一般不能正确表达自己头痛的部位、状况等,因而要仔细判断其头痛的症状及病因。

(七)惊厥

惊厥又称抽风,是指全身性或身体某一局部肌肉运动性抽搐,是由骨骼肌不自主地强烈收缩而引起的,发作时的脑电图可以正常或异常,常伴有意识障碍,是儿童常见的中枢神经系统器官或功能异常的紧急症状。神经系统疾病、其他感染所致的中枢性脑病、高热及某种营养素缺乏等,都可引起惊厥。惊厥发作轻重的程度不同,应正确鉴别诊断。惊厥若伴有发热则主要由感染引起,无热惊厥可能是由癫痫、感染性中枢神经系统疾病、全身性疾病、中毒、创伤等其他疾病引起。

(八)皮疹

皮疹是一种皮肤病变。从单纯的皮肤颜色改变到皮肤表面隆起或发生水泡等,有多种多样的表现形式。皮疹的特点是大、小片红粒,可伴随瘙痒或无瘙痒。其种类和发病原因较多,需要根据不同情况进行诊断。一种疾病可引起多种皮疹,一种形态的皮疹也可见于多种疾病。

(九)便秘、便血和血尿

便秘是指排便间隔时间长,2天以上不排便且大便干结,排便困难。单纯性的便秘多因结肠吸收水分增多引起。常见的病因有饮食不足,食物成分不当,肠道功能失常,体格与生理的异常,精神因素等。

血自肛门排出体外为便血,大便带血或全为血便,颜色呈鲜红、暗红或柏油样。便血一般见于下消化道出血,但偶尔可见上消化道出血。便血的颜色取决于消化道出血的部位、出血量与血液在肠道内停留的时间。

尿中出现红细胞即成为血尿。可由肉眼观察到的称为肉眼血尿,若凭借显微镜才能观察到的为镜下血尿。血尿在儿科较常见,儿童血尿多见于原发或继发性肾小球炎、泌尿系统感染、高尿钙症、左肾静脉受压综合征、家族遗传性肾脏病等。

(十)昏迷

昏迷是最严重的意识障碍,指患儿深度、持久的意识丧失,与之说话或给予感官及物理刺激均不能被唤醒,程度较轻者防御反射及生命体征可以存在,严重者各种反射均消失。昏迷既可由中枢神经系统病变引起(占70%),也可以是全身性疾病的后果,如急性重症感染、内分泌及代谢性疾病、心血管疾病、中毒及电击、中暑、高原反应等均可引起昏迷。

学前儿童由于语言和表达能力有限,往往不能确切地说出自己身体的不适,这就导致他们的疾病被忽视或者被过分夸大。如果成人能在第一时间发现儿童的疾病，并且能注意观察到主要症状，及时地给予合理的护理，就能很好地配合医生诊治。为了达到这样的目的，必须了解学前儿童生病时的一些迹象和儿童疾病的主要症状，做到儿童疾病早发现早治疗。

第二节　学前儿童常见疾病的症状与预防护理

一、常见营养性疾病的症状与预防护理

营养性疾病是指因体内各种营养素过多、过少或不平衡导致机体营养过剩、营养缺乏以及营养代谢异常而引起的一类疾病。

(一)缺铁性贫血

缺铁性贫血(IDA)是儿童的一种常见病，3岁以下儿童发病率最高，对儿童健康危害大，是儿童保健重点防治的"四病"之一。缺铁性贫血是由于体内铁缺乏使血红蛋白合成减少而引起的一种小细胞低色素性贫血，临床表现以小细胞低色素性贫血、血清铁蛋白减少和铁剂治疗有效为特点。先天储铁不足、饮食中铁的摄入量不够、生长发育过快、铁丢失过多、铁吸收障碍、疾病的影响等原因都会造成营养性缺铁性贫血。

1. 症状

(1)一般表现:皮肤黏膜逐渐苍白，以唇、口腔黏膜及甲床较明显，易疲乏，不爱活动。儿童可诉头晕、眼前发黑、耳鸣等。

(2)髓外造血表现:由于髓外造血，肝、脾轻度肿大;年龄越小，病程越久，贫血越重，肝脾大越明显。

(3)非造血系统症状。

消化系统:食欲减退，少数儿童有异食癖，如嗜食泥土、煤渣等;可有呕吐、腹泻;可出现口腔炎、舌炎等。

(4)神经系统:表现为烦躁不安或萎靡不振、精神不集中、记忆力减退，智力多数低于同龄儿。

(5)心血管系统:明显贫血时心率增快，严重者心脏扩大，甚至发生心力衰竭。

(6)其他:因免疫功能降低，常合并感染。可因上皮组织异常出现反甲。[1]

2. 护理

(1)合理安排休息与活动:轻度贫血的学前儿童，一般不需卧床休息，但应避免剧烈运动。保证儿童生活规律，适度运动，活动间歇充分休息，保证足够睡眠。严重贫血者，根据其活动耐力下降情况制订活动类型、强度、持续时间，以不感到累为度。

(2)纠正儿童不良饮食习惯，合理搭配儿童饮食:食用含铁丰富且易吸收食物如动物血、瘦肉、鱼类、肝脏、大豆及制品，黑木耳、海带铁含量高，但吸收率低;维生素C、氨基酸、果糖能促

---

① 王卫,孙锟,常立文.儿科学[M].9版.北京:人民卫生出版社,2018:329.

进铁的吸收,可与含铁食品同时进食,茶、咖啡、牛奶、蛋类、麦麸、植物纤维、草酸和抗酸药物会抑制铁的吸收,避免与含铁食物同食。

(3)帮助儿童正确口服铁剂:遵从医嘱服用正确剂量和疗程;口服铁剂出现恶心、呕吐、腹泻等肠胃反应,宜从小剂量开始,两餐之间服用;液体铁剂会使牙齿染黑,可用吸管或滴灌服之;服用铁剂后,大便变黑或呈柏油样,停药后恢复;铁剂能与维生素 C、果汁同服,利于吸收,忌与抑制铁吸收的食物同服。[①]

3. 预防

妊娠后期,准妈妈应增加含铁丰富的食物,或服补血药物;提倡母乳喂养,因母乳中铁的吸收利用率高;做好喂养指导,无论是母乳或者人工喂养的婴儿,均应及时添加含铁丰富且铁吸收率高的辅食,如瘦肉、动物全血、内脏、鱼等,并注意膳食合理搭配,若对婴儿进行鲜牛乳喂养,可以通过对鲜牛乳进行加热使蛋白质变性更容易吸收;婴幼儿食品(谷类制品、牛奶制品等)应加入适量铁剂以强化;注意给学前儿童提供合理膳食,供给含铁丰富的饮食,并注意纠正偏食的习惯;保持清洁卫生,减少患各种感染性疾病的机会。[②]

(二)锌缺乏症

锌为人体必需的微量元素之一,在体内的含量仅次于铁,锌缺乏可导致机体多系统功能紊乱,直接影响儿童生长发育。

1. 症状

(1)出现味觉敏感度下降,发生食欲缺乏、厌食和异食癖。

(2)出现生长迟缓、体格矮小、性发育延迟等问题。

(3)免疫功能降低,容易发生感染。

(4)智能发育延迟。

(5)其他:脱发、皮肤粗糙、皮炎、反复口腔溃疡、伤口愈合延迟、维生素 A 结合蛋白减少而出现夜盲、贫血等。[③]

2. 护理

(1)合理饮食搭配:缺锌的学前儿童应多进食一些锌含量较丰富的红肉(如牛肉、瘦猪肉、肝脏等)、部分海产品(如牡蛎,但不宜大量食用)、鱼类、禽类等。

(2)补锌治疗:必要时用锌剂治疗,补锌治疗应口服给药,宜选用易溶于水、易于吸收、口感较好、成本较低的补锌药物,WHO 急性腹泻病指南中推荐选择水溶性较好的锌盐便于口服,包括硫酸锌、醋酸锌和葡萄糖酸锌。但要注意,锌剂的毒性虽较小,剂量过大也会引起恶心、呕吐、胃部不适等消化道刺激症状,甚至引起脱水和电解质紊乱。

3. 预防

平衡膳食,杜绝学前儿童挑食、偏食、吃零食的不良习惯。对可能发生缺锌的婴幼儿,如早产儿、人工喂养儿、营养不良儿,以及患有长期腹泻、大面积烧伤、蛋白尿等疾病的儿童,要适当

① 崔焱.儿科护理学[M].5 版.北京:人民卫生出版社,2016:329.

② 中国营养学会"缺铁性贫血营养防治专家共识"工作组.缺铁性贫血营养防治专家共识[J].营养学报,2019,41(05):417-426.

③ 王卫,孙锟,常立文.儿科学[M].9 版.北京:人民卫生出版社,2018:83.

补锌,可食用锌制剂或加锌的奶粉及葡萄糖。①

(三)维生素 D 缺乏性佝偻病

佝偻病为学前儿童常见病,主要由于体内维生素 D 不足,引起磷、钙代谢失常,钙盐不能正常地积淀,导致以骨骼改变为特征的慢性、全身性、营养不良性疾病。日光照射不足,生长过快等因素也会导致体内维生素 D 不足而引发佝偻病。

1. 症状

维生素 D 缺乏性佝偻病的临床分期有早期、活动期、恢复期及后遗症期。

(1)早期:以神经精神症状为主,表现为易激动、烦躁、夜啼、多汗、摇头和枕后秃发等,骨骼的变化不明显,多见于 6 个月以内的婴儿。

(2)活动期:出现骨骼改变,如方颅、囟门大、肋串珠、肋软沟、鸡胸、脊柱弯曲、下肢弯曲,开始站立或行走后可见腿部呈"O"形或"X"形等,动作发育迟缓。佝偻病体征如图 5-1 所示。

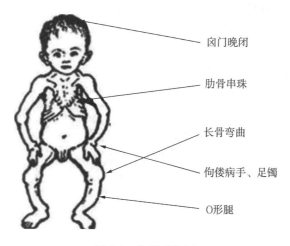

囟门晚闭

肋骨串珠

长骨弯曲

佝偻病手、足镯

O形腿

图 5-1　佝偻病体征

(3)恢复期:经治疗后临床症状好转或消失,体征减轻,血、钙、磷逐渐恢复正常。

(4)后遗症期:多见于 2～3 岁以后的儿童,临床症状基本消失,仅遗留不同程度的骨骼畸形。

2. 护理

(1)户外活动:保证儿童每日 1～2 小时户外活动,夏季气温太高,可在阴凉处活动,尽量暴露皮肤,冬季室内活动时开窗,让紫外线透过以利机体内源性维生素 D 的产生。

(2)补充维生素 D:遵医嘱让儿童服用维生素 D 制剂,但要防止过量。

(3)加强生活护理,预防感染:保持室内空气清新,温湿度适宜,阳光充足,避免交叉感染。

(4)预防骨骼畸形和骨折:儿童衣着柔软、宽松。床铺松软,避免早坐、久坐、早站、久站和早行走,防止骨骼畸形;严重佝偻病的儿童易发生骨折,应避免重压和强力牵拉。

(5)加强体格锻炼:已有骨骼畸形的儿童可采取主动和被动方法矫正,如胸廓畸形,可做俯

①　儿童锌缺乏症临床防治专家共识编写专家组,中国研究型医院学会儿科学专业委员会.儿童锌缺乏症临床防治专家共识[J].儿科药学杂志,2020,26(03):46-50.

卧位抬头展胸运动,下肢畸形可进行肌肉按摩。[1]

3. 预防

合理喂养,提倡母乳喂养,按时添加辅食,补充富含维生素 D、钙、磷和蛋白质的食物。定期体检,早期发现维生素 D 缺乏并及时采取治疗措施。适当情况下可根据医嘱进行药物预防。增加户外活动,每日晒太阳的时间不应少于 2 小时,尽可能暴露皮肤。在室内接受阳光照射时,注意不要隔着玻璃窗户,因为玻璃会影响皮肤对紫外线的吸收。[2]

(四)维生素 A 缺乏症

维生素 A 又称视黄醇,主要存在于各种动物的肝脏中,乳类及蛋类中含量也比较多。如果小儿摄入含有维生素 A 的食物较少,或者由于消化吸收等障碍而引起维生素 A 缺乏则称为维生素 A 缺乏症。

1. 症状

当维生素 A 缺乏数周或数月后,可出现以下症状。

(1)眼部表现:夜间视物不清(夜盲症),眼泪减少,眼干不适,眼部检查可见角膜边缘处干燥起褶皱,角化上皮堆积形成泡沫状白斑,成为结膜干燥斑。继而角膜发生干燥、浑浊、软化、溃疡、坏死,眼部疼痛,畏光,经常眨眼或用手揉搓导致感染。严重者出现角膜穿孔,虹膜脱出乃至失明。

(2)皮肤表现:全身皮肤干燥,鳞状脱屑,角化增生,常发生丘疹样角质损害,触之有粗砂粒样感觉,以四肢、面部、两肩及臀区为主。毛囊角化引起毛发干燥,失去光泽,易脱落。另外,指甲多纹,失去光泽,易折裂。

(3)生长发育障碍:维生素 A 缺乏严重者,会出现身高落后,牙齿发育不良,易发生龋齿。

(4)感染易感性增高:主要表现为反复呼吸道和消化道感染性,且易迁延不愈。

(5)贫血:维生素 A 缺乏时会出现储存铁增加、外周血血清铁降低,类似于缺铁性贫血的小细胞低色素贫血。

2. 护理

(1)调节膳食:为患儿增加富含维生素 A 及胡萝卜素的食物。胡萝卜素在人体内可转化为维生素 A,胡萝卜、番茄、红薯、南瓜、豆类以及深绿色蔬菜也是重要的补充维生素 A 的食物。

(2)补充维生素 A:按照医嘱口服维生素 A 制剂或者注射维生素 A,但不宜长期大量服用,以防中毒。

(3)保护眼睛,防止视觉障碍:用消毒鱼肝油滴双眼,促进上皮细胞修复;有角膜软化、溃疡的儿童可用 0.25% 氯霉素眼液,0.5% 红霉素眼药膏或金霉素眼药膏,防止继发感染。滴眼药水时动作要轻柔,不能压迫眼球。

(4)预防感染:注意保护性隔离,预防呼吸道感染和其他感染发生。[3]

3. 预防

注意平衡膳食,经常食用富含维生素 A 的食物。对消化道功能紊乱或慢性疾病患者,应

---

① 崔焱.儿科护理学[M].5 版.北京:人民卫生出版社,2016:211.

② 王卫,孙锟,常立文.儿科学[M].9 版.北京:人民卫生出版社,2018:77.

③ 崔焱.儿科护理学[M].5 版.北京:人民卫生出版社,2016:217.

及早补充维生素 A。低龄儿童是预防维生素 A 缺乏的主要对象,孕妇和乳母应多食用富含维生素 A 的食物,母乳优于人工喂养,人工喂养婴儿应尽量选择维生素 A 强化的配方乳。[1]

(五)营养不良

营养不良是一种慢性营养缺乏病,是由于蛋白质和热能的摄入不足或消化吸收不良而引起的。根据临床表现可分为消瘦型(由于能量严重不足引起)、水肿型(由于蛋白质严重缺乏引起)和混合型(临床表现介于两者之间),我国儿童以消瘦型营养不良多见,混合型营养不良次之。儿童营养不良可能是由于喂养不当,患有影响消化吸收、喂养困难等的疾病而引起的,另外,患有口部运动障碍、进食困难等也可能会引起营养不良。

1. 症状

最早出现体重不增,随后体重开始下降。主要表现为消瘦,皮下脂肪消耗的顺序依次为腹部、躯干、臀区、四肢,最后为面颊。皮下脂肪逐渐减少以至消失后皮肤松弛、干燥、失去弹性、毛发干枯、肌肉松弛、萎缩。严重营养不良的患儿可出现身高增长迟缓、精神萎靡、反应迟钝、智力发育落后,甚至出现重要器官的损伤,如心脏功能下降等。

2. 护理

(1)调整饮食,补充营养物质:营养不良儿童由于长期摄食量少,消化道已适应低摄食量状况,过快增加饮食易出现消化不良、腹泻,饮食调整应根据营养不良程度、消化能量和食物耐受情况逐步完成,调整原则是由少到多、由稀到稠、循序渐进,逐渐增加饮食,直至恢复正常。每日给儿童补充适量的能量和蛋白质,也要注意补充维生素及微量元素,一般采用每日给予新鲜蔬菜和水果。

(2)促进消化、改善食欲:遵从医嘱口服各种消化酶和 B 族维生素,给予锌制剂提高味觉敏感度,增加食欲等。

(3)预防感染:保持皮肤清洁、干燥,防止皮肤破损;做好口腔清洁;保持生活环境舒适卫生;做好保护性隔离,防止感染。[2]

3. 预防

提倡母乳喂养;加强户外运动,以增强食欲;按时定点进餐,并纠正儿童偏食、挑食的不良饮食习惯。学前儿童早餐要吃饱,午餐要保证足够的能量和蛋白质。进行定时的体格检查,以便早期发现体重不增等产生营养不良的潜在危险因素。[3]

(六)肥胖症

肥胖症是由于体内脂肪过度聚集、体重超过正常范围的一种营养障碍性疾病。肥胖症分为原发性肥胖和继发性肥胖。原发性肥胖又称为单纯性肥胖,是由于长期能量摄入超过机体代谢需要,使体内脂肪过度积聚而造成的,占肥胖症的 95%~97%。另外,遗传因素、内分泌失调和精神因素等都可导致肥胖症。肥胖不仅影响儿童的健康,而且容易引起高血压、糖尿病、冠心病等疾病。

[1] 王卫,孙锟,常立文.儿科学[M].9 版.北京:人民卫生出版社,2018:72.
[2] 崔焱.儿科护理学[M].5 版.北京:人民卫生出版社,2016:200.
[3] 王卫,孙锟,常立文.儿科学[M].9 版.北京:人民卫生出版社,2018:64.

1. 症状

食欲奇佳、食量超过一般儿童甚多,喜欢淀粉类和油脂类食品;骨骼发育较正常儿童迅速,智力正常,性发育正常;体脂聚集以乳房、腹部、臀部、肩部尤为显著;因肥胖而行动不便,不喜欢活动,怕热,多汗,易疲劳,呼吸浅、快,用力时气短或腿痛,严重者由于脂肪的过度堆积限制了胸廓和膈肌运动。有的体重过重者,走路时两下肢负荷过重可致膝外翻和扁平足。[①]

2. 护理

(1)饮食管理:推荐低脂肪、低糖类和高蛋白食品,保证饮食中微量营养素供给;鼓励儿童进食体积大、饱腹感强而能量低的蔬菜类食品,如胡萝卜、萝卜、黄瓜、苹果、柑橘等;养成良好饮食习惯,少食多餐,避免过饱,不吃夜宵和零食,细嚼慢咽。

(2)运动疗法:选择有效和易于坚持的运动(如晨间跑步、爬楼梯、跳绳、游泳等),活动量以运动后轻松愉快、不感到疲劳为适度。

(3)行为矫正和心理支持:对学前肥胖儿童的治疗,家庭参与十分重要,鼓励儿童坚持饮食及加强锻炼,鼓励儿童多参加集体活动,改变其孤僻、自卑的心理,帮助儿童建立健康的生活方式。[②]

3. 预防

提倡纯母乳喂养,合理添加辅食;养成良好的生活方式和饮食习惯;鼓励幼儿加强体育锻炼,多做户外运动;加强健康教育,鼓励幼儿多吃水果和蔬菜,不挑食、偏食,保持平衡膳食。[③]

二、常见呼吸系统疾病的症状与预防护理

呼吸系统疾病是一种常见病、多发病,主要病变在气管、支气管、肺部及胸腔,病变轻者多咳嗽、胸痛、呼吸受影响,重者呼吸困难、缺氧,甚至呼吸衰竭而致死。儿童呼吸系统的解剖生理特点与儿童时期易患呼吸道疾病密切相关。儿童呼吸道感染包括上、下呼吸道的急、慢性炎症。

(一)急性上呼吸道感染

儿童上、下呼吸道以喉环状软骨为分界线,其以上称为上呼吸道,包括鼻、咽、扁桃体和喉部,这些部位的感染统称为上呼吸道感染,简称"上感",是儿童最常见的疾病。

常见病原体为病毒,少数是细菌。小儿急性上呼吸道病毒感染占小儿急性上呼吸道感染的90%以上。细菌感染可直接或继发于病毒感染之后。当有受凉、淋雨、过度疲劳等诱发因素,使全身或呼吸道局部免疫功能降低时,原已存在于上呼吸道或从外界侵入的病毒或细菌可迅速繁殖,引起本病。

1. 症状

(1)一般类型急性上呼吸道感染。

发热、恶风寒、鼻塞、流涕、打喷嚏、咳嗽、头痛、全身酸痛等。

(2)特殊类型急性上呼吸道感染。

疱疹性咽峡炎:起病急骤,临床以高热、咽痛、流涎、厌食、呕吐为特征。可见咽部充血,咽

---

① 王卫,孙锟,常立文.儿科学[M].9 版.北京:人民卫生出版社,2018:67.
② 崔焱.儿科护理学[M].5 版.北京:人民卫生出版社,2016:205.
③ 罗娟娟.学龄前儿童肥胖的影响因素及预防策略[J].上海医药,2017,38(02):59-62.

腭弓、悬雍垂、软腭等处有 2～4 毫米大小的疱疹。

咽结合膜热:临床以发热、咽红疼痛、眼部刺痛、眼红为特征。[1]

2. 护理

(1)一般护理:注意休息,减少活动,避免患病儿童与正常儿童接触,接触应戴口罩,保持室内空气清新,居室通风,多饮水。

(2)促进舒适:保持口腔清洁,饭后漱口;及时清除鼻腔和咽喉分泌物,嘱咐儿童不能用力擤鼻,咽部不适可给予润喉含片。

(3)发热的护理:卧床休息,保持室内安静、温度适中、通风良好;衣被不过厚;保持皮肤清洁,用温热水擦浴,及时更换被汗液浸湿的衣被;每 4 小时测量一次体温,随时注意有无新的症状和体征出现,防止惊厥和体温骤降;体温超过 38.5 ℃给予物理降温或药物降温。

(4)保证充足的营养和水分:给予富含营养、易消化的饮食,因发热、呼吸增快而增加水分消耗,要注意常喂水。[2]

3. 预防

均衡饮食,充分休息,加强身体锻炼,增强儿童身体抵抗力。保持良好的个人卫生习惯,保持双手清洁,打喷嚏、咳嗽和清洁鼻子后要洗手。流感流行季节尽量避免去公共场所,少接触患者。有呼吸道感染症状时要防止转成肺炎,要尽早找医生诊治,并遵从医嘱。

(二)急性支气管炎

急性支气管炎是病毒或细菌等病原体感染所致的支气管黏膜炎症,是儿童时期的常见病、多发病,往往继发于感冒、咽炎等疾病之后。

1. 症状

病初大多有上呼吸道感染症状,如咳嗽、发热等,多为低热,少数可达 38 ℃～39 ℃,可持续数天或 2～3 周。咳嗽初为干咳,以后有痰。患儿全身症状较轻,可有头痛、疲乏、食欲缺乏等症状,病情较重的表现为发热、咳嗽加重,可吐出黄色脓样痰,气喘,还可出现呕吐、腹泻等消化道症状。

哮喘性支气管炎是支气管炎的特殊类型,多发于寒冷季节,婴幼儿多见,往往有湿疹等过敏病史。一般起病急,先有上呼吸道感染表现,继之出现呼气性呼吸困难,喘息明显。随年龄增长,发病次数可逐渐减少,程度减轻,甚至消失,少数发展为支气管哮喘。[3]

2. 护理

(1)一般护理:保持室内空气新鲜,温湿度适宜(温度 20 ℃左右,湿度 60％左右)。患病儿童应注意休息,避免剧烈的活动及游戏,防止咳嗽加重。卧床时须经常更换体位,易于排出呼吸道分泌物。鼓励患病儿童多喝水,给予营养丰富、易消化的食物,应少量多餐。保持口腔卫生,晨起、餐后、睡前漱口。

(2)发热护理:同上呼吸道感染。

(3)保持呼吸道通畅:对咳嗽无力的儿童,要经常更换体位,轻轻拍背;痰液黏稠可适当提

① 汪受传.小儿急性上呼吸道病毒感染中医诊疗指南[J].南京中医药大学学报,2011,27(03):204-208.
② 崔焱.儿科护理学[M].5 版.北京:人民卫生出版社,2016:258.
③ 王卫,孙锟,常立文.儿科学[M].9 版.北京:人民卫生出版社,2018:243.

高室内湿度,湿化空气。

(4)用药护理:一般不用止咳药物,以免影响痰液的排出,痰液黏稠可用祛痰药物[①]。

3. 预防

加强身体锻炼,增强抗病能力。注意冷暖调节,防止受凉,尤其是秋、冬季节,特别注意胸部保暖。尽量不接触患有呼吸道疾病的患者,出门需戴口罩,对反复发作者可药物预防。

(三)肺炎

肺炎是由不同病原体或其他因素(如吸入羊水、油类或过敏反应等)引起的肺部炎症。按病理形态,肺炎可分为支气管肺炎、大叶性肺炎和间质性肺炎三类。支气管肺炎是最常见的一种肺炎,婴幼儿易发。以发热、咳嗽、呼吸快、听诊可闻湿啰音为主要特征。

北方以冬春季多见,南方夏秋季多见。儿童有营养不良、维生素缺乏、先天性心脏病时易患本病。常可在病毒感染的基础上继发细菌感染。

1. 症状

起病多较急,发病前数日多先有上呼吸道感染,主要表现为发热、咳嗽、气促、肺部固定中细湿啰音等。

(1)发热:早期体温在 38 ℃~39 ℃之间,亦可高达 40 ℃,多为弛张热或不规则热。儿童大都起病迟缓,发热不明显或低于正常。

(2)咳嗽:早期干咳,症状明显期咳嗽反略减轻,恢复期有痰。

(3)气促:多在发热、咳嗽后出现。

(4)全身症状:精神不振、食欲减退、烦躁不安。轻度腹泻或呕吐。

(5)重症患儿可出现高热、神志不安、鼻翼扇动、呼吸急促,咳嗽加重有痰,严重时口唇发青,出现昏睡。[②]

2. 护理

(1)休息:保持室内空气清新,温湿度适宜,嘱咐患病儿童卧床休息,减少活动。注意被褥轻暖,穿衣不过多,内衣宽松,保持皮肤清洁。患病儿童应保持安静,减少机体耗氧量。

(2)遵医嘱进行抗生素治疗。

(3)保持呼吸道通畅:及时清除患病儿童口鼻分泌物;经常变换体位;指导患病儿童进行有效咳嗽。

(4)降低体温,同急性上呼吸道感染。

(5)补充营养及水分:给予患病儿童足量维生素和蛋白质,少量多餐,鼓励儿童多饮水。[③]

3. 预防

增强学前儿童的身体素质,多增加户外活动以提高身体的耐寒能力,重视体格锻炼,提高机体免疫力。保证膳食营养均衡,防止维生素和矿物质缺乏。培养儿童良好的生活习惯和卫生习惯。学前儿童患上呼吸道感染时,要及时有效地治疗。

---

① 崔焱.儿科护理学[M].5 版.北京:人民卫生出版社,2016:260.
② 王卫,孙锟,常立文.儿科学[M].9 版.北京:人民卫生出版社,2018:254.
③ 崔焱.儿科护理学[M].5 版.北京:人民卫生出版社,2016:266.

三、常见消化系统疾病的症状与预防护理

消化系统疾病的临床表现,除消化系统本身的症状及体征以外,也常伴有其他系统或全身性症状。

(一)腹泻

腹泻是一种胃肠功能紊乱综合征。根据病因不同可分为感染性腹泻和非感染性腹泻两大类。2岁以下的婴儿消化功能尚不成熟,抵抗疾病能力差,尤其容易发生腹泻。感染性腹泻可因食物或食具被细菌污染,或感染病毒、霉菌、原虫等病原体而引起,多发生在夏秋季。非感染性腹泻可由喂养不当所引起,如进食量过多、食物不易消化、腹部受凉、吃冷食过多等。病程在2周以内的腹泻为急性腹泻;病程在2周至2个月的腹泻为迁延性腹泻;病程超过2个月的腹泻为慢性腹泻。

1. 症状

不同病原体引起的腹泻状况可不同,大便的性状也会有不同的异常情况。病情轻者,一日腹泻数次,体温、食欲尚正常,偶有低烧。病情重者,一日腹泻十余次或更多,可引起患儿不同程度的脱水,血压下降,发生休克或昏迷。表现为眼窝凹陷、口唇干裂、口渴、精神极差,脱水中度以上可出现酸中毒症状。[①]

2. 护理

(1)调整饮食:母乳喂养的幼儿继续哺乳,减少哺乳次数,缩短每次哺乳时间,暂停换乳期食物添加;6月龄以下的人工喂养幼儿继续喂配方乳,6月龄以上的幼儿继续食用已经习惯的日常食物,如粥、烂饭、蛋、鱼末、肉末、新鲜果汁等。鼓励儿童进食,进食量少,增加喂养餐次。避免喂食含粗纤维的蔬菜和水果及高糖食物。病毒性肠炎不宜喂食蔗糖,暂停乳类喂养,改用去乳糖配方奶、酸奶、豆浆等。腹泻停止后逐渐恢复营养、丰富饮食,每日加餐1次,共2周。

(2)维持水、电解质及酸碱平衡:口服补液预防脱水和纠正轻、中度脱水,中、重度脱水或吐泻严重或腹胀的患儿进行静脉补液。

(3)控制感染:护理儿童前后认真洗手,腹泻患儿用过的尿布、便盆进行消毒。

(4)每次便后用温水清洗臀部并擦拭、保持皮肤清洁、干燥,注意患病儿童的腹部保暖。

3. 预防

(1)注意饮食卫生、环境卫生,养成良好的卫生习惯。

(2)提倡母乳喂养。

(3)积极防治营养不良。

(4)遵从医嘱,合理应用抗生素。

(5)接种疫苗,目前认为可能有效为轮状病毒疫苗。[②]

(二)肠痉挛

肠痉挛是肠壁平滑肌阵阵强烈收缩而引起的阵发性腹痛,是儿童时期常见的急性功能性

---

① 崔焱.儿科护理学[M].5版.北京:人民卫生出版社,2016:233.

② 陈洁,叶礼燕.儿童腹泻病诊断治疗原则的专家共识[J].中华儿科杂志,2009(08):634-636.

腹痛,以婴儿较多见,学龄前及学龄儿童亦可见。其特点是突然发作,发作期及间歇期均缺乏体征。多数为功能性肠痉挛引起,随年龄的增长多能自愈。

原因尚不完全明了,现在比较公认的是部分患儿是由于对牛乳过敏。诱因较多,如上呼吸道感染、局部受凉、暴食、冷食、食物中糖量过多等引致肠内积气、消化不良以及肠寄生虫毒素的刺激等。

1. 症状

腹痛为主要症状,突然发生阵发性腹痛,每次发作持续时间从数分钟至十分钟不等,时痛时止,一般反复发作数十分钟至数小时而自愈,个别患儿可延至数日。多发生于饭前、饭后或进食时。腹痛程度不等,肠痉挛多发生在小肠,腹痛部位以脐周为主。较少有呕吐情况,吐出食物后,腹痛会减轻。患儿不发作时一切正常。

2. 护理

对于原发性肠痉挛的护理如下:调整患儿饮食,合理喂养,进食以主副食为主,不乱加营养食品,按顿按时进食,进食前后稍事休息,避免仓促进餐,饭前不吃零食,饭后水果在午休之后再食,保证儿童不挑食,发病时可让患儿平卧,用暖手按摩腹部或用热水袋敷,多数患儿数分钟后可自行缓解。

3. 预防

注意合理安排儿童的饮食起居,不让儿童吃过量的冷饮及不易消化的食品。注意在天气变化时对儿童及时增减衣物。

四、常见寄生虫疾病的症状与预防护理

(一)蛔虫病

蛔虫病由蛔虫寄生于小肠而引起,因进食受感染期蛔虫卵污染的食物而导致感染,它影响儿童的食欲及消化吸收功能,妨碍儿童生长发育。感染性虫卵污染了食物、饮用水、手,儿童吸吮手指或者食前不洗手,生吃未洗干净的瓜果、蔬菜,喝生水,可将虫卵吞入。

1. 症状

蛔虫寄生于肠道内,影响肠道功能,可引起营养不良,小儿面黄肌瘦、贫血,生长发育迟缓。因蛔虫的机械作用和代谢产物的化学刺激,患儿可反复发作,多突发脐周围疼痛,片刻可缓解。蛔虫寄生所产生的毒素刺激神经系统,可导致睡眠不安、磨牙、烦躁不安等症状。过敏性体质的儿童常会发生荨麻疹、皮肤瘙痒等过敏现象。可能引起严重的并发症,如胆道蛔虫病、蛔虫性肠梗阻、蛔虫性阑尾炎等。

2. 护理

(1)减轻疼痛:患病儿童腹痛时,可局部按揉或俯卧位用软枕垫压腹部以缓解疼痛,遵医嘱使用解痉镇痛药。

(2)改善营养状况:给予营养丰富易消化的食物,根据儿童喜好制作食物,经常变换食物种类;遵医嘱使用驱虫药,指导儿童正确服用药物。

3. 预防

粪便无害化处理,消灭蛔虫卵;培养儿童良好的个人卫生习惯,做到饭前、便后洗手,不吃未洗净的蔬菜、水果,防止感染;在学校、托幼机构中进行普查普治,每年可集体驱蛔一次,可选

择秋、冬季进行。[①]

(二)蛲虫病

蛲虫病是由蛲虫寄生于人体小肠末端、盲肠和结肠所引起一种常见寄生虫病。虫卵污染了儿童的手指、食物、食具等,经口进入人体。已患蛲虫病的儿童可重复感染,因雌虫产卵导致肛门周围瘙痒,儿童用手抓痒使手指上沾上虫卵,则引起感染;另外,虫卵也可借助污染的衣物、被褥、被单等直接或者间接地引起感染。

1.症状

因肛门周围及会阴部强痒,影响睡眠。儿童会出现精神不振、食欲差、烦躁不安等症状。引起肛门周围皮肤发炎。蛲虫病菌进入女童外阴,可导致阴道炎。

2.护理和预防

(1)减轻或消除肛周及会阴部皮肤瘙痒:每次排便后及每晚睡前,均用温水清洁肛周及会阴部,遵医嘱涂抹蛲虫膏。

(2)培养良好的卫生习惯:教育儿童食前洗手,不吸吮手指。因蛲虫寿命很短,只要避免重复感染则可自愈。患儿宜穿满裆裤,避免散播虫卵。

(3)做好清洁消毒工作:早晨用温水洗净药膏,换内裤,将内裤煮沸杀虫灭卵。被单应勤换洗,常晒被褥。[②]

五、常见五官疾病的症状与预防护理

(一)龋齿

龋齿(俗称虫牙)是儿童最常见的多发病。世界卫生组织将它列在心血管疾病和癌症之后,为全世界重点防治疾病的第三位。龋齿是牙齿在内外因素影响下,硬组织逐渐发生破坏和崩解的一种疾病。我国平均患龋率在40%~60%。牙齿硬组织遭到破坏后,缺乏修复和自愈能力,而在发病初期不易引起主观症状,因此,一旦发现,往往已发展得比较严重。龋齿再向纵深发展,则可引起牙髓炎、根尖周炎、牙槽脓肿等,影响人体健康。早期治疗龋齿具有预防效果好,痛苦小、损伤小、花钱少的特点。

龋齿是含糖食物进入口腔后,在牙菌斑内经致龋菌的作用,发酵产酸,这些酸从牙面结构薄弱的地方侵入,溶解破坏牙的无机物而产生。在这个过程中必须具备以下重要条件。第一,致龋菌:产生龋齿的主要细菌是乳酸杆菌、变形链球菌。第二,食物:细菌进行代谢活动和形成牙菌斑的物质基础——糖类。第三,宿主与牙:细菌在易感的牙面代谢、寄居和致病的生态环境——牙菌斑,牙菌斑使细菌发酵,糖产生的酸能在牙面达到一定的浓度(在临界 pH 值以下)。第四,时间:龋齿的发生发展是一个慢性过程,2~14 岁是乳恒牙患龋的易感期。另外菌斑从形成到具有致龋力也需要一定时间,因此从时间因素上对预防有重要意义。

1.症状

龋齿的特点是牙齿的硬组织有色、形、质的变化,牙齿呈黄褐色或棕褐色,牙质变软、脆,形

---

① 崔焱.儿科护理学[M].5 版.北京:人民卫生出版社,2016:467.
② 崔焱.儿科护理学[M].5 版.北京:人民卫生出版社,2016:469.

成龋洞,最后成为残根。尤其是婴幼儿时期,病变发展较快。龋齿对儿童造成严重牙患,如牙根肿痛,牙龈、齿槽脓肿,并可导致牙髓病、颌骨炎,严重者可引起菌血症。龋齿影响儿童的食欲、咀嚼、消化和身体发育及健康,幼儿的乳龋影响恒齿的生长。龋齿的发展过程如图 5-2 所示。

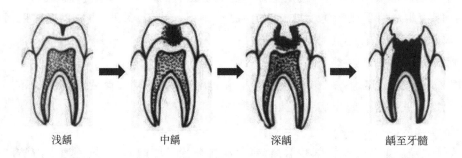

浅龋　　　　　　中龋　　　　　　深龋　　　　　龋至牙髓

图 5-2　龋齿的发展过程

2. 护理

龋齿的治疗要以终止病变的发展,保护健康的牙髓,恢复牙齿的外形和功能,维护牙列的完整性为原则。对无或少量组织缺损的静止龋可不治疗,保持口腔清洁即可。对无明显缺损的浅龋,用药物疗法、再矿化法治疗,在窝沟处者用窝沟封闭疗法。已经形成龋洞(硬组织缺损)的治疗包括充填治疗和根管治疗。

3. 龋齿的预防

(1)保持口腔清洁,从小培养儿童漱口、刷牙的习惯,教给儿童正确的刷牙方法。

漱口、刷牙的目的是消除牙面和牙缝的食物残渣,减少口腔中的细菌(刷一次牙约可减少口腔中 70% 的细菌),通过刷牙能对牙床起到按摩作用,促进血液循环,增强牙龈的抵抗力。每天早晚要刷牙,特别是夜间刷牙非常重要,以免食物残渣和细菌留在牙齿上,腐蚀牙齿。据我国古代医书记载和近年来日本等国研究,饭后或吃糖果、糕点后,以茶水漱口有防龋作用,因茶中有氟和鞣酸以及抑制链球菌和乳酸菌生长的多肽类物质。

(2)注意营养,培养良好的饮食习惯。

孕妇、儿童均应重视营养。因为乳齿的钙化始于胎儿第五个月,恒齿的骨化始于出生时。第三恒齿的钙化要在 17～20 岁完成。因此,要十分重视孕妇、婴幼儿及儿童生长牙齿所需营养素的供给。同时要改变儿童精、细、软的膳食结构,注意供给部分粗粮和含纤维素丰富的蔬菜、水果。纤维素和水果能帮助咀嚼,清洁口腔,有利于抗龋。不宜给学前儿童过多的甜食和糖果,纠正儿童的偏食习惯。

(3)加强锻炼。

多组织户外活动,使儿童多吸收阳光中的紫外线,使牙骨正常生长,增强抗龋的能力。

(4)定期检查。

有条件的情况下要每半年为儿童检查两次口腔,发现龋齿,及早治疗。

(5)药物防龋。

用防龋凝胶(APFI)为 2～3 岁儿童涂牙面,可使新龋齿降低 56.92%。这种凝胶能增加牙齿硬度;提高牙齿表层的氟素含量;降低牙齿在酸中的溶解度;促进脱钙牙齿再矿物化,从而达到防龋作用。但如有龋洞,用凝胶无效。凝胶可供 2～15 岁少年儿童以及对龋齿易感的成年人、老年人防龋齿用。

采用窝沟封闭方式预防龋齿。对窄而深的窝沟,使用窝沟封闭剂能有效地预防窝沟龋齿的发生。乳牙的封闭时机,以 3～4 岁为宜,第一恒牙的封闭时机,以 6～9 岁为宜。

此外,可采用内服或外用氟化物防龋。在缺氟地区,托幼机构的儿童,应每天服一定量的氟化药,或用不同浓度的氟化液(0.1%～2%)以及氟化牙膏给儿童漱口、刷牙,每天一次,每次漱口约 1 分钟。氟化物防龋的机理是:氟化物可增强牙釉质的抗酸能力,能抑制酸的作用和口腔中的细菌繁殖,减弱产酸脱钙作用。

(6)慎用抗生素药物。

孕妇和儿童要慎用四环素类药物,因为这类抗生素被吸收到血液中,可与血钙结合成不离解的络合物,使牙齿变黄、脱钙(四环素牙),妨碍骨骼的生长发育。孕妇如在孕期(1～3 月)服用四环素,除妨碍胎儿牙骨生长外,常有致畸作用,如使胎儿出现短肢或缺肢等。[1]

(二)斜视

斜视是指人在注视某一物体时,黑眼球位置不对称,视轴出现明显的偏斜,属于眼外肌疾病。斜视的症状既可间歇性出现,也可持续性出现。斜视除了影响美观以及由此产生心理压力以外,还可能引起完善的双眼单视功能丧失,从而引发弱视。根据视线偏斜的方向不同,可把斜视分为三种类型:外斜视(眼球向外偏斜),内斜视(眼球向内偏斜),上斜视(一眼位置高于另一眼)。

1. 症状

当一只眼睛直视目标时,另一只眼睛便倾向一侧。儿童轻度的内、外斜视(隐斜视与显斜视是程度上而不是性质上的区别)不会引起眼睛不舒服,斜度高时才会引起眼睛不适;垂直性隐斜视有较明显的眼睛不舒适感;旋转性隐斜视引起的眼睛及全身不适症状很明显。隐斜视的症状与全身健康状况、精神状态等因素有关。隐斜视常出现以下症状:第一,久视之后常出现头痛、眼酸疼、畏光,这是由于持续使用神经肌肉的储备力而引起眼肌疲劳。第二,阅读时出现字迹模糊不清或重叠、串行,有时可出现间歇性复视、间歇性斜视,如果用单眼看反而觉得清晰、省力等,甚至出现双眼视觉紊乱。第三,立体感觉差,不能精确地判定空间物体的位置和距离。第四,隐斜视还可出现神经放射性症状,如恶心、呕吐、失眠、结膜和睑缘充血等症状。

2. 护理

一旦发现儿童眼睛出现异常,要尽早就医治疗,配合医生进行眼部手术或佩戴矫正眼镜。

3. 预防

预防斜视要从婴儿时期抓起,家长要注意仔细观察儿童眼睛的发育和变化。婴幼儿在发热、出疹、断奶时,家长应加强护理,并经常注意双眼的协调功能,仔细观察双眼有无异常情况。养成良好的用眼习惯,经常注意儿童的眼部卫生或用眼卫生情况。对有斜视家族史的儿童,尽管外观上没有斜视,也要在两周岁时请眼科医生检查,看有无远视或散光。

(三)弱视

弱视是指视觉发育期由于单眼斜视、未矫正的屈光参差、高度屈光不正以及形觉剥夺引起

① 葛立宏.儿童口腔医学[M].2 版.北京:北京大学医学出版社,2013:103.

的单眼或双眼最佳矫正视力低于相应年龄的视力或双眼视力相差 2 行及以上。弱视按照病因分为四类：斜视性弱视、屈光参差性弱视、屈光不正性弱视和形觉剥夺性弱视。弱视是常见的危害性较大的儿童眼病。

1. 症状

弱视根据病因的不同可以有不同的症状。

（1）斜视性弱视。

由于斜视引起复视和视觉功能紊乱，使得患儿感觉不适。为解决这一不适，大脑皮层视觉中枢就抑制由斜视眼传入的视觉信息，日久天长，该眼就出现了弱视。

（2）屈光参差性弱视。

由于两眼的屈光性质不同或者屈光程度差别较大，同一物体在双眼视网膜上所形成的物象大小和清晰度差别较大，视觉中枢无法或者不易将差别显著的物像融合为一个物像，久而久之便形成弱视。

（3）屈光不正性弱视。

多发生于未戴过屈光矫正眼镜的高度屈光不正患儿，两眼视力相等或相近。

（4）形觉剥夺性弱视。

由于患者先天性白内障、上眼睑下垂、角膜混浊等原因，致使光线不能充分进入眼内，视网膜得不到足够的刺激，产生功能性障碍从而发生弱视。[1]

2. 护理

治疗弱视的最佳时间是 5 岁以前，经过治疗，视力可提高并恢复立体知觉。因此，要尽早治疗弱视。平时可采用"健眼遮盖法"进行矫正，即强迫儿童使用患有弱视的那只眼睛，并防止儿童用健眼偷看，也可遵照医嘱采用其他矫正措施。

3. 预防

学前儿童要定期检查视力，及早发现眼睛的异常情况。教导儿童正确用眼，看书、看电视不宜太近，不要在昏暗的光线下看东西。儿童的饮食要做到合理搭配，勿偏食，常食鸡蛋、猪肝、胡萝卜、新鲜蔬菜、水果等。适当增加户外活动，增强体质。

（四）急性中耳炎

儿童急性中耳炎是指细菌和（或）病毒等病原体经咽鼓管直接进入鼓室引起中耳腔黏膜感染，通常继发于普通感冒，在 48 小时内发病，病程不超过 12 周。急性中耳炎是儿童的常见病和多发病，其发病率在儿童中为 4％左右，该病发生的高峰期年龄段为 1～2 岁，冬春季是该病的高发期。儿童患有急性中耳炎如不进行规范化处理，可导致患儿听力下降，严重者可引起颅内外并发症，包括耳后和耳下脓肿，以及脑膜炎、硬膜外脓肿、硬膜下脓肿、脑脓肿等颅内并发症，甚至危及生命。急性中耳炎可分为急性非化脓性中耳炎和急性化脓性中耳炎。

1. 症状

（1）急性非化脓性中耳炎：主要表现为局部症状，即耳痛呈持续性；婴幼儿的耳痛特点可表现为易烦躁，有时表现为捂耳朵和拽耳朵，甚至影响睡眠；早期伴上呼吸道感染者可有发热。

---

① 黎晓新，王宁利.眼科学［M］.北京：人民卫生出版社，2016：274.

（2）急性化脓性中耳炎：除主诉为局部持续性较重耳痛症状及婴幼儿耳痛特点之外，还可伴有高热、哭闹、恶心、呕吐等全身症状，其症状直到耳流脓后缓解。部分患儿早期听力下降。[1]

2. 护理

适当休息，鼓励患儿多饮水，给予高蛋白、高热量、易消化的食物。要及时对症治疗，控制炎症。疼痛剧烈时可以使用冷的湿毛巾敷在耳朵后部减缓疼痛。如果流出脓液在耳内结块，可以用热的湿毛巾润湿取出。

3. 预防

洗头、洗澡时避免污水入耳，保持外耳道清洁。不要将异物塞入耳道，不要随便为儿童掏耳。平时要注意口腔卫生，感冒时鼻分泌物较多，切勿同时捏住双侧擤鼻涕，要先擤一侧鼻孔，再擤另一侧鼻孔，以防鼻涕和细菌经咽鼓管进入中耳。

六、常见皮肤病的症状与预防护理

皮肤病是皮肤（包括毛发和指甲）受到内外因素的影响后，其形态、结构和功能均发生变化产生病理的过程，并相应地产生各种临床表现。此病发病率很高，症状多数较轻，常不影响健康，但少数较重者甚至可以危及生命。

（一）痱子

痱子也称粟粒疹，是高温、潮湿环境所致的小汗腺导管堵塞导致的出汗不畅而发生的小水疱和丘疹损害，可分为白痱、红痱、脓痱、深痱。

1. 症状

（1）白痱：汗腺阻塞发生在角质层内或角质层下。为针尖或粟粒大小的非炎性透明小水疱，薄壁极薄，干涸后留有细小的鳞屑，多无自觉症状，具有自限性。好发于面部和躯干。

（2）红痱：汗管阻塞发生于表皮中部。夏季多见，突然发病，迅速增多。为针头大小丘疹或丘疱疹，周围绕有红晕，成批出现，有痒、灼热和刺痛感。分布在脸、颈、胸部及皮肤皱褶处。

（3）脓痱：红痱顶端出现针头大小的浅表性小脓疱，脓疱内为无菌或非致病性球菌，主要发生于皱褶部位。

（4）深痱：汗管阻塞发生于真皮－表皮交界处。表现为密集的与汗孔一致的非炎性皮肤色丘疹及水疱，表面无光泽，出汗刺激后明显增大，不出汗时皮损不明显，多无自觉症状。好发于躯干。

2. 护理

（1）局部护理：止痒消炎，局部可外用炉甘石洗剂，不推荐使用痱子粉，痱子粉容易被儿童吸入肺内，对肺部造成影响，同时也容易堵塞汗腺。忌用软膏、糊剂、油类制剂。如有继发细菌感染，应进行抗感染处理。

（2）中医治疗：主要是清热、解暑、祛湿为原则。可给予绿豆汤、金银花露饮用。

---

① 许政敏,张建基.儿童急性中耳炎诊疗——临床实践指南(2015 年制定)[J].中国实用儿科杂志,2016,31(02):81-84.

3.预防

应注意室内通风,避免温度过高。注意皮肤清洁卫生,勤洗澡、勤换衣,保持皮肤干燥。衣服要宽松、透气,吸汗功能好。勤剪指甲,保持双手干净。[①]

(二)湿疹

湿疹是儿童皮肤病中最常见的一种,是一种过敏性炎症皮肤病,病因比较复杂,到目前为止还没有十分明确的病因。湿疹患儿多具有过敏性体质,如日光、湿热、化妆品、皮毛等也可诱发湿疹,进食鱼、蛋等可使湿疹加重。

1.症状

皮损部位主要是面颊、眉部、耳后、头皮及臀部,而较大儿童主要在手足指(趾)端、肘窝、眶窝等部位。

(1)急性期:表现为红斑、水肿基础上有粟粒大小的丘疹、丘疱疹、水疱、糜烂及渗出,病变中心常较重,逐渐向周围蔓延。

(2)亚急性期:红肿和渗出减轻,糜烂面结痂、脱屑。

(3)慢性期:表现为粗糙肥厚、苔藓样变。

2.护理

(1)避免诱发或加重因素:找出患儿容易引起过敏的食物。儿童患有湿疹应防止接触香水类皮肤用品。

(2)保护皮肤屏障:尽量用润肤补水的肥皂来洗手洗澡,涂抹适合儿童的润肤乳或露,加强皮肤护理。

(3)局部用药:急性期无糜烂及渗出时,外用弱效糖皮质激素乳膏,大量渗出时冷湿敷3%硼酸溶液。亚急性期可外用氧化锌糊剂、弱效糖皮质激素乳膏。为防止感染,可外用抗生素。消炎止痒可选择使用炉甘石洗剂或氧化锌软膏。[②]

3.预防

找出可疑致病源,尽量避免让儿童接触致病源。让儿童少食或不食辛辣及刺激性食物,多食富含维生素的食物。儿童内衣要干净、宽松、柔软,衣服要用纯棉制品,避免毛织品直接与儿童皮肤接触,新买的衣服要洗后再穿。儿童的房间要保持空气流通,经常打扫房间,保持清洁卫生,减少灰尘的刺激。

第三节　学前儿童常见传染病的症状与预防护理

一、传染病概述

传染病是由各种病原体引起,并能在人与人、动物与动物或人与动物之间相互传播的一种

---

① 马琳.儿童皮肤病学[M].北京:人民卫生出版社,2014:309.
② 马琳.儿童皮肤病学[M].北京:人民卫生出版社,2014:25.

疾病,是许多疾病的总称。病原体是指外环境中一些能侵入机体引起疾病的微生物、寄生虫。儿童的免疫力低下,极易发生传染病且造成流行,有些传染病只在某一年龄阶段的儿童群体中发生传染,而有些则不分年龄。

(一)传染病的特点

1.有病原体

在人体外界环境中,有一些能侵蚀人体的微生物,称为病原体。病原体是导致传染病发作的必要条件,每一种传染病都有其特异的病原体。病原体包括微生物和寄生虫两大类。其中微生物病原体占绝大多数,包括病毒、衣原体、立克次体、细菌、螺旋体和真菌等,如水疱的病原体是水疱病毒,猩红热的病原体是溶血性链球菌;寄生虫病原体有原虫和蠕虫等。

2.有传染性

病原体自人体排出,通过一定的途径进入他人体内,传播疾病。每个个体在传染过程中的表现并不一致,这与病原体的致病力及人体的抵抗力有关。

3.有免疫性

人体感染病原体后,体内可产生不同程度的免疫力,对同一种传染病产生不感受性。不同的传染病感染后免疫的持续时间在不同的感染病中有很大差异。一般来说,病毒感染(如麻疹、脊髓灰质炎、乙型脑炎等)后免疫持续时间最长,往往保持终身,但也有例外(如流感);细菌、螺旋体、原虫感染后免疫持续时间通常较短,仅为数月至数年;有的传染病在未愈的时候如果再接触同样的病原体,可产生重复性感染,导致病情加重,如血吸虫病。

4.有流行性、地方性和季节性

在一定条件下,传染病可以在易感人群中流行,迅速传播感染,以致大规模流行。传染病的流行方式分为散发流行、爆发流行、流行和大流行。许多传染病的流行与地理条件、气候条件和人们生活习惯有关。例如夏季是肠道传染病的高发季节,冬春季是呼吸道传染病的高发季节。适合于钉螺繁殖的水洼地区易有血吸虫病流行,牧区则易见布氏杆菌及棘球蚴病。

5.可预防性

通过控制传染源,切断传染途径,增强人的抵抗力等措施,可以有效地预防传染病的发生和流行。

6.病程发展有一定的规律性

传染病的发病过程基本都要经过以下几个阶段。

第一,潜伏期。从病原体侵入到开始到出现临床症状的时间段。不同的传染病,其潜伏期不同,根据潜伏期的长短不同,可以确定接触者留验或检疫的期限。一般以该病的最长潜伏期再增加1~2日为留验或检疫的期限。

第二,前驱期。从起病到症状明显期。这一阶段中,许多传染病临床表现相似,如头痛、发热、疲乏、食欲缺乏、肌肉酸痛等,是起病慢的传染病所共有的一般性症状,在前驱期已经具有传染性。

第三,症状明显期。传染病的明显症状表现充分的时期,不同的传染病有不同的特异性和规律性,如具有特征性的皮疹、肝脾肿大、黄疸、脑膜刺激征等。此期患者排出病原体的量最多,所以传染性也最强。因此,此期患者需要治疗与护理。

第四,恢复期。传染病的症状在逐渐消失,生理功能逐渐恢复,体温、精神、食欲逐渐恢复正常。但在恢复期,病情有时会恶化或者发生并发症。如在伤寒恢复期,可并发肠穿孔或者肠出血;在猩红热恢复期,可并发急性肾炎。所以在恢复期仍需要加强护理,直至完全康复。

第五,后遗症期。有一些传染病患者在恢复期结束后,机体功能仍未恢复正常而留有不能消失的症状或体征,即后遗症。

各种感染的临床症状如表 5-2 所示。

表 5-2   各种感染的临床症状

感染部位	症状	身体检查所见
上呼吸道	流鼻涕、咳嗽、喉咙肿痛、发烧、耳朵痛	鼻塞、咽喉红肿、扁桃体肿大、耳膜充血、淋巴结肿大
下呼吸道	咳嗽、痰多、呼吸困难、发烧、胸痛	喘鸣音、肺啰音、肋间凹陷、呼吸急促
胃肠道	恶心呕吐、腹泻、腹痛	腹部压痛、肠蠕动异常
肝脏	恶心、食欲不良、尿液茶色、粪便灰白	黄疸、肝脏肿大、出血
生殖泌尿系统	小便疼痛、尿频、尿急、发烧	腹部压痛、局部红肿、分泌物异常
骨骼	跛行、肌肉痛、骨头痛、关节痛	活动受限、红肿痛
中枢神经	高烧、躁动、抽搐、意识不清	囟门隆起、病理反射
心脏血管	呼吸困难、胸痛、休克	心跳过速、心脏扩大、肝脾肿大、紫斑

(二)传染病发生和流行的三个环节

传染病的流行,必须有传染源、传播途径和易感人群三个环节的协同作用。

1. 传染源

传染源是指体内带有病原体,并表现出一定症状和体征的人或者动物。传染源又分为以下几种。

(1)患者。

患者即是指感染了病原体,并表现出一定的症状和体征的人。就大多数传染病来说,患者是重要传染源,因为患者体内存在着大批病原体,而且患者的某些症状有利于病原体排出,如麻疹、百日咳及一些呼吸道传染病的咳嗽、痢疾、霍乱和一些肠道传染病的腹泻,这些症状使易感者增加受感染的机会。

(2)病源携带者。

病源携带者即指没有任何临床症状但能排出病原体的人,可分为三种。一是潜伏期病源携带者。它是指病原体侵入机体后至开始出现临床症状前(即潜伏期)就能排出病原体的人。二是恢复期病源携带者。从症状明显期进入恢复期,但仍持续排出病原体的患者。三是健康病源携带者。整个传染过程无明显症状但仍排出病原体者称为健康病源携带者。此型携带者排出病原体的数量较少,时间较短,因而流行病学意义相对较小。但是,有些疾病如流行性脑脊髓膜炎、脊髓灰质炎等健康病源携带者为数众多,可以成为重要传染源。

(3)受病原体病原体感染的动物。

由受病原体感染的动物所传播的传染病称为人畜共患病,如狂犬病、流行性乙型脑炎等。

2.传播途径

病原体从传染源体内排出,经过一定的方式,又侵入他人体内,所经过的途径称为传染途径。主要的传染病的传播途径大概有以下几种。

(1)空气传播。

空气传播是呼吸道传染病的主要传播方式,可以是飞沫传播和气溶胶传播。当患者呼气、大声说话、嚎哭、打鼾、咳嗽、打喷嚏时,从鼻咽部喷出大量含有病原体的黏液飞沫,飞沫在空气中悬浮;飞沫传播的范围仅限于患者或携带者周围的密切接触者;流行性脑脊髓膜炎、流行性感冒、百日咳等均可经此方式传播。飞沫传播的传播范围是数米。气溶胶传播就是病毒或微粒被呼出后形成气溶胶,可以较长时间在空中停留而不落下,一旦含有病毒的气溶胶被吸入后,就会导致感染。新型冠状病毒肺炎的其中一种传播方式就是气溶胶传播。气溶胶传播的颗粒比飞沫传播的颗粒小很多,因此气溶胶传播的范围可以达到数百米甚至更远。气溶胶在空气中存在的时间也更长。另外,尘埃也可以传播病原体。含有病原体的分泌物以较大的飞沫散落在地上,干燥后成为尘埃,如结核杆菌、炭疽芽孢等皆可通过该方式获得传播。

(2)水源传播。

水源传播包括两种传播方式:一类是由于饮用了粪便污染的水之后而引起的疾病;另一类是由于与"疫水"(感染的水体)接触而引起的疾病。接触水体传播方式主要是病原体经皮肤黏膜侵入人体内。

(3)饮食传播。

饮食传播是消化道感染病、某些寄生虫病及个别呼吸道传染病的主要传播方式。病原体污染食物、饮用水等,经由消化道进入健康的人体而使其受到感染。痢疾、甲型肝炎、伤寒等均可由饮食传播。

(4)接触传播。

接触传播可分为两种:一是直接接触传播,是指易感者与传染源接触且未经任何外界因素而造成的传播,如狂犬病及破伤风等。二是间接接触传播,是指易感者接触了被传染源的排泄物或分泌物污染的日常生活用品而造成的传播,如用被污染的毛巾洗脸可传播沙眼、急性出血性结膜炎;使用被污染过的玩具、食具、文具可传播白喉、猩红热。

(5)虫媒传播。

虫媒传播即病原体通过媒介昆虫(如蚊子、跳蚤、虱子等)直接或间接地传入易感者体内,造成感染。比如蚊子可携带流行性乙型脑炎病毒,跳蚤可携带鼠疫病毒等。

(6)医源性传播。

医源性传播是指医务人员在检查、治疗和预防传染性疾病时,或在实验室操作过程中造成的传播,如有些献血者带有乙型肝炎表面抗原时,受血者则有可能感染乙型传染性肝炎。另外,国内外都曾有报道,药厂或生物制品生产单位所生产的药品或生物制品受污染而引起了传染病的传播。

(7)土壤传播。

寄生虫卵和细菌等随人的粪便进入土壤,可因土壤黏在人们的伤口而进入人体;也可因土壤污染伤口致病(如破伤风);或在土壤中的寄生虫幼虫自人的皮肤钻入人体致病(如钩虫病)。土壤传播与人们接触土壤的机会及其个人卫生习惯有关。

（8）母婴传播。

母亲和婴儿接触密切，一方可将疾病传染给另一方，包括胎盘传播、分娩损伤传播、哺乳传播和产后接触传播等四类母婴传播。母婴传播是艾滋病的重要传播途径之一。

3. 易感人群

易感者是指体内缺乏对某种传染病的免疫力或者免疫力较弱，病原体侵入后可能发病的人。易感人群是指对某种传染病缺乏特异性免疫力或免疫力较弱的人群，这种易感人群的多少，对传染病的发生和传播往往有很大影响。儿童就是多种传染病的易感人群。

（三）传染病的预防和管理

根据传染病发生和流行的三个主要环节，可以采取综合性的措施来进行传染病的预防。

1. 及早发现并控制好传染源

（1）早发现患者。

多数传染病在疾病早期传染性最强，及早发现患者，是防止传染病流行的重要措施。托幼机构的工作人员应每年进行一次体检；托幼机构要建立学前儿童入园前健康检查制度。儿童在入园前要进行健康情况、预防接种疫苗情况、全面体检等检查。儿童定期健康检查制度，如晨间检查制度：观察儿童的表情和状态及皮肤五官有无异常，通过触摸粗略感知儿童的体温，询问儿童在园外的生活情况，并做好全日的健康观察，注意儿童的食欲、大小便、体温、睡眠状态和精神状态，随时注意儿童有无异常情况发生，及时发现异常情况。

（2）及早隔离患者。

托幼机构可根据自己的情况建立隔离室，使可疑传染病者患儿和疑似患儿能够得到隔离和个别照顾。隔离室的人员不要与健康儿童接触，不要进厨房，隔离室的用具应专用，用后消毒。照顾健康儿童的人员不得进入隔离室，不要把患不同传染病的儿童放在一间隔离室中，以免相互传染。

（3）对传染病的接触者进行检疫。

将与患急性传染病的患者接触过的易感者集中起来，与其他未接触者隔离，并对其进行检疫，尽量缩小传染的范围。对接触班级要进行医学观察，医学观察的重点依不同的传染病而有所侧重。

常见急性传染病的潜伏期、隔离期和检疫期限表如表5-3所示。

表5-3 常见急性传染病的潜伏期、隔离期和检疫期限表

病 名	潜伏期（天）			患者隔离期限
	一般	最短	最长	
麻疹	10～14	6	21	出疹后5天解除隔离，合并肺炎延长5天
水痘	13～17	11	21	全部皮疹干燥结痂
流行性感冒	1～2	数小时	3	症状消失
猩红热	2～5	1	12	治疗起不少于7天
百日咳	7～14	2	21	发病40天后，或痉咳30天后
流脑	2～4	1	7	症状消失
细菌性痢疾	1～4	半天	7	症状消失后一周

续表

病　　名	潜伏期（天）			患者隔离期限
	一般	最短	最长	
甲型传染性肝炎	30	15	42	发病后 40 天
乙型脑炎	7～14	4	21	体温正常
流行性腮腺炎	18	4	21	腮腺消肿后一周
伤寒、副伤寒	10～14	3	30	体温正常后两周

2. 切断传播途径

（1）经常性预防措施。

保持环境卫生、空气新鲜、饮食卫生、良好的个人卫生习惯等。对托幼机构中儿童常用的用品（包括餐饮具、寝具、玩教具、图书等）要做好经常性的消毒，以消除或者杀灭存在于其中的病原体。

（2）传染病发生后应采取的措施。

对传染病患者的生活用品和排泄物以及接触过的物体要进行彻底的消毒。比如呼吸道疾病，以彻底的通风换气为主；肠道传染病则要对患者用过和接触过的物品进行彻底消毒。

3. 保护易感人群

（1）增强儿童体质。

合理安排儿童的饮食和起居，坚持体育锻炼和户外活动，培养良好的个人卫生习惯，可提高儿童对于传染病的抵抗力。

（2）预防接种。

预防接种又称人工免疫，是提高机体免疫力、保护易感人群的有效措施。家长应主动到卫生防疫部门，按计划为儿童进行预防接种，并妥善保管好预防接种证。托幼机构应按照国家的要求，贯彻执行好预防接种制度。中国儿童国家免疫规划免费疫苗免疫程序表如表 5-4 所示。

表 5-4　中国儿童国家免疫规划免费疫苗免疫程序表

年　　龄	疫苗名称										
	乙肝疫苗	卡介苗	脊髓灰质炎疫苗	百白破疫苗	白破疫苗	麻风疫苗	麻腮风疫苗	乙脑减毒活疫苗	A 群流脑疫苗	A＋C 群流脑疫苗	甲肝减毒活疫苗
出生时	第 1 剂	1 剂									
1 月龄	第 2 剂										
2 月龄			第 1 剂								
3 月龄			第 2 剂	第 1 剂							
4 月龄			第 3 剂	第 2 剂							
5 月龄				第 3 剂							

续表

年龄	疫苗名称										
	乙肝疫苗	卡介苗	脊髓灰质炎疫苗	百白破疫苗	白破疫苗	麻风疫苗	麻腮风疫苗	乙脑减毒活疫苗	A群流脑疫苗	A+C群流脑疫苗	甲肝减毒活疫苗
6月龄	第3剂								接种2剂次,第1、2剂次间隔3月		
8月龄						1剂		第1剂			
18月龄											1剂
18~24月龄				第4剂			1剂				
2周岁								第2剂			
3周岁										第1剂	
4周岁			第4剂								
6周岁					1剂					第2剂	

①儿童预防接种禁忌。体温超过 37.5 ℃ 的发热儿童,应在退热后再进行预防接种;患有牛皮癣、皮肤感染、皮炎、严重湿疹等皮肤病的儿童,须在病愈后才能进行接种;患有严重心脏病、肝炎、肾炎、活动性结核病和血液病的儿童不宜接种;患有癫痫、脑膜炎后遗症、大脑发育不全、抽搐等神经与精神疾病的儿童不宜接种;有严重营养不良及消化功能紊乱、严重佝偻病、先天性免疫缺陷的儿童不宜接种;有过敏性体质及患哮喘、荨麻疹等过敏性疾病的儿童不宜接种;腹泻期间的

关于做好入托、入学
儿童预防接种证查
验工作的通知

儿童应避免服用儿童麻痹糖丸,可在康复后 2 周内补服;腋下或颈部淋巴结肿大的儿童不宜接种;儿童空腹或饥饿时不宜注射,以防血糖过低引起眩晕或昏厥。

②儿童预防接种不良反应与处理。在预防接种后 24 小时左右常会出现一些不良反应,如接种部位红肿、发热、疼痛等现象,有时伴有淋巴结肿大、淋巴管发炎等症状,有的还可能出现头痛、寒战、恶心、呕吐、腹泻、乏力和周身不适等反应。如果体温在 38 ℃ 以下,局部红肿直径在 25 毫米以下,则属于正常的不适反应,不需要做特殊处理。但要保证多休息、多饮水,避免触碰接种部位,一般 1～2 天后反应会自然消失。如果反应比较强烈、症状比较明显且持续时间较长,则最好尽快到医院治疗。

二、学前儿童常见传染病的预防与护理

(一)水痘

1. 流行特点

水痘是由水痘-带状疱疹病毒引起的儿童急性呼吸道传染病,以皮肤黏膜上相继出现和同时存在斑疹、丘疹、疱疹和结痂等各类皮疹为体征,伴有轻微的全身中毒症状。患儿感染后可获得持久的免疫力,但以后可发生带状疱疹。

水痘的传染性很强,以 6 个月到 3 岁的儿童发病率最高,多发生于冬春季。病毒存在于患儿鼻咽分泌物及水痘的浆液中。从患儿发病日起到皮疹全部干燥结痂,都有传染性。皮疱疹破溃后可经衣物、用具等传染,患水痘后可产生持久的免疫力。

2. 症状

病初 1～2 天有低热,以后出现皮疹。皮疹先见于头皮、面部,渐延及躯干、四肢。1 天左右变为水泡,为向心性分布(四肢少躯干多),脱落后,皮肤不留疤痕。在得病的一周之内,由于新的皮疹陆续出现,而陈旧的皮疹已经结痂,在患儿皮肤上可同时见到斑疹、丘疹、疱疹和结痂的皮疹。出皮疹期间皮肤会痒,一般愈后良好,但少数体弱、经久不愈的患儿可导致继发感染,转为败血病、脑炎、脊髓炎等。

3. 护理

(1)生活护理:卧床休息,退热,症状减轻。保持室内空气新鲜,温湿度适宜,衣被清洁,不宜太厚。勤换内衣,保持皮肤清洁、干燥。给予富含营养的清淡饮食,多饮水。

(2)减轻皮肤病损:剪短指甲,避免搔破皮疹;在疱疹未破溃处涂炉甘石洗剂或 5% 碳酸氢钠溶液,疱疹已破、有继发感染,局部使用抗生素软膏。

(3)降低体温:如有高热,可用物理降温或适量的退热剂。

4. 预防

早发现、早隔离患儿,患儿隔离至皮疹全部干燥结痂,没有新皮疹出现为止。没出过水痘的学前儿童要避免与患者接触。接触者应进行免疫。患者停留过的房间开窗通风 3 小时。[①]

(二)流行性腮腺炎

1. 流行特点

流行性腮腺炎就是平时俗称的"痄腮",是由病毒引起的呼吸道传染病。以腮腺肿胀和疼痛为主要特征,也可引起全身其他器官及腺体疾病。

患者腮腺肿大期间,唾液中有病毒,可经飞沫传染。2 岁以下儿童因有来自母体的抗体,发病者少见,本病主要见于年长儿童,在托幼机构中可见爆发流行。在冬春季为流行高峰,其他季节也有散发病例。

2. 症状

起病急,可有发热、畏寒、头痛、食欲缺乏等症状。全身不适数小时至 1～2 天后腮腺肿大,肿大以耳垂为中心,边缘不清楚,有明显的红、肿、痛、热局部体征,有轻度压痛。张口或咀嚼时感到部位胀痛,尤以吃硬的或酸的食物时疼痛加剧。常伴有发烧、头痛。一般先一侧腮腺肿大,1～2 天后另一侧也肿大,经 4～5 天消肿,但平素体弱的患儿病程较长。严重患儿病情发展迅速,伴有恶心、呕吐、嗜睡、颈部发硬、昏迷等症状。流行性腮腺炎本身不是重症,但并发症较多,如神经系统并发症、生殖器官并发症及急性胰腺炎等。

3. 护理

饮食以流食、软食为宜,避免吃酸的、辛辣的食物,多喝开水。吃完晚饭后用淡盐水漱口,

① 崔焱.儿科护理学[M].5 版.北京:人民卫生出版社,2016:438.

保持口腔清洁。可用湿毛巾冷敷患处,也可外用清热解毒的中药。本病可采用草药治疗,如冲服板蓝根冲剂等。注意观察病情,如发现并发症,及时送医治疗。

4. 预防

患儿隔离至腮腺完全消肿为止,有接触的儿童应该检疫 3 周。居室和托幼机构应经常进行空气消毒。①

(三)麻疹

1. 流行特点

麻疹是由麻疹病毒引起的具有高度传染性的呼吸道传染病。以发热、流鼻涕、咳嗽、眼结膜充血,有分泌物、口腔黏膜斑及全身红色皮疹为特征。

麻疹的流行无一定的季节性,一年四季均可发病。麻疹患者是唯一的传染源,从潜伏期末到出疹后 5 天内,患者的结膜、呼吸道分泌物、尿、血液特别是白细胞内均有此病毒,主要经飞沫传播。病毒离开人体后,生存力不强,在流通的空气中或日光下经半小时即可被杀死。麻疹疫苗是我国计划免疫项目之一,凡接种疫苗的个体患此病的可能性很小。

2. 症状

病初 3～4 天可有发热、咳嗽、流鼻涕、眼怕光、流泪等现象。大多数患者在发热后 2～3 天,在口腔两侧的颊黏膜上出现麻疹黏膜斑,为灰白色的小点,针头大小,外周有红晕,发热 3～4 天后始出皮疹,先见于耳后、颈部,渐至面部、躯干、四肢,最后手心、脚心出疹。出疹期间全身症状加重,高热,咳嗽,常有呕吐、腹泻。这种麻疹黏膜斑是早期诊断麻疹的重要依据。在麻疹流行的季节,对有感冒症状的患儿,要经常查看其口腔。

3. 护理

患儿居室应保持空气新鲜,但不宜让风直吹患儿。室温应较恒定,避免忽冷忽热,空气应较湿润。用温开水洗净眼分泌物,不要让眼分泌物封住眼睛。不必擦拭口腔,多喝热水就可以达到清洁口腔的目的。

饮食宜富有营养且易消化。发热时,可吃流质饮食;退热后,饮食仍需清淡,但不必只吃素。因为麻疹病程长,体内营养物质的消耗较多,完全吃素就会缺乏优质蛋白质、维生素 A 等营养物质,不仅不利于痊愈,还可能导致维生素 A 缺乏。

注意发现并发症。如果患儿高热不退、咳嗽加重、气喘发憋,常是并发肺炎的表现。若患儿声音嘶哑、喝水吃奶发呛、吸气时明显费力,是并发喉炎的表现。有并发症时,常常疹子出不透,疹色淡白或发紫,应及时治疗。

4. 预防

完成计划免疫接种。2 岁以下或有慢性病的儿童,接触麻疹患者后,可进行人工被动免疫。人工被动免疫的免疫力可立即出现,但持续时间只有 2～3 周。在小儿接触麻疹后 5 天内注射足量的被动免疫制品可预防发病或减轻症状;患儿停留过的房间开窗通风 3 小时。接触者须检疫。②

---

① 崔焱.儿科护理学[M].5 版.北京:人民卫生出版社,2016:443.
② 崔焱.儿科护理学[M].5 版.北京:人民卫生出版社,2016:433.

（四）细菌性痢疾

1. 流行特点

细菌性痢疾（简称菌痢）是由痢疾杆菌引起的肠道传染病。病菌存在于患者的粪便中，若患者的粪便污染了食物、饮用水等，食用后会被传染；若污染了用具，也会经手、口传播。发病明显有季节性，多见于夏秋季。

2. 症状

根据病症可分为急性菌痢与慢性菌痢。急性菌痢表现为全身中毒症状和消化道症状；反复发作或迁延不愈达 2 个月以上为慢性菌痢。以下将主要介绍普通型急性菌痢和中毒型急性菌痢的症状。

（1）普通型急性菌痢（典型）症状。起病较急，有畏寒、发热（体温 39 ℃）、乏力、食欲减退、恶心、呕吐、腹痛、腹泻，里急后重，常伴有肠鸣音亢进和左下腹压痛等症状。一般先为稀水样便，1～2 天后稀便转成脓血便，每日排便数十次，量少。一般病程 10～14 天。

（2）中毒型急性菌痢。本病多见于 2～7 岁的患儿。此病起病急骤、突然高热（达 40 ℃）、反复惊厥、嗜睡，甚至昏迷，迅速发生循环衰竭和呼吸衰竭，无肠道症状或症状较轻，病情凶险。

3. 护理

发热时应卧床休息，饮食以流质或半流质为主，忌食多渣（如粗纤维食物）、油腻或刺激性的食物，多补充水分。病情好转后逐步恢复普通饮食并加强营养。应遵医嘱服药。急性菌痢的疗程一般为 7～10 天，若未按医嘱服药，治疗不彻底，易转成慢性菌痢。

每次排便后，用温水清洗患儿臀部，不要让患儿长时间坐在便器上，防止脱肛。要严格执行消毒隔离制度，对患儿的用品进行消毒，保证其个人卫生。

4. 预防

早发现、早隔离及早治疗患者与带菌者。加强环境卫生、饮食卫生和个人卫生，同时做好灭蚊工作。教育学前儿童养成良好的卫生习惯，饭前便后要洗手。托幼机构的工作人员应定期体检。

（五）乙型肝炎

流行性肝炎是由肝炎病毒引起的以肝脏病变为主的传染病。主要有食欲减退、恶心、上腹部不适、肝区痛、乏力等症状。目前已明确的病毒性肝炎主要有甲型、乙型、丙型、丁型、戊型 5 种，其中最常见的为甲型、乙型。传染性肝炎是近年来儿童常见的传染病之一，发病率高，严重影响了学前儿童的身体健康。

乙型肝炎病毒可引起乙型传染性肝炎。该病毒耐热，存在于患者的血液、乳汁等中，含有病毒的微量血液就能造成传染。可通过输血、注射血制品、共用注射器等途径传播。由于患者的唾液和鼻咽分泌物中也有病毒，所以日常生活中的密切接触，如共用牙刷、食具，也是传染的途径。人传染了乙型肝炎病毒，经 2～6 个月的潜伏期后发病，多为黄疸型肝炎。

1. 症状

在症状上可分为黄疸型与无黄疸型两种。

（1）黄疸型肝炎。病初类似感冒，相继出现食欲减退、恶心、呕吐、腹泻等症状，尤其不喜欢吃油腻的食物。精神不好，乏力，平时活泼好动的儿童，病后不愿活动或要求上床；平时不爱哭的儿童,表现出烦躁、爱发脾气。经 1 周左右,巩膜、皮肤出现黄疸,尿色加深,肝功能不正常。出现 2～6 周以后,黄疸消退,食欲、精神好转,肝功能逐渐恢复正常。

(2)无黄疸型肝炎。与黄疸型肝炎比较,病情较轻。一般有发热、乏力、恶心、呕吐、头晕等症状。部分患者无任何症状,但是验血时检查结果会提示肝功能异常,在病程中不出现黄疸。

3. 护理

急性肝炎活动期应住院治疗,注意合理膳食,恢复期可逐渐增加活动。重型肝炎要绝对卧床,尽量增加饮食中的蛋白质,多吃水果、蔬菜,保证热量、维生素的供给。做好消毒隔离工作,护理患儿后用洗手液或肥皂洗手。

4. 预防

由于乙肝是通过输血、母婴传播等途径传染的,所以预防方法为注射疫苗,避免血液、体液接触,加强我国新生儿等易感人群的计划免疫。对病毒性肝炎应早发现、早诊断、早隔离、早报告、早治疗,防止病毒性肝炎的流行。托幼机构中患儿隔离后,所在的班要做彻底消毒。家具、玩具可用 3‰漂白粉澄清液擦拭。被褥、衣服可在日光下暴晒 4～6 小时。食具、毛巾等煮沸消毒。便盆用 3‰ 漂白粉澄清液浸泡 2 小时。教育学前儿童养成良好的卫生习惯,饭前便后要洗手。托幼机构的工作人员应定期体检。[①]

(六)流行性感冒

1. 流行特点

流行性感冒是由流感病毒引起的急性呼吸道传染病,多在冬末春初流行。流感病毒易发生变异,传播力强。本病除 6 个月以下婴儿外,其他人均为易感人群。流感主要借助空气、飞沫直接传播,也可由飞沫污染的手、用具等间接传播。病后免疫力不持久。

2. 症状

流感的潜伏期一般为 1～3 天。起病多急骤症状变化较多,主要以全身中毒症状为主,呼吸道症状轻微或不明显。发热通常持续 3～4 天,但疲乏虚弱可达 2～3 周。通常急性起病,有畏寒、高热、头痛、头晕、全身酸痛、乏力等中毒症状,可伴有咽痛、流涕、流泪、咳嗽等呼吸道症状。少数病例有食欲减退,腹痛、腹胀、呕吐和腹泻等消化道症状。

3. 护理

高烧患儿要卧床休息。饮食要易消化,有营养,多饮水。患儿居室应有阳光,空气新鲜。高热要适当降温,低热以物理降温为主。护理者应佩戴口罩,护理患儿后应洗手消毒。

4. 预防

平时注意体格锻炼,加强营养,预防佝偻病与营养不良。冬、春季应尽量保持居室温度恒定,空气流通。经常进行户外活动,以增强身体耐寒力。有流感流行时,避免外出。[②]

(七)流行性脑髓膜炎

1. 流行特点

流行性脑髓膜炎,简称流脑,是由脑膜炎球菌引发的化脓性脑膜炎,属呼吸道传染病。病

① 王贵强,王福生,成军,等.慢性乙型肝炎防治指南(2015 年更新版)[J].临床肝胆病杂志,2015,31(12):1941-1960.
② 中华医学会呼吸病学分会.流行性感冒临床诊断和治疗指南(2004 年修订稿)[J].中华结核和呼吸杂志,2005(01):8-12.

菌存在于患者的鼻咽部,主要经飞沫传染。在冬、春季,室内通风不良,人体呼吸道抵抗力下降,容易造成流脑的流行。

2. 症状

病初类似感冒,发热、寒战、咳嗽、流鼻涕、打喷嚏等症状不明显。伴有剧烈头痛、肌肉酸痛、关节痛。频繁呕吐,呈喷射状,即没感觉到恶心就喷吐出来。患者烦躁或神志恍惚,嗜睡。婴儿常有尖叫、惊跳。病情进一步发展可出现抽风、昏迷。发病后几小时,患儿皮肤、口腔黏膜、眼结膜上可有出血性皮疹,用手指压迫后红色不退是出血性皮疹的特点。让患儿仰卧,检查者托住患儿的头,向胸前屈曲,检查者可感到患儿的颈部发梗,颈部有抵抗感,很难使患儿的下巴贴到胸前。

总之,流脑的早期症状类似感冒,但病情可以在短时间内恶化,抢救流脑需分秒必争。若于冬、春季,发现有类似感冒症状的患儿,伴有剧烈头痛、频繁呕吐、精神很差、皮肤有出血点等症状,要迅速送医院诊治。

3. 护理

患儿应绝对卧床休息,保持安静,减少各种应激因素。应给予高热量、高蛋白、高维生素、易消化的流食或半流食。高热患儿应多饮水。严密观察患儿的血压、皮肤瘀斑、瞳孔、呼吸、体温等病情变化。对重症、昏迷患儿做好口腔及皮肤护理,防止并发症的发生。

4. 预防

要按计划接种流行性脑脊髓膜炎疫苗。室内经常开窗通风,保持空气新鲜,勤晒衣服,多见阳光。冬、春季尽量不组织儿童去人多的公共场所。早发现、早隔离,接触者应检疫,托幼机构应定期消毒。多进行户外运动,增强机体免疫力。多喝水,多吃新鲜蔬果。[①]

(八)流行性乙型脑炎

1. 流行特点

流行性乙型脑炎(简称乙脑)是由乙脑病毒引起的急性中枢神经系统传染病,通过蚊虫传播,多发生于儿童,流行于夏、秋季。以高热、意识障碍、惊厥等为主要特征,病死率较高。猪为本病的重要传染源,蚊虫吸猪血则带上乙脑病毒,再叮咬健康人时,就把乙脑病毒注入人体。

2. 症状

起病急,有高热、意识障碍、抽搐、强制性痉挛、呼吸衰竭、循环衰竭、脑膜刺激等症状。2~3天后,体温可达40 ℃以上,抽风、昏迷。经中西医结合治疗乙脑患者,乙脑患者的病死率明显下降,但少数患者仍可留下后遗症,如不能说话、肢体瘫痪、智力减退等。

3. 护理

患儿应隔离至体温正常。高烧期间多饮水,采取及时有效的物理降温措施。饮食宜清淡、易消化,积极对症治疗。

4. 预防

全程接种疫苗是预防乙脑最经济有效的方法。搞好环境卫生,消灭蚊虫滋生地。在流行

---

①　胡绪敬.流行性脑脊髓膜炎的流行病学监测与预防[J].中国计划免疫,2001(05):54-57.

季节应充分利用蚊帐、避蚊油、蚊香以及各种烟熏剂(除虫菊、青蒿、苦艾、辣蓼草等)防蚊、驱蚊。患儿应早发现、早隔离、早治疗。[1]

(九)手足口病

手足口病是由多种肠道病毒引起的一种儿童常见传染病,是我国法定报告管理的丙类传染病。大多数患者症状轻微,以发热和手、足、口腔等部位的皮疹或疱疹为主要症状。

1. 症状

手足口病潜伏期为 2~10 天,平均 3~5 天,病程一般为 7~10 天。急性起病,发热,口腔黏膜出现散在疱疹,手、足和臀部出现斑丘疹、疱疹,疱疹周围可有炎性红晕,疱内液体较少。可伴有咳嗽、流涕、食欲不振等症状。部分患者无发热,仅表现为皮疹或疱疹。一般预后良好;少数病例,特别是感染了肠道病毒 71 型(Enterovirus 71, EV-71)的患儿,可出现脑膜炎、脑炎、脑脊髓炎、神经源性肺水肿、循环障碍等,病情凶险,可留有后遗症或导致死亡。

2. 护理

目前无特异性治疗方法,以支持疗法为主,绝大多数患者可自愈。患儿发热时应卧床休息,多饮水。保持口腔清洁,防止细菌感染。吃有营养、易消化的流质和半流质食物,每次饭后用温开水或淡盐水给患儿漱口。注意手、足病损处皮肤的清洁,不要用手乱抓。

3. 预防

患儿的食具、便具等应专人专用,注意用后消毒。饭前便后、外出回家后要用肥皂或洗手液等洗手,不要让儿童喝生水、吃生冷食物,避免接触患病儿童。本病流行期间,不宜带学前儿童到人群聚集、空气流通差的公共场所,注意保持家庭环境卫生,居室要经常通风,勤晒衣被;托幼机构及家庭要对用品进行严格消毒,每日进行晨检,教导儿童养成良好的个人习惯。[2]

(十)急性结膜炎

急性结膜炎俗称"红眼病"。病原体存在于患者的眼泪及其分泌物中。它传播的途径主要是通过接触传染,往往通过接触患者眼分泌物、与红眼患者握手或用脏手揉眼睛传染。患者接触过的物品均可能带有病毒,具有传染性。

1. 症状

细菌性结膜炎:以结膜充血明显伴有脓性分泌物为特征,同时有异物感、烧灼刺痛、轻度畏光等症状,但视力不受影响。早上起床后分泌物黏住上下眼皮,双眼难以睁开。一般 3~4 天达到高峰,以后逐渐减轻,10~14 天即可痊愈。

病毒性结膜炎:以膜充血水肿、有点出血,并伴有水样或黏性分泌物为特征,同时伴有流泪,有异物感,7~10 天后即可逐渐消退。

2. 护理

若患儿眼睛分泌物很多,以至于发生睫毛粘连时,护理人员要洗净双手,用消毒过的棉签,蘸取生理盐水后将分泌物去除,不可用力过猛。患儿应遵医嘱使用眼药水或眼药膏积极治疗。

---

① 崔焱.儿科护理学[M].5 版.北京:人民卫生出版社,2016:448.
② 卫生部.手足口病预防控制指南(2009 版)[J].全科医学临床与教育,2010,8(02):125-127+133.

3. 预防

注意保持眼部的清洁卫生,及时擦去眼部分泌物。此病传染性很强,在集体中极易流行,要严格执行消毒隔离制度。接触患者后要洗手。患者用过的毛巾、手帕、脸盆等应专人专用,并分别煮沸消毒。

(十一)猩红热

猩红热为 A 族溶血性链球菌引起的急性呼吸道传染病。病菌在人体外生命力较强。患者和带菌者是主要的传染源,主要经飞沫传染,少数可由被细菌污染的食物、玩具、书等传播。

猩红热是一种较常见的急性呼吸系统传染病。在疾病中出现鲜红色的皮疹,皮疹密集处连成红色的一片,一眼望去呈猩红色,故有"猩红热"之称。本病容易在咽喉部位出现红肿溃烂,故中医称为"烂喉痧"。临床以发热、咽峡炎、全身弥漫性猩红色皮疹、皮疹消退后皮肤脱屑为特征。猩红热的传染性非常强。本病多发于冬、春季,多见于 2～8 岁的儿童。

1. 症状

潜伏期 2～3 天,起病急,可有发热、头痛、咽痛、呕吐等症状。于发病后 1～2 天出皮疹。皮疹分布于耳后、颈部、上胸部,皮疹细密,针头大小,有些像"鸡皮疙瘩",压迫色可退。皮疹之间的皮肤为一片猩红色,用手按压红色可暂退。在肘弯、腋窝、大腿根等皮肤有皱褶处,皮疹十分密集,呈现一条条红线。皮肤强痒,两颊发红,但口唇周围明显苍白,称为"口周苍白圈"。于病后 2～3 天,舌乳头肿大突出,很像杨梅,故叫"杨梅舌"。皮疹于 3～5 天后逐渐隐退,按出疹的顺序脱皮。

2. 护理

(1)降低体温:高热时可用物理降温,必要时遵医嘱使用退热剂,及时更换汗湿衣物。保持室内空气流通,温湿度适宜。

(2)减轻疼痛:保持口腔清洁,多饮食,用温盐水漱口;咽部疼痛时,给予富有营养、易消化的软食;保证患儿有足够休息时间;通过分散注意力缓解疼痛,比如听音乐、看电视等。

(3)皮肤护理:保持皮肤清洁,勤换衣服;让患儿尽量避免抓挠皮肤,勤剪指甲;沐浴时水温不可过高,不用刺激性强的肥皂或沐浴液。

3. 预防

早发现、早隔离患儿。接触者检疫。在检疫期间如发现咽炎、扁桃体炎,应尽早用抗生素治疗。患儿停留过的房间,可用食醋熏蒸消毒。取食醋 50 毫升,加等量水,倒入容器中,关好门窗,煮沸食醋,待完全蒸发后半小时开窗通风换气。流行季节儿童避免去公共场所。[①]

(十二)百日咳

百日咳是由百日咳嗜血杆菌引起的呼吸道传染病。本病特有现象为在阵发的痉挛性咳嗽之后,紧接着发出深长的吸气性吼鸣。

百日咳经飞沫传播,多见于 5 岁以下儿童,一般为散发,在托幼机构中可造成流行。家庭内成人患者和潜在感染者是儿童百日咳的主要传染源,因其幼年时接种的百日咳疫苗所产生的免疫力下降,可患百日咳,但因症状不典型而难以明确诊断。潜伏期 2～21 天,自潜伏期末

---

① 崔焱.儿科护理学[M].5 版.北京:人民卫生出版社,2016:454.

至发病后 6 周均有传染性,人群对其普遍易感。

1. 症状

典型的百日咳分为 3 个临床阶段:卡他期、痉咳期和恢复期。

卡他期:持续 1~2 周,病初症状类似一般上呼吸道感染,表现为流涕、打喷嚏、流泪、结膜充血、咽喉微痛、轻微咳嗽,数日后咳嗽加重,夜间尤甚。

痉咳期:该期较长,一般持续时间为 2~6 周。典型表现为特有的阵发性痉咳,以致连咳数十声,通常面部憋红,咳后紧接着深长吸气,因较大气流快速通过痉挛的声门而发出鸡鸣样吼声,痉咳一次比一次紧促,直至咳出呼吸道内积储的黏稠分泌物为止,严重时往往伴有胃内容物的呕出。

恢复期:一般持续 2~3 周,咳嗽频率和严重程度逐渐减轻,咳嗽后呕吐也逐渐缓解。

2. 护理

保持室内空气流通和环境安静舒适,进食营养丰富及易于消化的食物,补充各种维生素和钙剂,保证水的供应。

3. 预防

按照计划免疫要求接种百日咳疫苗。做好患儿的隔离工作。对于密切接触者应进行检疫,在检疫期间出现咳嗽症状应隔离观察至确诊或者排除。[①]

儿童常见急性传染病的传播途径、症状和护理如表 5-5 所示。

表 5-5　儿童常见急性传染病的传播途径、症状和护理

病　名	传播途径	主　要　症　状	护　理
水痘	经飞沫传播	发热、全身不适、皮肤奇痒、咳嗽、皮疹,皮疹先见于头皮、面部、躯干、四肢,呈向心性分布。皮损演变过程为细小的红色斑丘疹→疱疹→结痂→脱痂	注意皮肤清洁;剪短指甲
流行性腮腺炎	经飞沫传播	发热、腮腺肿大、疼痛	保持口腔清洁,饮食以流质、软食为宜
麻疹	经飞沫传播	口腔两侧的颊黏膜上出现麻疹黏膜斑。3~4 天耳后、颈部、面部、躯干、上肢、下肢、足部出现玫瑰红样的斑丘疹	注意口腔、眼的护理;保持室内空气清新,饮食营养易消化
细菌性痢疾	经饮食传播	起病急,发热、腹痛、腹泻、里急后重、稀水样便、脓血便	发热时应卧床休息,饮食以流质或半流质为主,便盆及时消毒

---

① 中华医学会儿科分学会感染学组,《中华儿科杂志》编辑委员会. 中国儿童百日咳诊断及治疗建议[J]. 中华儿科杂志,2017,55(08):568-572.

续表

病　　名	传播途径	主要症状	护　理
传染性肝炎（乙型）	主要经血液和母婴传播	发热、恶心、呕吐、头晕等。部分患者可无任何症状，验血时易发现肝功能异常	严重时应卧床休息；饮食宜少脂肪；多吃水果蔬菜；注意隔离消毒
流行性感冒	经飞沫传播	高热、头痛、肌痛、乏力、咽痛、流涕、干咳、胃肠不适等	多喝水，适当降温，避免高热惊厥
流行性脑脊髓膜炎	经飞沫传播	急性发热、剧烈头痛、恶心、呕吐、颈强直、畏光、皮肤有瘀斑	监测体温、观察热型及伴随症状
流行性乙型脑炎	蚊虫叮咬	高热、意识障碍、抽搐、呼吸衰竭、脑膜刺激征等	严密观察病情及时护理
手足口病	经粪—口传播与呼吸道传播	低热，全身不适，腹痛，口腔黏膜有疱疹或溃疡，手部、足部、臀部、臂部、腿部出现斑丘疹，后转为疱疹，疱疹不痛、不痒、没有痂、不留疤	注意口腔护理；注意开窗通风；密切观察病情
急性结膜炎	接触传播	细菌性结膜炎：以结膜充血明显伴有脓性分泌物为特征，同时有异物感、烧灼刺痛、轻度畏光 病毒性结膜炎：以结膜充血水肿、有出血，并伴有水样或黏性分泌物为特征，同时伴有流泪、异物感	重视隔离消毒，生理盐水清洗眼睛时不可用力过猛。遵医嘱使用眼药水或眼药膏积极治疗
猩红热	主要经飞沫传播，也可经被污染的食物、日用品传播	发烧、头痛、咽痛、呕吐、出现如"鸡皮疙瘩"样的皮疹。皮疹从耳后、颈部、上胸部开始，一天内迅速遍布全身，出现"口周苍白圈""红色杨梅舌"	卧床休息，保持口腔清洁
百日咳	飞沫传播	阵发性痉咳，咳后发出鸡鸣样吼声，痉咳一次比一次紧促，直至咳出黏稠分泌物为止，严重时伴有胃内容物的呕出	居室应空气清新，注意保证饮水供应，以防痰液黏稠不易咳出

三、新型突发型传染病

(一)传染性非典型肺炎

传染性非典型肺炎(简称"非典")是一种由冠状病毒引起的急性呼吸道传染病,世界卫生组织(WHO)将其命名为严重急性呼吸综合征(severe acute respiratory syndrome,SARS)。

近距离飞沫传播或接触患者呼吸道分泌物,病毒进入呼吸道,直接侵犯肺部,在未查明病因前,被称"非典型性肺炎"。临床特征为发热、干咳、气促,并迅速发展至呼吸窘迫。该病病死率为15%左右,主要在冬、春季发病。而典型肺炎是指由肺炎链球菌等常见细菌引起的大叶性肺炎或支气管肺炎。症状比较典型,如发烧、胸痛、咳嗽、咳痰等,抗生素治疗有效。

1. 症状

此病起病急,起病前有疫区居住史或与同类患者密切接触史,潜伏期为2~14天。

(1)全身症状。

发热为最常见的首发症状,伴畏寒、寒战、头痛、全身肌肉关节酸痛,明显乏力等。但老年、体弱、有慢性基础疾病或近期手术者,不以发热为首发症状。部分患者有腹泻、恶心、呕吐等症状,严重病例可出现心、肝、肾功能损害的相应临床表现。

(2)呼吸系统症状。

早期表现为干咳,或少许白痰,偶见痰血。随病情加重,逐渐出现胸闷、气促,甚至出现明显呼吸窘迫症状,即使吸氧亦无法缓解。一般无上呼吸道卡他症状(如鼻塞、流涕等)。

2. 护理

目前尚无针对"非典"的药物,临床治疗主要根据病情采取综合性措施,应全面密切观察病情,监测症状以及心、肝、肾功能和水电解质平衡等。患者均应严格隔离,并注意消毒和防护措施。

3. 预防

本病传染性极强,应根据《中华人民共和国传染病防治法》实施预防,从控制传染源、阻断传播途径和保护易感人群三方面着手。目前尚未制备预防疫苗,因此建立良好的卫生习惯和工作生活环境,劳逸结合,均衡饮食,增强体质等个人预防很重要。饮食宜以清淡为主,注意卫生,合理搭配膳食。[①]

(二)新型冠状病毒肺炎

新型冠状病毒肺炎是一种急性感染性肺炎,其病原体是一种先前未在人类中发现的新型冠状病毒,即2019新型冠状病毒肺炎,简称"新冠肺炎"。世界卫生组织(WHO)将其英文名称为 Corona Virus Disease 2019 (COVID-19)。目前研究显示新型冠状病毒与蝙蝠 SARS 样冠状病毒同源性达85%以上。

基于目前的流行病学调查,新型冠状病毒潜伏期一般为3~7天,最长不超过14天。潜伏期具有传染性,无症状感染者也可能成为传染源,人群普遍易感。

经呼吸道飞沫和密切接触传播是新型冠状病毒主要的传播途径。由于在粪便及尿中可分

① 钟南山.传染性非典型肺炎(SARS)诊疗方案[J].中华医学杂志,2003(19):95-116.

离到新型冠状病毒,应注意粪便及尿对环境污染造成气溶胶或接触传播。在相对封闭的环境中长时间暴露于高浓度气溶胶情况下存在经气溶胶传播的可能。密闭、不通风场所可能存在气溶胶传播风险,应加强预防和隔离处理。

1. 症状

有发热、乏力、干咳、呼吸困难等症状,伴或不伴鼻塞、流涕等上呼吸道症状。尽管病例报告有不典型症状,但钟南山院士在 2020 年 1 月 28 日接受新华社专访时讲,发热仍然是新型冠状病毒感染的典型症状。重症患者多在发病一周后出现呼吸困难或低氧血症,严重者快速发展为急性呼吸窘迫综合征、脓毒症休克、难以纠正的代谢性酸中毒和凝血功能障碍及多器官功能衰竭。

2. 护理

目前尚无针对"新冠肺炎"的特效药物,临床治疗主要根据病情采取综合性措施;患者多卧床休息,加强支持治疗,保证充分热量;注意水、电解质平衡,维持内环境稳定;密切监测生命体征、指氧饱和度等。严格隔离治疗,并注意消毒和防护措施。

3. 预防

接种新型冠状病毒肺炎疫苗,同时做好个人防护,包括不要去人群聚集处、勤洗手、多饮水、注意休息等。

具体预防手段如下:尽量减少外出,不去人群聚集处,避免近距离接触任何有感冒或流感样症状的人;外出前往公共场所、就医和乘坐交通工具时,注意佩戴医用外科口罩或 N95 口罩;不要接触、购买和食用野生动物,避免在未加防护的情况下接触野生动物和家禽家畜;注意个人卫生,勤洗手,使用洗手液或肥皂,流水洗手,或使用含酒精成分的免洗洗手液;打喷嚏或咳嗽时不要用手去捂,要用手肘部或纸巾遮住口、鼻;居室及工作场所保持清洁,勤开窗,多保持通风状态;注意多喝水、多休息、避免熬夜、适度运动,以提高个体免疫能力;注意营养、合理饮食,肉类、禽类和蛋类要充分煮熟后食用;准备常用物资,如体温计、一次性口罩、家庭用消毒用品等。托幼机构应做好每天的消毒工作。应做到早发现,早隔离,早治疗,有接触史的人员一律进行隔离检疫。①

第四节　学前儿童常见护理技术

常用的护理技术对生病的婴幼儿来说是必不可少的。幼儿教师不仅要有基本的素质和知识、教学技能,更要掌握基本的学前儿童保健技能,这就需要幼儿教师掌握一些常用的护理技术,从而能够从多方面来促进学前儿童身心健康发展,保证儿童一日生活活动得以顺利进行。

---

① 靳英辉,蔡林,程真顺,等.新型冠状病毒(2019-nCoV)感染的肺炎诊疗快速建议指南(标准版)[J].解放军医学杂志,2020,45(01):1-20.

一、测体温

学前儿童的体温比成人略高,正常体温（腋温）为 36 ℃～37 ℃。一昼夜之间,有生理性波动。

吃奶、吃饭、哭闹、衣被过暖或室温过高,都会使体温略高。所以,测体温最好在进食半小时以后安静状态下进行。

给学前儿童测体温时,要测腋下,这样既安全又卫生。

测量体温之前应洗手、戴口罩,检查体温计是否完好,将体温计水银柱甩至 35 ℃ 以下,测口温前 15～30 分钟勿进食过冷或过热食物。

(1)测腋温(如图 5-3 所示):擦干儿童腋下的汗液,将体温计水银端放于儿童腋窝深处并贴紧皮肤,协助儿童屈臂过胸夹紧,防止滑脱,测量时间 10 分钟。

(2)测口温(如图 5-4 所示):将水银端斜放于患者舌下热窝处,闭紧口唇,用鼻呼吸,不能用牙咬体温计,测量时间 3 分钟。

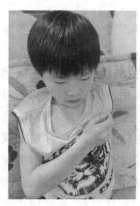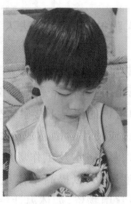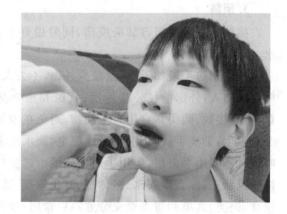

图 5-3　测腋温　　　　　　　　　　　　　　　图 5-4　测口温

按规定时间取出体温计,读取体温数值后,用含消毒液纱布擦拭。[1]

二、物理降温

发烧是人体的一种防御反应,是一种疾病中常见的症状,一般低烧可以采用物理降温的方法降温,但是发高烧就需要采取药物配合物理降温的措施了。高烧是指体温超过 39 ℃。因为高烧使人感到很不舒服,还会使体内的热量消耗增加,心率加快,使消化功能减弱。因为学前儿童的神经系统还未发育成熟,高烧会引起惊厥,也就是“抽风”。

常用的退烧方法有药物降温和物理降温两种。药物降温就是吃退烧药,打退烧针;物理降温是用温水洗浴方法降温。对于学前儿童来说,物理降温的方法更安全,可以单独使用或配合药物降温使用。

温水降温法适合高热患儿的降温,方法是用 32 ℃～34 ℃ 的温水擦拭患儿的全身皮肤。

---

① 潘瑞红,揭海霞,王青,等.基础护理技术操作规范[M].武汉:华中科技大学出版社,2015:57.

在腋窝、腹股沟等血管丰富的部位,擦拭时间可稍长一些,以助散热。胸部、腹部等部位对冷刺激敏感,最好不要擦拭。还可通过洗温水澡的方式,让皮肤血管扩张,有利于体内热量的散出。

三、测量脉搏

心脏收缩时,由于输出血液冲击引起的动脉跳动。随着心脏节律性的收缩和舒张,动脉管壁相应的出现扩张和回缩,在表浅动脉上可触到搏动,简称为脉搏。儿童年龄越小,脉搏越快,成年人正常状态下为 70～80 次/分钟,平均为 72 次 1 分钟。学龄期儿童为 80～90 次/分钟,幼儿为 90～100 次/分钟,婴儿为 120～140 次/分钟。

因脉搏易受体力活动及情绪变化的影响,为减少误差,应在学前儿童安静时测量。测量时一般测腕部的桡动脉。教师的左手握持学前儿童之手,取手掌上位,以右手的食指、中指及无名指按在其手腕部靠拇指侧的桡动脉上,一般儿童可以测量 30 秒,脉搏异常者,测量 1 分钟。

有的学前儿童感冒以后,虽然烧退了,但是脸色却不好,没精神,不愿意活动。测量脉搏可以发现其心率明显加快或减慢,还可到医院检查是否得了心肌炎。所以数脉搏是一项重要的护理技术。[①]

四、观察呼吸

学前儿童得了肺炎,呼吸会明显加快。如果学前儿童在安静时呼吸明显加快,喘气费劲就是病态了。5 岁左右的幼儿呼吸频率为 26 次/分钟,年龄越小,呼吸频率越快。患某些疾病时,呼吸急促。

学前儿童的胸腔比较狭窄,肋间肌力量不大,主要靠膈肌上下运动来完成一呼一吸,所以观察呼吸可以通过腹部的起伏来看。协助儿童取平卧位,手臂轻松放置于床上,测量时,操作者应保持视线与胸廓水平平齐,将手放置患者的诊脉部位作诊脉状,观察儿童的胸腹部,一起一伏为一次呼吸,测量 1 分钟。若因种种原因,呼吸不易观察,用少许棉花放在鼻孔处观察棉花吹动的次数,计时 1 分钟。[②]

五、喂药

对二岁以上的学前儿童,要鼓励他自己吃药,不要吓唬他,也不要捏着鼻子硬喂。把药掺在饭菜里也不是一个好方法,饭菜变了味不仅会引起呕吐,还会影响食欲。

对较小的学前儿童,就需要喂药。如果是药片,要压成粉末,放在小勺里,加点糖和少许水,调成半流质状,也可用果汁、糖浆调药。把儿童抱坐在大人腿上,儿童的右臂放在大人左侧腋下靠近背部,大人再用左臂压住儿童的左臂,使他动弹不得。把小勺从儿童的嘴角伸进去,轻轻压住他的舌头,见他咽下去了,再取出小勺,慢慢地把药全喂下去。喂完药后,喂点糖水或奶,以免药物刺激胃黏膜,引起呕吐。对于婴儿,也可以用包布把他全身裹好,抱起来喂药。在托幼机构中,喂药前要核对药物名称及喂药时间。

①　潘瑞红,揭海霞,王青,等.基础护理技术操作规范[M].武汉:华中科技大学出版社,2015:62.
②　潘瑞红,揭海霞,王青,等.基础护理技术操作规范[M].武汉:华中科技大学出版社,2015:64.

六、滴眼药水、涂眼药膏

选择清洁、整齐和安静的滴药环境。大人应修剪指甲，洗干净手，再给儿童滴眼药。了解儿童用药目的及眼部疾病问题，用前仔细查对药名、浓度，防止用错药。

滴眼药水（见图5-5）时，让儿童取坐位或者仰卧位。用棉签或棉球擦净眼部分泌物，让儿童头稍后仰，眼睛往上看。然后一只手持棉签将儿童下眼睑向下方牵引，另一只手持滴管或滴瓶，手掌根部轻轻置于儿童前额上，滴管距眼睑1～2厘米，将药液1～2滴滴入下眼皮，禁止瓶口触碰眼睫毛。轻轻提起眼睑，让药液均匀扩散于眼球表面，用棉签或棉球擦干流出药液，并嘱咐儿童闭目2～3分钟，最后，用棉球压住泪囊部1～2分钟。

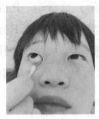 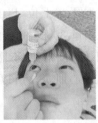 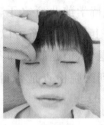 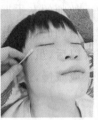 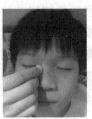

1. 一只手持棉签将儿童下眼睑向下方牵引
2. 另一只手持滴管或滴瓶，手掌根部轻轻置于儿童前额上，滴管距眼睑1~2厘米，将药液1~2滴滴入下眼皮
3. 轻轻提起眼睑，让药液均匀扩散于眼球表面
4. 用棉签或棉球擦干流出药液，并嘱咐儿童闭目2~3分钟
5. 用棉球压住泪囊部1~2分钟

图5-5　滴眼药水

涂眼药膏，最好在睡前涂药，而且要把药膏涂在下眼皮内，闭一会儿眼。给儿童滴完眼药水、涂完眼药膏后，成人都要洗手，儿童最好卧床休息。剩下的眼药应放在阴凉干燥的地方保存。

七、滴鼻药

选择清洁、整齐和安静的滴药环境。大人应修剪指甲，洗干净手，再给儿童滴鼻药。了解儿童用药目的及鼻部疾病问题，用前仔细查对药名、浓度，防止用错药。

滴鼻药前，让儿童擤鼻涕。让儿童仰卧，肩下垫个枕头，头尽量后仰，使鼻孔朝上，或坐在椅子上，背靠椅背，头尽量后仰，这样可避免药液通过鼻咽部流到口腔，或仅滴到鼻孔外口。用棉签蘸温开水清洁鼻腔内分泌物。用左手轻推儿童鼻尖，充分暴露鼻腔，右手拿滴瓶，在距鼻孔约2厘米处将药液滴入鼻孔，滴2～3滴药液，轻捏鼻翼使药均匀分布在鼻腔黏膜，进入鼻道。滴药后保持原姿势2～3分钟再起来。这样就不至于使药液全流到嘴里去了。按同样方法滴入对侧。要是发现儿童有药液流入口腔内，让儿童将药液吐出，并用温开水漱口。滴药后用纱布擦净鼻孔周围并洗手。

八、滴耳药

选择清洁、整齐和安静的滴药环境。大人应修剪指甲，洗干净手，再给儿童滴耳药。了解儿童用药目的及耳部疾病问题,用前仔细查对药名、浓度,防止用错药。

滴耳药(如图 5-6 所示)时,让儿童侧身躺,病耳向上。滴耳液的温度不宜过低,以免刺激内耳前庭器官引起眩晕、恶心等反应,可将滴耳液交到儿童手中,并握热,保证滴耳液温度接近儿童正常体温。用医用消毒棉签轻轻擦拭外耳道内的分泌物,必要时(如儿童患中耳炎鼓膜穿孔,外耳道有较多脓液及分泌物)用 3‰ 的双氧水清洗,用医用消毒棉签拭净外耳道内的脓液。左手拉直外耳道,轻拉耳郭(儿童向后下提拉,充分暴露耳道)。右手持药瓶将药水从外耳道后壁滴入 2～3 滴药液,轻轻按揉耳屏使药液均匀分布充分流入耳道深处。在外耳道口塞一小块棉球,防止药液流出弄脏衣服。滴药后擦干净儿童的耳周,让儿童保持原卧位 3～5 分钟。

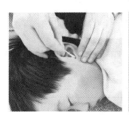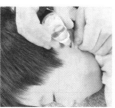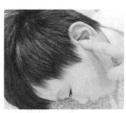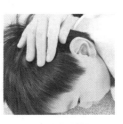

1.用医用消毒棉签轻轻擦拭儿童外耳道的分泌物　　2.儿童呈侧卧位或将头部向对侧倾斜,把耳廓轻轻向后下方拉,对准耳道　　3.轻轻按揉儿童耳屏,使药液均匀分布,充分流入耳道深处　　4.叮嘱儿童保持该侧卧姿数分钟,以确保药液充分作用于患处

图 5-6　滴耳药

 本章实训

实训名称　体温测量技术

一、实训目标

(1)熟练完成操作过程,巩固对体温测量知识的理解。

(2)通过操作练习与教师的指导,发现操作中的错误,逐步掌握体温测量的操作步骤与规范。

(3)在操作过程中意识到生命的重要性,关爱儿童生命。

二、实训准备

(1)场地:儿童保健实训室。

(2)器材:清洁容器(内备已消毒体温计 1 支)、另备一容器(放使用后的体温计)、含消毒液纱布或棉球、表(带有秒针)、记录表、笔、快速消毒剂、医疗垃圾桶、生活垃圾桶。

(3)分组:2 人一组。

三、实训过程

(1)每组分头练习,一人操作,一人观察,指出问题,交换练习,教师巡回指导与观察。

(2)教师推荐部分操作优秀的同学示范操作,指出部分有操作错误的同学的问题,帮助学生掌握操作规范。

四、实训评价

(1)每组相互考评,一人操作,一人按评分表打分。

可参考表 5-6 进行评分。

表 5-6　体温测量技术评分表

顺序	步骤	操作	口述	评分
1	核对	核对儿童姓名,评估儿童,向儿童解释操作的目的及方法,取得患儿的配合	××,你好,让老师看一下你有没有发烧,来给你测量体温,好吗?能告诉老师这 30 分钟内有没有进行过冷热敷,有没有吃东西和剧烈活动?有没有服药?没有,好的,让老师看一下腋下皮肤的状况吗?还好	15
2	测量体温	洗手、戴口罩。检查体温计是否完好,将体温计水银柱甩至 35 ℃以下	—	15
		根据儿童的情况、年龄等选择测量体温的方法,协助患儿取坐位或舒适卧位	—	15
		(1)测腋温:擦干儿童腋下的汗液,将体温计水银端放于儿童腋窝深处并贴紧皮肤,协助儿童屈臂过胸夹紧,防止滑脱,测量时间 10 分钟。 (2)测口温:将水银端斜放于患者舌下热窝处,闭紧口唇,用鼻呼吸,不能用牙咬体温计,测量时间 3 分钟	我现在帮你擦干腋下的汗液,这样给你量的体温才不会有错。我现在把体温计放在你的腋窝了,你把手臂弯曲起来经过胸口,夹住体温计,不要让体温计滑落了	20
3	记录读数	按规定时间取出体温计,并用含消毒液纱布擦拭后读取体温数值	体温是 36.8 ℃	10
		告知儿童体温的测量结果,并记录	你的体温是 36.8 ℃,是正常的	10
4	整理	整理儿童衣服	—	5
		按要求分类处理用物	—	5
		洗手、脱口罩	—	5
总分		—		100

(2)教师总结评价。

实训名称　温水降温法

一、实训目标

(1)熟练完成操作过程,巩固对温水降温法知识的理解。

(2)通过操作练习与教师的指导,发现操作中的错误,逐步掌握温水降温法的操作步骤与规范。

(3)在操作过程中意识到生命的重要性,关爱儿童生命。

二、实训准备

(1)场地:儿童保健实训室。

(2)器材:盆内盛温水、治疗盘内备长钳2把、敷布2块、凡士林、纱布、棉签,酌情备屏风。

(3)分组:2人一组。

三、实训过程

(1)每组分头练习,一人操作,一人观察,指出问题,交换练习,教师巡回指导与观察。

(2)教师推荐部分操作优秀的同学示范操作,指出部分有操作错误的同学的问题,帮助学生掌握操作规范。

四、实训评价

(1)每组相互考评,一人操作,一人按评分表打分。

可参考表5-7进行评分。

表5-7　温水降温法评分表

顺　序	步　骤	操　作	口　述	评　分
1	核对	核对患儿姓名,评估患儿,向患儿解释操作的目的及方法,取得患儿的配合	××,你好,刚刚给你量了体温,有点低热,老师给你敷一下额头,让额头不那么烫	15
2	降温	洗手、戴口罩,酌情关闭门窗	—	15
		协助患儿取舒适卧位	—	15
		将敷布进入温水盆内,用长钳夹起拧至半干,散开敷布敷在额头上	老师现在要开始给你敷额头了,你现在感觉怎么样?有不舒服要告诉老师	20
3	记录读数	每3～5分钟更换一次敷布,持续15～20分钟	现在给你换干净的敷布	10
		观察患儿反应和触摸额头温度	现在感觉还好吗	10
4	整理	整理床	—	5
		按要求分类处理用物	—	5
		洗手、脱口罩	—	5
总分		—		100

(2)教师总结评价。

 本章测验

一、选择题

1.发现儿童肋骨呈串珠样,行走时腿呈"O"形,怀疑患有(　　)。

A.贫血　　　　　B.佝偻病　　　　　C.锌缺乏症　　　　D.维生素A缺乏症

2.发现儿童体重不增,随后又出现体重下降,考虑儿童可能存在(　　)问题。

A. 营养不良　　　　B. 佝偻病　　　　C. 锌缺乏症　　　　D. 维生素 A 缺乏症

3. 病毒性肠炎的患儿不应该食用哪种食物?(　　)

A. 粥　　　　　　　　　　　　　B. 酸奶

C. 豆浆　　　　　　　　　　　D. 含有乳糖成分的配方奶

4. 发现儿童双眼视力相差 2 行及以上,考虑幼儿存在(　　)问题。

A. 近视　　　　B. 弱视　　　　C. 斜视　　　　D. 远视

5. 以下哪种药物更适于用于消炎止痒?(　　)

A. 糖皮质激素软膏　　　　　　B. 炉甘石洗剂

C. 痱子粉　　　　　　　　　　D. 红霉素软膏

6. 刚出生的新生儿需要接种(　　)。

A. 乙肝疫苗　　　　　　　　　B. 百白破疫苗

C. 麻风疫苗　　　　　　　　　D. 乙脑疫苗

7. 发现儿童皮肤有斑疹、丘疹、疱疹和结痂的皮疹,躯干皮疹较多,四肢较少,考虑可能患上(　　)。

A. 湿疹　　　　B. 痱子　　　　C. 水痘　　　　D. 麻疹

8. 发现儿童有发热症状,在口腔两侧的颊黏膜上有灰白色的小点,耳后和颈部出现皮疹,考虑可能患上(　　)。

A. 湿疹　　　　B. 痱子　　　　C. 水痘　　　　D. 麻疹

9. 以下哪种疾病是通过蚊虫传播?(　　)

A. 新冠肺炎　　　B. 乙脑　　　C. 流脑　　　D 手足口病

10. 学龄前儿童脉搏平均为(　　)次/分钟。

A.70～80　　　B.80～90　　　C.90～100　　　D.120～140

11. 儿童长出痱子,瘙痒难耐,使用(　　)进行消炎止痒。

A. 痱子粉　　　　　　　　　　B. 炉甘石洗剂

C. 糖皮质激素乳膏　　　　　　D. 红霉素软膏

12. 儿童防止龋齿的正确做法是(　　)。

A. 多吃蔬菜　　　　　　　　　B. 多吃饼干

C. 锻炼身体　　　　　　　　　D. 早晚刷牙

13. 传染病是由(　　)引起的一类疾病。

A. 病原体　　　B. 细菌　　　C. 病毒　　　D. 微生物

14. 病原携带者是重要的(　　)。

A. 病原体　　　B. 传染途径　　　C. 传染源　　　D. 易感者

15. 下列传染病中,由空气传播而引起的是(　　)。

A. 流行性乙型脑炎　　　　　　B. 细菌性痢疾

C. 甲型肝炎　　　　　　　　　D. 流行性脑脊髓膜炎

16. 腮腺炎的主要传播途径是(　　)。

A. 空气　　　B. 饮食　　　C. 土壤　　　D. 水源

二、简答题

1. 简述传染病发生和流行的三个环节。

2.如何预防学前儿童的上呼吸道感染？

3.佝偻病对学前儿童的生长发育有哪些影响？如何预防？

4.学前儿童缺铁性贫血应如何防治？

5.如何护理高热学前儿童？

三、分析题

1.炎热的夏天,小小的脸、颈部和胸部突然出现针头大小丘疹或丘疱疹,周围绕有红晕,成批出现,有痒、灼热和刺痛感,李老师用痱子粉帮助小小止痒。

请回答：

(1)李老师的做法对吗？为什么？

(2)如果你是李老师,你会怎么做？

2.今天早上,李老师发现小明拉肚子,粪便里有还没消化的鸡蛋颗粒,早上晨检时从小明妈妈那里得知今天小明吃了三个鸡蛋,为了缓解小明的症状,李老师让小明服用蒙脱石散进行止泻。

请回答：

(1)李老师的做法对吗？为什么？

(2)如果你是李老师,你会怎么做？

3.早上入园时,陈老师发现涛涛的嘴巴周围、手掌和脚掌长出了红色的疹子,其他一切正常,陈老师让涛涛入园了。

请回答：

(1)陈老师的做法对吗？为什么？

(3)如果你是陈老师,你会怎么做？

4.某幼儿最近晚上看不清物体,并出现皮肤干燥、粗糙,发干、易于脱落,及反复发生呼吸道、消化道感染等现象。

请回答：

(1)导致这些症状的原因可能有哪些？

(2)说出主要预防措施。

5.乐乐因流感导致体温升高至38 ℃,妈妈给乐乐脱掉衣服散热,奶奶看到后告诉乐乐妈要给乐乐多穿衣服,让乐乐发汗,只有发汗了才能够退烧。乐乐妈不同意奶奶的做法。

请回答:乐乐奶奶采用的护理方法对吗？为什么？

四、设计题

1.请设计一个幼儿园传染病防控方案,在班上分享。

2.请设计一个幼儿园晨检方案,在班上分享。

第六章 学前儿童心理健康的促进与心理问题的预防矫治

·知识目标·

(1)正确理解学前儿童心理健康的概念；
(2)掌握促进学前儿童心理健康措施；
(3)掌握学前儿童常见心理问题的预防矫正方法。

·能力目标·

(1)能够对学前儿童常见心理问题的行为进行行为分析；
(2)能够对学前儿童常见心理问题进行预防,并知道矫正方法。

·素养目标·

(1)树立正确的儿童观,热爱学前儿童,了解心理健康对人类发展的重要性；
(2)积极关注自身及学前儿童的心理健康。

·思维导图·

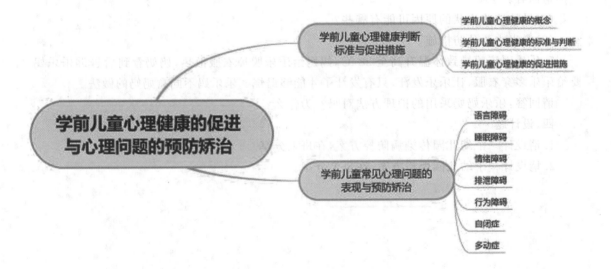

/ 情景导入 /

　　妞妞每天到托幼机构都会带一个家里的玩具熊。无论是洗手、吃饭、上厕所、睡觉都抱着它，一直到离园活动结束，都没让玩具熊离开过自己。有一天，妞妞上幼儿园时忘记带玩具熊了，就哭着闹着一直不肯进幼儿园，欢欢老师哄了半天也不行，拿其他的玩具熊也不行。妞妞妈妈很着急，以为妞妞出现了什么心理问题，于是向老师求助：为什么妞妞一直需要这个玩具熊呢？

讨论：

1.妞妞为什么会如此离不开这个玩具熊，她是否真的有心理问题呢？

2.学前儿童心理健康的标准有哪些？

第一节　学前儿童心理健康判断标准与促进措施

　　我国"十四五"规划纲要在"建设高质量教育体系"内容中明确指出：要全面贯彻党的教育方针，坚持优先发展教育事业，坚持立德树人，增强学生文明素养、社会责任意识、实践本领，培养德智体美劳全面发展的社会主义建设者和接班人。学前儿童心理健康是儿童全面发展的重要组成部分。重视儿童的心理健康对人与教育的发展以及与社会的进步具有重要的意义。

 新视野

中共中央国务院《"健康中国 2030"规划纲要》节选[①]

一、战略目标

　　到 2020 年，建立覆盖城乡居民的中国特色基本医疗卫生制度，健康素养水平持续提高，健康服务体系完善高效，人人享有基本医疗卫生服务和基本体育健身服务，基本形成内涵丰富、结构合理的健康产业体系，主要健康指标居于中高收入国家前列。

　　到 2030 年，促进全民健康的制度体系更加完善，健康领域发展更加协调，健康生活方式得到普及，健康服务质量和健康保障水平不断提高，健康产业繁荣发展，基本实现健康公平，主要健康指标进入高收入国家行列。到 2050 年，建成与社会主义现代化国家相适应的健康国家。

　　到 2030 年具体实现以下目标：

　　——人民健康水平持续提升。人民身体素质明显增强，2030 年人均预期寿命达到 79.0 岁，人均健康预期寿命显著提高。

---

　　① 中共中央，国务院印发《"健康中国 2030"规划纲要》中央有关文件：中国政府网 http://www.gov.cn/zhengce/2016 −10/25/content_5124174.htm.

——主要健康危险因素得到有效控制。全民健康素养大幅提高,健康生活方式得到全面普及,有利于健康的生产生活环境基本形成,食品药品安全得到有效保障,消除一批重大疾病危害。

——健康服务能力大幅提升。优质高效的整合型医疗卫生服务体系和完善的全民健身公共服务体系全面建立,健康保障体系进一步完善,健康科技创新整体实力位居世界前列,健康服务质量和水平明显提高。

——健康产业规模显著扩大。建立起体系完整、结构优化的健康产业体系,形成一批具有较强创新能力和国际竞争力的大型企业,成为国民经济支柱性产业。

——促进健康的制度体系更加完善。有利于健康的政策法律法规体系进一步健全,健康领域治理体系和治理能力基本实现现代化。

二、促进心理健康

加强心理健康服务体系建设和规范化管理。加大全民心理健康科普宣传力度,提升心理健康素养。加强对抑郁症、焦虑症等常见精神障碍和心理行为问题的干预,加大对重点人群心理问题早期发现和及时干预力度。加强严重精神障碍患者报告登记和救治救助管理。全面推进精神障碍社区康复服务。提高突发事件心理危机的干预能力和水平。到2030年,常见精神障碍防治和心理行为问题识别干预水平显著提高。

一、学前儿童心理健康的概念

(一)心理健康

近年来,心理健康越来越受到人们的重视。什么是心理健康? 心理健康是人的一种内在心理的体验。站在不同的角度,心理健康概念有不同的定义。

1946年召开的第三届国际心理卫生大会指出:心理健康是指在身体、智能以及情感上与他人的心理健康不相矛盾的范围内,将个人心境发展成最佳的状态。

世界卫生组织指出:心理健康是一种健康或幸福状态,在这种状态下,个体可以实现自我、能够应对正常的生活压力、工作富有成效和成果,以及有能力对所在社会做贡献。

在现代,我国学者从各自关注的角度出发对心理健康进行了阐释。[①]

(1)从健康三方面的协调来理解。有学者认为,心理健康是指个体在适应环境的过程中,生理、心理和社会性方面达到协调一致,保持良好的心理功能状态。

(2)从个体与外部的关系来理解。有学者将个体心理健康的本质理解为个体心理系统的和谐,包括个体内部心理系统的和谐和外部心理系统的和谐。

(3)从心理健康内涵结构的角度来理解。有学者认为,心理健康包括两层含义:一是无心理疾病;二是具有一种积极发展的心理状态,即能够维持自己的心理健康。主动减少问题行为和解决心理困扰。

伍新春(2006)主编的《心理健康概论》指出心理健康是个体在适应环境过程中,生理、心理和社会性方面达到一致,保持良好的心理状态。[②]

---

①　周念丽.学前儿童心理健康与教育[M].北京:中国人民大学出版社,2019:6.
②　刘文.幼儿心理健康教育[M].北京:中国轻工业出版社,2008:2.

从以上心理健康的定义,并结合现在社会环境的变化,心理健康应该是一种持续的、积极的心理状态,能保持认识、情感、意志、行为和人格完整协调,能够适应环境的变化,应对日常生活中正常的压力,能够充分发挥身心潜能,而不仅仅是没有心理疾病。

(二)学前儿童心理健康

学前儿童的心理健康相对于成人来说,具有自身的特点。何谓学前儿童心理健康?赵洪认为,学前儿童心理健康是指儿童的生理、心理和社会适应方面处于相互协调的状态,表现为学前儿童人格发展正常、具有强烈的求知欲、无心理障碍,在合理的需要和愿望得到满足后,其情绪表现出来的稳定或平静状态。[①] 刘文认为学前儿童心理健康是指心理发展达到相应组儿童的正常水平,情绪积极、性格开朗,无心理障碍,对环境有较快的适应能力。[②] 结合以上定义,学前儿童心理健康主要是指学前儿童生理、心理和社会适应性的相互协调的状态,主要表现为具备良好的自我意识,良好的情绪情感、行为习惯、个性心理品质和社会适应能力,无心理障碍与心理问题行为。

二、学前儿童心理健康的标准与判断

第三届国际心理大会曾认定心理健康的标志是:身体、智力、情绪十分协调;适应环境,人际关系中能彼此谦让;有幸福感,在工作、生活中能充分发挥自己的能力,生活的有效率等。[③] 对照心理健康标准,了解学前儿童心理健康状态,也是很有必要的。结合我国儿科心理医学专家、幼儿心理教育专家等的观点,概括地说,学前儿童心理健康的标准包括以下几点。

(一)动作发展正常

动作发展与脑的形态及功能密切相关,学前儿童躯体大动作和手指精细动作的发展水平处于正常范围内,是心理健康的基本条件。动作具有爆发力、有耐力、动作灵活和手眼协调是其心理健康的标志性特征。[④]

(二)认知发展正常

认知发展主要包括感觉、知觉、记忆、思维、语言、注意力、想象发展等。认知发展正常是儿童学习、生活的保障。如若某个儿童的某方面认知能力出现问题,那么其心理也将受到影响。学前时期是儿童认知发展极为迅速的时期,应避免因各种原因造成的脑损伤或不适宜的环境刺激,防止学前儿童产生不健康的心理。成人应该关注学前儿童感觉、知觉、记忆、思维、语言等认知能力的发展,若发现发展缓慢的情况,应该及时就医,促进学前儿童的正常发展。

(三)情绪安定、愉快

一个人的身心良好的平衡状态就是情绪稳定,积极的情绪状态反映了大脑及中枢神经系统功能的协调性。学前儿童的情绪容易外露,也容易受外界影响,具有冲动性和不稳定性。随着年龄的增长,学前儿童的情绪调节能力有所增强,稳定性逐渐提高,并开始能够初步疏导消

① 赵洪.学前儿童心理健康教育[M].武汉:华中师范大学出版社,2016:3.
② 刘文.幼儿心理健康教育[M].北京:中国轻工业出版社,2008:3.
③ 杨美男.学前儿童卫生与保健[M].北京:中国人民大学出版社,2019:179.
④ 周念丽.学前儿童心理健康与教育[M].北京:中国人民大学出版社,2019:12.

极的情绪。成人需要积极关注学前儿童的情绪状态,如果某个学前儿童整天闷闷不乐或易暴躁、发脾气,那么该学前儿童的心理可能是不健康的。

（四）人际关系和谐,乐于与人交往

陈鹤琴提出:凡人都喜欢群居的,幼小婴儿,离群独居,就要哭喊,2岁时就要与同伴游玩,到了五六岁,这个乐群心更加强了。[①] 人具有社会属性,需要在与不同的人交往中获得不同的社会需求,如安全依恋的需求、结交朋友的需求、接纳的需求、尊重的需求等。心理健康的儿童将会乐于与人交往,并与周围人关系和谐。反之,则存在一定的问题。

（五）个性特征良好,能适应环境

个性或人格是一个复杂的、多侧面、多层次的动力结构。它包括了气质、性格、体貌特征、智力与创造性、与人交往和适应变化着的环境的能力、动机、志向、兴趣、信念和人生观。[②] 而性格是个性中最核心、最本质的表现。它表现在对客观现实的稳定态度和习惯化的行为方式上。心理健康的学前儿童具有自信、勇敢、热情、积极、合作等性格特点,而心理不健康的学前儿童常常具有自卑、胆怯、冷漠、消极、孤僻等性格特点。

（六）没有严重或复杂的心理卫生问题

学前儿童不健康的心理往往以各种行为方式表现出来,诸如口吃、遗尿、多动、自闭等。心理健康的学前儿童应该没有严重或复杂的心理卫生问题。

三、学前儿童心理健康的促进措施

我国著名教育家陈鹤琴先生说:"我们知道幼稚期（出生至七岁）是人生最重要的时期,什么习惯、言语、技能、思想、态度、情绪都要在此时打下一个基础,若基础打得不牢固,那健全的人格就不容易建造了。"弗洛伊德的研究也表明早期经验对人后期发展有重要的影响,成年后的很多行为可以追溯到早期的经验。学前期的心理健康对人的发展有持续深远的影响。因此,我们需要高度重视学前儿童心理健康的发展。促进学前儿童的心理健康发展应该包括家庭、托幼机构和社会三个方面的教育作用,相互协调、相互补充。促进学前儿童心理健康的措施主要有以下几点。

（一）创设温馨、和谐的教养环境

温馨、和谐的教养环境是儿童心理健康发展的重要保障。为促进学前儿童心理健康发展,需要注重家庭、托幼机构和社会生活环境的建设。

1. 营造和谐有爱的家庭环境

学前儿童最先接触的基本是家庭环境,监护人应该营造和谐的家庭环境,促进儿童的健康成长。儿童早期的孕育环境、家庭的经济、父母的素质及教育行为都会影响儿童心理健康的发展。研究表明,不同类型的教养方式对儿童心理发展有着不同的影响,其中民主型的家庭教养方式对儿童心理发展最为有利。具体内容可见表6-1。

① 北京市教育科学研究所.陈鹤琴全集第二卷[M].江苏教育出版社,1987:692.
② 刘金花.学前儿童发展心理学[M].3版.上海:华东师范大学出版社,2013:5.

表 6-1　不同家庭教养方式对儿童心理发展的影响统计表

家庭教养方式类型	家庭特点及对儿童心理发展的影响
民主型	民主型家庭一般是民主、平等、互相尊重的家庭氛围。父母会比较尊重儿童,会给儿童更多自主、自由的权利,满足儿童的合理要求,也会正确对待儿童所犯的错误。在民主型家庭长大的儿童会更自尊、自信、自律性强、社会交往能力强等
控制型	控制型家庭一般较为专制、高控。其父母或父母一方会要求儿童无条件服从自己,无视儿童的合理要求,苛求儿童将事情做好,经常惩罚、训斥儿童。在控制型家庭环境中长大的儿童容易出现焦虑、冷漠、退缩、没有主见等心理问题和不良品质
溺爱型	溺爱型家庭对儿童过于关爱,几乎事事包办,对儿童有求必应,一味地从物质、行动上满足儿童。在溺爱型家庭环境中长大的儿童独立性差,不太成熟,自我控制能力较差,容易产生依赖、自私、任性、以自我为中心等心理问题和不良品质
忽视型	忽视型家庭父母由于工作较忙、离异或其他原因,没有时间管教儿童。其父母不干预儿童的事情,也忽视儿童的要求,不过问或很少过问儿童的事情。在忽视型家庭环境中长大的儿童容易出现生活习惯差、冷漠、退缩、自我控制能力较差等心理问题和不良品质

2. 创设温馨、和谐的托幼机构环境

《幼儿园教育指导纲要(试行)》中指出:"幼儿园必须把保护幼儿的生命和促进幼儿的健康放在工作的首位。树立正确的健康观念,在重视幼儿身体健康的同时,要高度重视幼儿的心理健康。"托幼机构应提供良好的物质环境及精神环境,促进幼儿心理健康的正常发展。因此,托幼机构应该严格按照国家级各个省市的相关规定进行适宜儿童发展的物质环境创设,同时也要营造温馨、和谐的托幼机构环境,建立良好的师生、同伴关系,关注学前儿童心理健康,让儿童在托幼机构中感到温暖,心情愉快,有安全感、信赖感,促进儿童身心和谐全面发展。

 新视野

幼儿园环境对儿童心理健康发展的影响[1]

第二次世界大战后,在德国有两所设备和食品质量都完全相同的幼儿园。但是,当调查人员对这两所幼儿园的幼儿健康状况进行调查时却发现,甲园幼儿的身心都很健康,情绪也很愉快;而乙园幼儿的身心健康状况却较差。迥异的结果使调查人员十分困惑,他们经过认真的调查分析之后,终于找到了原因。原来,甲园管理幼儿吃饭的保育员态度和蔼,富有爱心,在幼儿吃饭时总是以微笑、鼓励来对待和帮助幼儿,而乙园的保育员则对幼儿缺乏耐心与爱心,每逢

① 刘文.幼儿心理健康教育[M].北京:中国轻工业出版社,2008:39.

进食就训斥幼儿,致使幼儿一到进食时就害怕、流泪,甚至小便失禁,进餐时情绪低落,严重地影响了幼儿的食欲及消化吸收,最终对幼儿身心健康产生不利的影响。

3. 保持和谐、稳定的社会生活环境

社会生活环境主要是指儿童生活的大环境,比如社会的经济、文化、观念、生活方式等,对儿童的心理发展都会有影响。和谐、稳定的社会生活环境能促进学前儿童心理发展。若脱离了社会生活环境(比如印度的狼孩),其心理发展就会受到严重影响。时代飞速发展,手机、电脑、人工智能等技术的发展对儿童心理的发展也会产生相应的影响。另外,环境突变也将对儿童心理健康产生影响,比如2019年开始的新冠疫情使人们的社会生活发生巨大转变,对人们及儿童心理也产生了相应的影响。

 新视野

新冠疫情流行期间学前儿童心理健康状况调查情况分析①

2020年2月11日新型冠状病毒(Corona Virus Disease 2019,COVID-19)感染被 WHO 列为国际关注的突发公共卫生事件,截至3月7日12时,全球95个国家和地区累计确诊21302例 COVID-19感染患者,累计死亡418例。本研究于2020年2月12—20日通过问卷形式随机抽取全国32个省、市、自治区20597名学龄前儿童进行调查,由父母填写自编"新型冠状病毒流行期儿童心理健康状况调查表"。

本研究调查20597名儿童,其中男性10788名(52.38%),女性9809名(47.62%);居住地划分,城市11086名(53.82%),乡镇3543名(17.20%),农村5968名(28.98%);独生子女12250名(59.47%),非独生子女8347名(40.53%)。

一、COVID-19疫情期间家庭防护情况分析

在疫情暴发期,50.46%家庭会关注到儿童有无低烧、咳嗽,80%以上家庭采取戴口罩、居家消毒、勤洗手防护措施,93.82%家庭培养了儿童"打喷嚏或咳嗽时用纸巾或袖肘遮住嘴、鼻子"的良好卫生习惯,93.58%家庭未带儿童去户外或参加聚会,94.51%家庭根据社区或学校要求报告儿童健康。亲子互动时间和亲密度较疫情前增加的家庭分别占73.70%和69.85%。说明在 COVID-19疫情暴发期大多数家庭能快捷获得最新疫情信息,积极配合政府工作做好科学防护。多数家长重视戴口罩、勤洗手、居家消毒措施,注重儿童良好卫生习惯的培养,并且注重儿童心理防护。同时家庭亲子互动时间和亲密度较疫情前增加。

二、COVID-19疫情对儿童行为影响

对调查的儿童行为进行分析,结果显示,63.63%的儿童电子屏幕使用增多,37.39%的儿童作息不规律,20.37%的儿童睡眠不规律。31.26%的儿童出现"活动过多"行为,少部分儿童专注度和情绪改变。疫情暴发期儿童情绪比较平稳,只有11.52%和11.01%的儿童出现心情和脾气改变。可能和疫情未造成社会恐慌,加上良好的亲子互动,使得儿童对本次疫情威胁感

---

① 梁静,王朝晖,李燕晖,等.新型冠状病毒肺炎流行期间学龄前儿童心理健康状况调查及影响因素分析[J].中国儿童保健杂志,2020,(9):1034.(文章有删减,稍有调整)

受较轻有关。

三、学龄前儿童家庭相关因素对比

根据儿童性别、居住地及是否为独生子女进行分组,分析儿童家庭因素得分情况,得出性别比较仅家庭亲密度差异有统计学意义,女童家庭高于男童。独生子女家庭的家长情绪、家庭亲密度高于非独生子女家庭,疫情压力小于非独生子女家庭说明独生子女家庭家长更容易出现情绪问题,但感受的疫情压力较小。家长情绪、认知得分农村低于城市和乡镇;家庭亲密度得分农村低于乡镇、城市;疫情压力得分城市低于乡镇和农村。显示城市、乡镇儿童家长更容易出现情绪和认知问题,疫情压力感受城市家长较城镇、农村低。

四、影响儿童心理健康的相关家庭因素分析

儿童行为量表与其他分量表相关性分析显示,家长情绪、认知、疫情压力与儿童行为呈负相关,家庭亲密度与儿童行为呈正相关。

(二)重视托幼机构心理健康教育

托幼机构应该重视学前儿童的心理健康教育,管理者和幼儿教师需高度重视学前儿童心理健康的发展。总的来说,主要有以下几个方面。

1. 提高思想意识,加强心理健康理论知识学习

园长是托幼机构的灵魂,幼儿教师是实施教育的主体。托幼机构全体教师应该提高思想意识,高度重视学前儿童心理健康的发展。目前我国大部分教师对学前心理健康教育方面理论和知识还比较薄弱。因此,托幼机构应该组织教师收集大量有关心理健康教育的资料,把握学前心理健康发展的规律、系统地学习学前儿童心理健康教育的概念、原则、途径和方法等,提高对学前儿童心理健康教育的认识。

2. 心理健康教育与一日活动相融合

关注学前儿童的心理健康,应该贯穿一日生活中。首先,教师需要在一日生活中的各个环节观察学前儿童的行为表现,如果发现学前儿童有异常心理行为,应该寻求专业的支持,与家庭、社会共同促进学前儿童心理健康的发展。其次,教师要有意识地将心理健康教育纳入一日生活中,比如在游戏活动中有角色游戏时,学前儿童可以选择互换角色、创设情节,学会如何与同伴友好相处。这将促进学前儿童自我意识、社会交往和适应能力的发展。又如当学前儿童出现矛盾冲突时,教师应尝试让学前儿童自己解决。在一日生活的每一个环节,教师都需要以学前儿童为中心,站在学前儿童的角度进行教育,尊重学前儿童的人格和权利。教师在一日生活中多关注学前儿童的心理健康,将为学前儿童心理的健康发展打好基础。

3. 心理健康教育要与教学实际相结合

有条件的托幼机构应该开设系统的学前儿童心理健康教育课程,无条件开展课程的托幼机构,教师也需要将学前儿童心理健康教育与教学实践结合进行探索、研究。例如,在语言活动中,教师有意识地培养学前儿童的表达能力,让学前儿童能表达自己的真实感受和想法;在健康活动中让学前儿童了解自己的情绪,意识到怎么调节自己的情绪等;在艺术活动中培养学前儿童的审美能力、交往能力、合作能力等。教师将心理健康教育与教学相结合,将会更好地促进学前儿童心理健康的发展。

4. 心理健康教育和家庭教育相统一

家庭教育对学前儿童心理健康的发展具有举足轻重的作用,托幼机构的心理健康教育一

定要取得家长的支持与配合。托幼机构可以开设有关学前儿童心理健康教育知识讲座或培训机会,帮助家长提高认识。也可以开展一些对健康有益的亲子活动,让家长和学前儿童的关系更加密切。另外教师也可以加强和家长的联系,共同关注学前儿童心理健康的发展。

5.心理健康教育要注意学前儿童个体差异

每个学前儿童都是独一无二的存在,都具有自身的特点。教师在重视学前儿童群体心理健康的同时,也需关注个体的心理健康实施个别教育。例如,教师可以对个别问题突出的学前儿童进行教育和指导,并与家长联系,咨询专家,必要时进行专业的心理治疗。

(三)加强心理问题儿童的教育干预

成人需要按照心理健康的标准,通过观察、调查、筛查、诊断等方法,及早发现学前儿童各种不同的心理障碍及问题儿童的相关信息,了解其主要症状,原因分析,并提出解决对策。对于不同程度心理问题的儿童,需要采取不同的解决方案。

1.重点关注处理轻微心理问题儿童

对于轻微心理问题的儿童,托幼机构和家庭应该仔细分析其出现问题的原因,再针对具体的情况,共同予以关注和引导。这类儿童应该主要以教育和行为指导为主,及时纠正他们的问题行为。

2.寻求专业支持,治疗明显心理问题的儿童

对于有明显心理问题的儿童,托幼机构和家庭应该寻求相关医院及专业人员给予筛查、诊断,确认学前儿童存在具体的心理问题后,再进行专业的治疗与教育干预。

大家来分享

通过网络等途径搜索学前儿童心理健康的重要性,并分析学前儿童心理健康对人一生的影响的资料,在班上分享。

第二节　学前儿童常见心理问题的表现与预防矫治

学前儿童正处于心理发展的关键时期,容易受到各种不良环境和因素的影响。学前儿童常见的心理问题主要包括心理障碍及相关的问题行为。儿童心理障碍(mental disorder)指在儿童期因某种生理缺陷、功能障碍或不利环境因素作用下出现的心理活动和行为的异常表现,主要从个体的行为、认知、情感或躯体几个方面所表现的症状模式来界定[1]。儿童心理障碍或异常的原因主要是遗传与生物学因素、家庭因素和社会环境因素交互作用的结果。[2] 有些心理障碍及问题行为会随着学前儿童年龄的增长自然消失,有些则需要经过矫治得以纠正。总的来说,学前儿童常见心理障碍及问题行为有以下几类:语言障碍、睡眠障碍、情绪障碍、排泄

---

① 毛萌,江帆.儿童保健学[M].4版.北京:人民卫生出版社,2020:109.
② 毛萌,江帆.儿童保健学[M].4版.北京:人民卫生出版社,2020:110.

障碍、行为障碍、自闭症、多动症等。

一、语言障碍

(一)口吃

口吃又称为结巴,主要是指讲话不流畅,不自主地语言重复、延长,造成说话困难。除去病理原因外,学前儿童口吃多是因为模仿或精神紧张造成的,如果成人不重视,将对学前儿童的心理产生较大的影响。

案例呈现

口吃的佳佳

佳佳小朋友是个性格内向的孩子。在其与家人或同伴沟通时,有口吃现象。比如他和爷爷沟通是否去赶集时,会说:"爷一爷,今一天去赶一集吗?"与班级同伴交流时,他也会拉长口音:"你一看我的车一车神奇吗?"班主任君君老师发现这个问题后,与佳佳妈妈进行了沟通,佳佳的爸爸是一名军人,平时对佳佳很严格,家庭氛围有点紧张。佳佳在家有点害怕爸爸,也害怕说话。

1. 行为表现

第一,讲话比较急促,语速太快,没有正常的节奏与停顿。

第二,语气不连贯,有字音重复、停顿和词句中断现象。

第三,讲话时通常伴有身体用力、胸闷、气短等现象,严重时甚至还出现脸部肌肉抽搐、痉挛现象。

2. 主要原因

第一,遗传因素,有些口吃是家族遗传病。

第二,生理原因,有些口吃是语言神经中枢发育不良和神经生理异常,也就是与发音、语言理解,甚至读书写字有密切关系的神经系统发生障碍。

第三,疾病的影响,如儿童脑部感染、头部外伤,以及患有百日咳、麻疹、流感、猩红热等传染性疾病后也易引起口吃。

第四,紧张焦虑的情绪,学前儿童在刚开始学习语言时,难免会存在发音不准、吐字不清的情况,如果这时成人过多指责,将会使学前儿童一说话就紧张、焦虑,从而引起口吃。

第五,模仿,在学前儿童学习语言的过程中,会模仿周围有口吃现象的人,从而引起口吃。

3. 预防与矫正

如果是遗传、生理及疾病的原因,患儿需要前往相关医院进行专业治疗。除去以上原因,有以下预防及矫正方法。

第一,增强意识,有目的地进行语言训练。如果家长发现学前儿童有口吃现象,一定要有目的地进行语言训练,引导学前儿童感兴趣的话题,比如说出最喜欢吃的食物、最喜欢玩的游戏、最喜欢去的地方等。

第二,营造宽松、民主的学习语言氛围。家长在引导学前儿童学习语言时,切勿营造一种紧张的气氛,因学前儿童口吃责骂学前儿童,一定要多尊重学前儿童,让学前儿童在一种轻松的氛围下慢慢纠正口吃现象。

第三,冷却处理,淡化处理学前儿童口吃现象。成人在面对学前儿童口吃时,可以适当地冷却处理,让学前儿童口吃现象在不被"关注"的情形下自动消失。

(二)缄默症

学前儿童缄默症主要指已获得语言能力的学前儿童,因为环境或其他因素的影响,会沉默不语。

案例呈现

不敢与人打招呼的月月

月月今年 6 岁了,她在家里会和爸爸妈妈、爷爷奶奶说很多话。但是一有客人来,爸爸妈妈就让她与客人打招呼,月月每次都会往自己房间跑,或者躲在爸爸妈妈的身后。到了托幼机构,月月只喜欢和自己玩得好的彤彤一起说话,一起玩,不太喜欢和其他小朋友说话和游戏。

请你判断月月是属于哪一种缄默症类型,作为幼儿教师,你应该如何引导家长帮助月月呢?

1. 类型与行为表现

第一,全缄默。全缄默患儿在任何场面下都一言不发,对他人普遍缺乏情感反应,胆小,焦虑,言语发育迟缓,经常做刻板、重复的动作。

第二,场面缄默。某些学前儿童在特定的场面或人物面前出现无言症状。

2. 主要原因

第一,遗传因素。部分缄默症与先天的遗传有关,有些学前儿童先天性智力低下、言语发育迟缓。

第二,后期教养方式。有些学前儿童的缄默情况是后天不良的教养方式引起,比如:长期缺乏家庭的关爱,或者学前儿童家长又溺爱又过于严格,还有些家长对学前儿童的语言要求过高,如果学前儿童语言出现错误,就会立马指责,使得学前儿童心理压力过大。

3. 预防与矫正

第一,营造宽松、民主的教养方式。家长应该营造宽松、民主的教养方式,让学前儿童感觉到轻松、温馨的氛围。让学前儿童在这种氛围里爱说、敢说、想说。

第二,积极鼓励的方法。当学前儿童与熟悉的叔叔阿姨等人交谈时,家长可以鼓励学前儿童;如果学前儿童主动与人交谈,家长可以适当表扬。

第三,运用榜样示范法。家长可以借助身边的榜样或者故事中的榜样,引导学前儿童主动与人交谈。比如在引导学前儿童学习儿歌"见面歌"时,可以询问学前儿童:"儿歌中的幼儿园小朋友是怎么打招呼的? 那小朋友还可以和叔叔阿姨怎么打招呼呢?"

二、睡眠障碍

学前儿童在睡眠发育过程中会有许多睡眠障碍。一般来说,学前儿童的睡眠障碍主要有夜惊症、梦魇、睡行症等。

(一)夜惊症

夜惊症又叫睡惊症,属觉醒性异态睡眠。夜惊症在儿童中的发生率为 $1\% \sim 6.5\%$,主要见于学前儿童以及学龄儿童。起病年龄通常在 4～12 岁。发作频率通常在发病初期最高,而且发病年龄越小,发作越频繁。[1]

案例呈现

奇怪的贝贝

有一天,贝贝入睡后不久,突然大声哭喊起来,并坐起,两眼直视,表情恐惧,叫他则不予理睬。后来,贝贝醒来,完全不记得这件事情。

1. 行为表现

夜惊症一般发生在慢波睡眠阶段入睡后的 0.5～2 小时之内出现。发作时学前儿童突然哭叫、惊起、手足舞动、表情惊恐、气急颤抖,并伴自主神经功能亢进症状,如心动过速、呼吸急促、皮肤潮红、多汗、瞳孔散大、肌张力增加;对呼唤无反应、意识蒙眬、缺乏定向力。严重者一夜发作多次,发作持续 1～10 分钟后又复入睡,次日不能回忆发作经历。发作时可伴有不连贯的发声、排尿现象。[2]

2. 主要原因

第一,夜惊症的发生与白天情绪紧张有密切关系,多由心理因素所致,如父母离异、亲人伤亡、受到严厉惩罚等,都会使学前儿童受惊和紧张不安。

第二,睡前精神紧张也会引起夜惊症,如看惊险电影、听情节紧张的故事,或被恐吓后入睡,以及卧室空气污浊、室温过高、被盖过厚、手压迫前胸、晚餐过饱等均可引起发作。

第三,有些肠胃疾病等也可导致夜惊症。

3. 预防和矫治

对于有夜惊症的学前儿童,一般不需要药物治疗,随着学前儿童年龄的增长,大多数学前儿童的夜惊症会自行消失。预防和治疗夜惊症,首先要创设良好的家庭氛围,缓解学前儿童紧张情绪,建立安全感,注意其生活的规律性。对于频繁发作者可睡前使用小剂量镇静药物。

(二)梦魇

梦魇指从噩梦中惊醒,能生动地回忆梦里的内容而引起焦虑和恐惧状态的一种睡眠障碍,多发生在后半夜,多见于 3～6 岁的学前儿童。

1. 行为表现

梦魇是一种睡眠障碍,表现为学前儿童的睡眠不踏实,常做噩梦,并伴有呼吸急迫,心跳加快,自觉全身不能动弹,惊醒后,仍有短暂情绪失常,脸色苍白,表现出紧张、害怕和出冷汗等症状。[3]

2. 主要原因

引起梦魇的原因较多。主要有以下几个原因。

第一,白天受到惊吓,导致精神紧张、焦虑不安。

① 毛萌,江帆.儿童保健学[M].4 版.北京:人民卫生出版社,2020:144.
② 毛萌,江帆.儿童保健学[M].4 版.北京:人民卫生出版社,2020:144.
③ 俪燕君,方卫飞.学前儿童卫生保健[M].北京:高等教育出版社,2019:82.

第二,患有肠道寄生虫、呼吸道感染等器质性疾病。

第三,临睡前吃了较多的食物;睡觉姿势不正确,导致胸口压迫等。

第四,部分年长儿童频繁梦魇发作应排除精神疾病,如精神分裂症或创伤后应激障碍。

3. 预防和矫治

白天应避免学前儿童在精神上受到强烈的刺激,避免看一些恐怖的书籍、电影或电视等。在临睡前尽量让学前儿童情绪保持轻松、愉快的状态,缓解学前儿童压力,遵守有规律的作息制度,不可过度疲劳,及时治疗身体上的疾病。

(三)睡行症

睡行症的患者在睡眠中发作,起床后在室内或户外做一些简单刻板的动作,不易唤醒。很多儿童(15%~40%)至少出现过一次睡行,研究表明,大约17%的儿童会出现规律的睡行症,而3%~4%会频繁发作。[①]

1. 行为表现

睡行症的发作通常开始于觉醒意识不清,也可以开始于儿童突然从床上起来。在睡行症发作期间,患儿看起来是困惑和茫然的,眼睛通常是睁开的,并且可能嘟囔发声或答非所问。偶尔的情况下,睡行症的患儿表现为激动。睡行症患儿典型的表现是笨拙的,会表现出奇怪的行为,比如往衣柜上撒尿。睡行症患儿的表现多种多样,如淡定地走到父母的卧室、走下楼梯、离开房子爬上阳台或者屋顶,可发生跌落、受伤等意外,睡行症患儿可伴发夜惊症。发作时难以唤醒,醒后儿童表现意识蒙眬。发作可能在不适当的地方自行中止,或儿童继续回床睡觉,次日不能回忆。[②]

2. 主要原因

引起睡行症的因素主要有遗传因素、发育因素、环境及其他因素。

第一,遗传因素。家族有睡行症患者的经历时,可以遗传至后一代。

第二,发育因素。年幼儿童由于睡眠结构中慢波睡眠占比高且持续时间较长;因此在年幼儿童中普遍存在觉醒性异态睡眠,随年龄增长逐渐减少和消退。[③]

第三,环境及其他因素。通常情况下,睡眠不足、睡眠没有规律、睡觉时膀胱充盈、陌生环境睡觉、睡眠环境嘈杂、近期周围有意外或令人紧张的事情发生可诱发睡行症的发生。

3. 预防和矫治

对于有睡行症的儿童,一般偶尔出现的睡行症无须治疗,如果多次发作应及时就医。在儿童发生睡行症时,成人不需要惊恐焦虑,也不宜唤醒儿童以免影响儿童情绪。成人需要创设良好的睡眠环境,保证儿童充足的睡眠和有规律的睡眠等。

三、情绪障碍

学前儿童偶尔出现焦虑、悲伤、痛苦、发脾气等消极情绪,属于正常的情绪表现。如果儿童的消极情绪数周、数月及数月以上,将有可能形成相关的情绪障碍。情绪障碍是学前儿童时期

---

① 毛萌,江帆.儿童保健学[M].4 版.北京:人民卫生出版社,2020:143.
② 毛萌,江帆.儿童保健学[M].4 版.北京:人民卫生出版社,2020:143.
③ 毛萌,江帆.儿童保健学[M].4 版.北京:人民卫生出版社,2020:143.

容易出现的一种心理障碍。学前教育阶段情绪障碍主要有以下几种。

(一)暴怒发作

暴怒发作是指学前儿童遇到一点小事、受到一点挫折就大发脾气。

案例呈现 👤

睿睿怎么了

睿睿和妈妈一起去逛超市,睿睿很喜欢超市的大型玩具枪,硬要妈妈买。妈妈对睿睿说了家里还有很多玩具枪,这一次先不买。此时的睿睿就开始哭闹、尖叫、在地上打滚、用头撞墙、抱着妈妈的腿不肯走。

1. 行为表现

在暴怒发作时,学前儿童情绪失控,其行为往往无法劝阻,在个人要求或欲望没有得到满足时,大喊大叫、哭闹、尖叫、在地上打滚、用头撞壁、撕扯自己的头发或衣服,伴有骂人、踢打或攻击别人,还可出现呕吐、遗尿或屏气发作。

2. 主要原因

引起儿童暴怒发作的主要原因是家庭养育过程中的溺爱,家人对儿童各种要求一味满足,使儿童缺乏自我调控情绪的能力,长此以往养成习惯,一旦条件无法满足,则出现发脾气甚至暴怒。另外,被忽视也是引起儿童暴怒发作的原因之一,有些儿童为了获得更多家人的关注而发脾气或暴怒发作。

3. 预防与矫治

第一,预防儿童的暴怒发作,应树立讲道理、讲礼貌的榜样供他们学习,不要过于溺爱和迁就儿童。在第一次发作时,家长不要妥协,坚持讲道理,绝不迁就儿童不合理的要求。

第二,从小培养儿童合理宣泄消极情绪。让他们了解处理消极情绪的方法。

第三,对于少数暴怒发作行为较为严重的儿童,应该给予行为治疗。例如,当儿童发作时,将其暂时安置在一个单独的房间里,给予短暂的隔离,使其的暴怒发作不引起人的注意,从而使发作的频率逐步降低。每次发作平息后,要认真地教育,使其认识到自己的错误。如果儿童能在某一次克制自己没有发作,应及时予以表扬和奖励。

(二)屏气发作

屏气发作是指因儿童发脾气或需求未得到满足而剧烈哭闹时突然出现呼吸暂停的现象。一般发生于6月龄至3岁左右的婴幼儿。3岁以后逐渐减少,6岁以上儿童很少发生。

1. 行为表现

屏气发作时,患儿在过度换气后会出现屏气、呼吸暂停、口唇青紫、四肢僵硬等症状,严重者还会出现短暂的意识障碍,之后肌肉迟缓,恢复原状,随后哭出声来。[①] 一般持续时间30秒至1分钟,严重时持续2～3分钟。

2. 主要原因

父母焦虑,过度呵护与关注儿童的教养态度易使儿童发生屏气发作。

---

① 麦少美,高秀欣.学前卫生学[M].2版.上海:复旦大学出版社,2009:132.

3. 预防与矫治

第一,为父母提供咨询指导,解决亲子关系和儿童与环境间的冲突,发作时不宜惊恐焦虑。在注意安全的前提下,不予理睬。

第二,教育父母保持一致的教养态度,避免表现过度焦虑。

第三,一般无须药物治疗,发作症状严重时可以用药物治疗。

(三) 吮吸手指

在婴幼儿时期,吮吸手指是一种很常见的行为。年龄较大的儿童,当压力过大或缺乏安全感时,有可能通过吮吸手指这一动作来缓解焦虑,放松心情。

案例呈现

爱吸手指的冬冬

冬冬今年4岁了,平时无所事事或者很紧张的时候,冬冬总是会把小指放在嘴里吮吸,甚至有时候手指都被吸得肿起来。家人和老师对此都很着急,不知道该怎样纠正。

1. 行为表现

吮吸手指是将手指放入嘴中吮吸的一种行为。在日常生活中,有些幼儿会时不时地吮吸手指。

2. 主要原因

当学前儿童处于陌生环境下没有安全感或者压力较大的时候,比较容易出现吮吸手指的行为,他们通过这一动作来缓解焦虑,满足当时的心理需要。

3. 预防与矫治

学前儿童吮吸手指的行为,一般随年龄的增长会自行消失。若能及早发现和纠正,则可及早治愈。预防学前儿童吮吸手指关键在于运用正确的喂养方法,进行定时、定量喂养,让他们从小养成良好的生活和饮食习惯。[①] 同时还可以用学前儿童感兴趣的活动去分散他们对吮吸手指行为的注意力。此外,还可以增强这些学前儿童的安全感,对他们多给予爱护,使他们在心理上获得满足。

(四) 焦虑障碍

焦虑是人对可能造成心理冲突或挫折的某种事物和情况反映出的一种不安情绪,会引起强烈的负面情绪和紧张身体症状[②]。

1. 行为表现

处在焦虑中的学前儿童,一般会出现烦躁、胆小、害怕、食欲缺乏、注意力不集中、出汗等症状。在幼儿园阶段,儿童焦虑的常见表现有分离焦虑和陌生人焦虑。

2. 预防与矫治

第一,改变教育环境和教育方法。成人要营造温馨、舒适的教育环境,让儿童有安全感,合

---

① 周念丽.学前儿童心理健康与教育[M].北京:中国人民大学出版社,2019:43.
② 赵洪.学前儿童心理健康教育[M].武汉:华中师范大学出版社,2016:149.

理要求儿童,多鼓励、表扬儿童,缓解儿童的焦虑情绪。

第二,转移注意力。当儿童出现焦虑情绪时,成人要用儿童感兴趣的人或事物转移儿童的注意力,如好玩的玩具、游戏、好朋友等,来缓解儿童的焦虑情绪。

第三,适度宣泄。成人应该接纳儿童的焦虑情绪,允许儿童适当的宣泄,儿童宣泄完后,成人安抚儿童的情绪,再给予爱的支持与肯定,从而将焦虑转为健康的情绪。

第四,药物治疗。特别严重的患儿,可以用抗焦虑药治疗。

(五)恐惧障碍

恐惧是指对当前的危险情绪,个体具有强烈的逃离倾向。[①]

1. 行为表现

学前儿童在恐惧时,一般会出现发抖、惊叫、回避、心跳加速等症状。恐惧的主要表现是儿童对某些事物或者某些情境的害怕,害怕的事物如某些动物、陌生人、火等;害怕的某些情境如怕丢、怕被拐骗等。表 6-2 为不同年龄儿童的恐惧对象统计表。

表 6-2　不同年龄儿童的恐惧对象统计表[②]

年　龄	恐　惧　对　象
0～6 个月	巨声、失去支持
6～9 个月	陌生人
1 岁	分离、外伤、如厕
2 岁	幻想中的生灵、死亡、强盗
3 岁	狗、孤独一人
4 岁	黑暗
6～12 岁	上学、外伤、自然灾害、社交

2. 预防与矫治

儿童恐惧症预防与治疗基本同于焦虑症。成人要营造温馨、舒适的教育环境,让儿童有安全感。避免看一些恐怖的书籍或电影、电视等。尽量让学前儿童情绪保持轻松、愉快的状态,缓解儿童压力,适当转移儿童的注意力,让其不再恐惧。

四、排泄障碍

学前儿童排泄障碍主要表现为遗尿症。遗尿症又称尿床,主要是指学前儿童在熟睡时会不自主地排尿,有些儿童白天也会不能控制自主地排尿。

案例呈现

尿裤子的田田

田田在幼儿园小班,爷爷奶奶带的,平时爸爸妈妈工作比较忙,对他照顾比较少。刚上幼

---

① 赵洪.学前儿童心理健康教育[M].武汉:华中师范大学出版社,2016:15.
② 朱家雄.学前儿童心理卫生与辅导[M].长春:东北师范大学出版社,2003:39.

儿园时,田田很容易尿裤子,有时老师发现了问他:"田田,你是不是又尿裤子啦?"她犹豫半天才站起来,满脸通红。

1. 主要原因

第一,遗传因素。研究发现,大约70%的遗尿儿童的亲属具有遗尿病史。

第二,神经系统发育不全。学前儿童的神经系统发育不全,当学前儿童进入睡眠状态时,对尿刺激不敏感,儿童不能及时醒来进行排尿。

第三,疾病因素。有些疾病如膀胱炎、蛲虫症等也会引起学前儿童遗尿。

第四,排尿训练方式不当。有些家长没有给儿童进行排尿意识的训练,比如长期使用尿不湿,使儿童不具备排尿的习惯。

第五,其他因素。比如有些儿童心理压力过大,睡觉前喝太多水等其他原因。

 新视野

随机抽样的流行病学调查①

里奇曼等人曾对英国伦敦的3岁儿童做过随机抽样的流行病学调查。调查发现,在这些儿童的行为问题中最为常见的是夜间尿床,其中男童占44%,女童占11%;在每6个儿童中有1个儿童对事物有奇特的嗜好;14%的儿童在夜间经常惊醒;12%的儿童不能控制排便;12%的儿童有不同程度的过度恐惧;8%的儿童注意出现困难;5%的儿童易发脾气;3%的儿童心情不愉快;2%的儿童过分忧虑。

2. 预防与矫治

关于遗尿症的预防与矫正,主要有以下几点。

第一,进行科学、合理的排尿训练。家长要认真观察,掌握儿童排尿的时间规律,定时提醒、训练儿童进行排尿,使之形成排尿习惯,改善遗尿现象。

第二,建立合理的生活制度。家长应该让儿童建立合理的生活制度,白天玩耍不能过度疲劳,晚上睡前不能喝太多的水。

第三,到医院进行诊治。如果是由疾病引起遗尿的儿童,家长应及时带领儿童到医院进行疾病的诊治。

五、行为障碍

学前儿童在成长过程中,因为情绪、压力、个性、家庭教养方式等,会出现一些行为的偏差,主要有以下行为。

(一)攻击性行为

攻击性行为是有意伤害他人的行为。

---

① 赵洪.学前儿童心理健康教育[M].武汉:华中师范大学出版社,2016:135.

案例呈现

爱打人的迪迪

迪迪，三个月前刚来到幼儿园，就被教师称为"最有攻击性的幼儿"。迪迪很容易被其他幼儿惹恼，然后他就会用一种无法阻止的行为来攻击他人。他会用各种方式：打人、咬人、抓别人的头发、扇别人的耳光、推人、踢人和跳到别人的身上。从一开始，班里的其他小朋友就不喜欢迪迪。活动时，他通常也是一个人玩，没有人愿意待在他旁边。即便是这样，迪迪还是会和别的小朋友发生争端。有时，他会走到某个小朋友身边，一把抓住那个小朋友正在玩的东西，说："我想玩这个。"假如那个小朋友不给，迪迪就会开始打那个小朋友。有时候他想加入某个游戏小组，假如那个小组不愿意接纳他，他也会和那个小组的小朋友打架。这种行为每天都会发生三四次。

1. 行为表现

当儿童遇到挫折时，会出现焦躁不安，往往会出现语言攻击或动作攻击两种行为表现。语言攻击表现为说脏话、骂人等，动作攻击表现为推人、咬人、抓人、打人或借助棍棒等工具打人。

2. 主要原因

著名心理学家班杜拉做过著名的"儿童攻击性行为"的研究，他认为学前儿童的攻击性行为是通过观察模仿习得的。对攻击性行为研究的结果显示，导致攻击性行为的原因很多，但是其中家庭教养方式和家庭氛围是主要的影响因素。

3. 预防与矫治

第一，树立正面的榜样。成人需要注意自身榜样的作用，以身作则，不能用武力对学前儿童进行教育或者对待身边的人与事。

第二，监控暴力性电视剧或电子游戏。成人需要监控学前儿童，避免学前儿童观看电视中过于暴力的画面或者玩暴力性游戏等，鼓励和引导学前儿童观看富有正能量的节目。

第三，学习调节情绪的方法。当学前儿童有情绪时，要让学前儿童学会认识自己的情绪，并用恰当的方式去宣泄情绪，尽量避免儿童用破坏性、攻击性的方式去发泄情绪。一般在幼儿园，教师可以开展相关的教育活动，引导学前儿童认识各种各样的情绪，教给学前儿童一些情绪表达的方法，如玩游戏、唱歌、玩水等，还可以专门设置引导学前儿童调节情绪的区域。

第四，提供充足的材料与空间。托幼机构的学前儿童多，如果材料不足，空间又过密，则会引起学前儿童争抢玩具，进而引发攻击性行为。教师需要合理地设置区域及材料，特别是小班，需要准备丰富的、同样的玩具材料供学前儿童游戏。

第五，及时干预，引导纠正。当发现学前儿童有攻击性行为时，成人一定要及时引导，而不能忽视。要使学前儿童意识到遇到问题用暴力是不能解决问题的，要让学前儿童明白什么行为是正确的，什么行为是错误的。如果学前儿童存在严重的攻击性行为，如咬人、打人时，成人在与其讲道理后，应该采取相应的措施，如惩罚、取消其某些权力、不许参加某些活动、让其反思等。

案例呈现

《小人国》"抢棍子"片段

在户外游戏时,巴学园发生了"抢棍子"事件,池亦洋抢走了同伴陈炳栋的棍子,陈炳栋大哭,老师们帮助陈炳栋一起向池亦洋要回,池亦洋恼怒,挥着棍子要打人:"我要把你们都打成肉泥!"大李老师在引导发怒的池亦洋时说:"你不可以这样子对付别人,这个棍子本来就是陈炳栋的,归他所有,你把他的抢走了,这是不对的,请你还给陈炳栋。在这个世界上用暴力去征服别人的人是没有出息的。你不可以用暴力,我相信你也不会用暴力征服别人,对吧?"随后大李老师对陈炳栋说:"池亦洋他是愿意还给你的,池亦洋其实也是一个很好的人,他很愿意把你的东西还给你,其实你坚持要就可以得到的。"后来池亦洋将棍子给了陈炳栋。大李老师对池亦洋说:"谢谢你!谢谢你还给他!"

(二)告状行为

告状,是幼儿园出现比较频繁的行为,它指的是当儿童发现某种行为与托幼机构规则或教师的要求不符合时,向教师倾诉的一种行为。爱告状是3～6岁的儿童的一种正常现象,说明儿童已经具备初步的是非判断能力。4～5岁是儿童告状的高峰期。儿童常常会以自我为中心,总是觉得别人的做法是错误的,自然就产生了告状行为,希望通过告状来获得长辈的认同。儿童向长辈告状说明他内心有某种需求希望能够得到满足。如在与小朋友发生冲突时,被人欺负受了委屈时,希望得到公正解决而求助于父母和爷爷奶奶。儿童的这种告状行为,有时也与长辈过分溺爱、袒护不无关系。

1. 主要原因

一般来说,儿童告状行为有以下几个原因。

第一,道德激发的告状行为。道德感发展是学前儿童"告状"行为最主要的原因。道德感是儿童评价自己或其他儿童的行为是否符合社会道德行为标准时所产生的内心体验。在道德发展的基础上,儿童为了维护正义或维护规则而检举他人破坏规则的行为。有时候儿童对是非观念还没有正确的认识,他们喜欢把成人说的话当成准则,特别是教师的话,如果看到其他儿童违背,他们就要告诉老师。

第二,寻求成人关注。有些儿童的告状行为是因为希望引起成人的关注与关心,从而获得一种安全感与依恋感。

第三,试探成人。学前儿童告状有时是试探成人某些行为是否允许。如果成人默认,他们就可以实施这些行为,如果成人不允许,则他们就不会做。

2. 预防与矫治

第一,正视儿童的告状行为。成人需要接纳儿童的告状行为,认识到喜欢告状是每个人成长过程中都会经历的事情,既不可简单粗暴,也不能放任自流。成人不能对儿童的告状行为烦恼,这种态度容易伤害到儿童的自尊,尤其是真正受了委屈的儿童。

第二,引导学前儿童合理解决冲突。当儿童与同伴产生一些小冲突或摩擦时,尽量让他们自己正确面对,合理解决。有时家长适当做做观众看儿童如何化解矛盾未必不是一件好事。

儿童之间的事情,能自行处理,父母不参与、不掺和为最好。要正确引导儿童自行化解与小伙伴的摩擦,不要随便告诉父母寻求帮助。

第三,适当介入,公平公正地处理。如果儿童确实因为受了委屈而告状,成人要尊重儿童的感受,认真倾听儿童的心声,给予他们必要的安慰,然后与他们一起讨论解决问题的最佳方法和途径,公平公正地处理,让他们在处理问题的过程中不断成长。久而久之,儿童告状的现象自然就会慢慢减少乃至消失。

(三)说谎行为

从个体发展的经历来说,几乎每个人都有说谎的经历。从道德的角度来说,说谎是不被成人接纳的。儿童时期的说谎有其特殊性。研究发现,儿童说谎现象较为复杂,主要分为以下类型。

1.主要类型

第一,无意说谎。由于儿童思维、想象、记忆、判断等能力的发展,儿童会将自己想要发生的事情,当成已发生的事情。

第二,有意说谎。有意说谎主要指儿童为了某种目的说谎。如希望得到表扬、奖励或避免责备等。还有些儿童为了"好玩"而说谎。

案例呈现

"说谎"的小天

小天刚到幼儿园就和欢欢老师说,她今天非常开心,昨天爸爸带她去坐旋转木马啦。后来,欢欢老师在与妈妈接触时发现小天爸爸前几天出差了,说出差回来,再带小天去坐旋转木马。而小天把自己想的事情当作了真实事情。

2.预防与矫治

日本心理学家河合隼雄谈到,成人要区别两种谎话,有趣的谎话和防卫自己利益的谎话。对于后者需要处罚,对于前者需要宽容。成人需要慎重对待学前儿童的说谎行为。[①] 如果是无意说谎,不用过度紧张,适当引导即可。对于有意说谎,需要了解其原因,明白儿童说谎的后果,正面引导,鼓励儿童说实话,成人也需要以身作则,为儿童树立学习的榜样。

第一,对儿童说谎要有正确认识。成人对待儿童说谎要有正确的认识,不用过度紧张,不要遇到儿童说谎就认为儿童品质败坏,严厉责怪。家长需要保持良好的心态对待儿童的说谎行为,对于年幼儿童混淆了想象与现实或者有趣的一些谎言,要宽容面对。

第二,了解儿童说谎的原因,正确引导。如果儿童由于合理的愿望没满足而说谎,成人需要满足其正常需要,并引导儿童表达自己的需要。如果儿童主动说出实情,成人也要肯定、强化其正确的行为。如果儿童的愿望不合理,成人需要与其讲道理,分析不合理的地方,并鼓励表达其真实想法,给儿童说真话的空间,如果儿童是有意说谎,成人也需要适当地惩罚,并说明惩罚的原因与目的。

---

① 〔日〕河合隼雄. 孩子与恶[M].李静,译.上海:东方出版中心,2014:4.

第三,创设诚信环境,潜移默化引导。成人要为儿童创设诚信的环境,让儿童学习身边诚信的榜样。成人也需要以身作则,信守承诺。

第四,运用文艺作品,预防说谎。成人可以与学前儿童讨论说谎与诚实的绘本故事,对预防说谎有意义。如《华盛顿砍樱桃树》的故事,可以引导儿童讨论华盛顿是个怎样的孩子,他在看到爸爸生气时是怎么说的。

新视野

绘本故事——《华盛顿砍樱桃树》

华盛顿小时候很诚实。一天,父亲送给他一把小斧头。那小斧头崭崭新新的,小巧锋利。小华盛顿很高兴。他想:父亲的大斧头能砍倒大树,我的小斧头能不能砍倒小树呢? 我要试一试。他看到花园边上有棵樱桃树,微风吹得它一摆一摆的,好像在向他招手:"来吧,小华盛顿,在我身上试试你的小斧头吧!"

小华盛顿高兴地跑过去,举起小斧头向樱桃树砍去,一下,两下……樱桃树倒在地上了。他又用小斧头将小树的枝叶削去,把小树棍往两腿间一夹,一手举着小斧头,一手扶着小树棍,在花园里玩起了骑马打仗的游戏。

他的爸爸回家后,看见被砍断的小树,非常生气,因为这棵樱桃树花了很多钱才买到,是华盛顿的爸爸最喜欢的一棵树。

华盛顿看见爸爸很生气,心里虽然很害怕会被处罚,但还是鼓起勇气跟爸爸说:"爸爸,樱桃树是我砍的! 我只是想试试您送我的斧头是不是很锋利。"

华盛顿的父亲看到他有勇气承认自己的错误,不但没处罚他,反而大大称赞他:"好孩子,你的诚实让我很欣慰,因为即使是一万棵樱桃树也比不上一个诚实的孩子啊!"

(四)恋物行为

有些学前儿童会对某一物品产生强烈的依恋感,并且从中获得安全感。儿童依恋的物品可以是家中的小被子、小玩偶、玩具等,在其依恋一个物品时,常常需要带在身边,吃饭、睡觉也需要,如果离开该物品时,儿童就会变得焦虑、哭闹。

1. 主要原因

第一,生理因素。当儿童身体接触这类毛绒玩具或其他依恋物品时,可以促进其感知觉的发展,内心也会变得舒服。

第二,心理因素。儿童恋物大部分是因为内心需求没有得到满足,没有获得家人十足的关爱,内心缺乏安全感。

2. 预防与矫治

恋物行为并不是一种病态的行为,成人首先要正视学前儿童的恋物行为。只要儿童的行为、情绪、智力等方面发育正常,恋物行为就不是异常的。针对学前儿童恋物,成人需要用宽容的心态来对待,切勿操之过急。总的来说,可以通过以下几种方法预防与矫治。第一,成人端正心态,循序渐进引导。成人需要以接纳的心态对待儿童的恋物行为,儿童恋物是一种正常的表现,需要成人耐心的引导,切不可粗暴地将儿童依恋的物品拿走。第二,扩大学前儿童社交,减少对物品依恋。成人应该多带儿童到人多的地方,鼓励儿童大胆交往,结交不同的朋友后,可以一起游戏,从而淡化对物品的依恋。

（五）"偷窃"行为

偷窃,也是在学前儿童时期会出现的一种行为。成人都认为偷窃是一种恶行,对于学前儿童的偷窃,成人需要用一种宽容与开拓的思维去对待。不妨试想一下:你的童年有过偷窃吗?回想童年时的偷窃行为,又是一种怎样的回味与体验?同说谎一样,我们也需要鉴别儿童"偷窃"行为的类型。

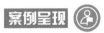 **案例呈现**

"偷"橘子的妞妞

妞妞是一个在乡间长大的孩子,她家有两个很大的橘园。在一天放学后,妞妞和小朋友们一起走在一个新种的果园时,有小朋友提议去"偷"橘子,于是一群小朋友就去偷橘子,偷完橘子后,妞妞觉得很好玩,也很刺激。除了偶尔偷偷农田里的农作物和一些果实,妞妞没有偷过其他的东西。

1. 主要类型

第一,无意偷窃。学前儿童的有些偷窃行为并不是真正意义上的,很多时候学前儿童"以自我为中心",很难分清你的、我的。对于年龄小的儿童,拿到自己喜欢的东西就以为是自己的。这种无意的拿取,不属于真正意义上的偷窃。

第二,"调皮捣蛋"的偷窃。在成年人的眼中,偷盗是一种恶行。但在儿童的心里,有时"偷窃"纯属调皮捣蛋的好玩。比如偷偷摘西红柿,觉得没被人发现会很快乐,甚至觉得有点刺激。

第三,想要占有的"偷窃"。有些学前儿童看到同伴有玩具,自己也想拥有,就偷偷拿回家。

2. 预防与矫治

第一,正确对待学前儿童"偷窃行为",营造宽松包容的家庭氛围。面对学前儿童的"偷窃"行为,成人不需要过度紧张,也不需要首先责怪学前儿童,而要营造宽松包容的家庭氛围,了解学前儿童"偷窃"的真实想法,让儿童敢于说出自己真实的想法。

Rutter 儿童行为问卷

第二,了解偷窃行为的原因,区别对待。成人在了解学前儿童的真实想法后,需要分清儿童"偷窃"的类型,如果儿童属于无意偷窃和"调皮捣蛋"的偷窃,成人可以稍微引导。如果儿童是想要占有的"偷窃",成人可以适当引导,在合理的情况下,家长可以满足儿童的相关需求。

第三,创设诚信环境,潜移默化引导。家长在日常生活中应注重诚信,和学前儿童沟通时更需要诚信,答应儿童的事情尽量做到,如果实在没有做到,需要和儿童解释原因,并做好后续的事情。

六、自闭症

自闭症也称孤独症谱系障碍,是一组以社会交往障碍、言语和非言语沟通障碍、狭隘兴趣及重复刻板行为为主要特征的神经发育性疾病。[①] 20世纪中期报道孤独症为罕见病,近年来的流行病学调查数据显示全球范围内自闭症患病率均有上升趋势,全球自闭症的患病率为0.6%。我国对0～6岁残疾儿童的抽样调查显示,自闭症在儿童致残原因中占据首位。世界卫生组织指出,自闭症是目前全球患者数增长最快的严重疾病之一,已成为严重影响生存质量、影响人口健康的重大问题之一。[②] 2007年12月18日联合国大会通过的第62/139号决议规定,从2008年起,每年的4月2日被定为世界关爱孤独症日(World Autism Awareness Day),简称为世界孤独症日,旨在提高人们对自闭症的认识,同时宣传早期诊断和干预治疗自闭症的重要意义。[③] 自闭症的病因至今尚未明确,但可以肯定的是遗传因素和环境因素被认为是较为重要的因素。

案例呈现

孤独的佳佳

佳佳是3岁儿童,张老师刚见她时,发现她在幼儿园基本不和其他人沟通,刚开始老师还以为她刚上幼儿园存在入园适应的问题。后来张老师渐渐发现,佳佳在幼儿园总是玩自己的小玩具,在班级的行走路线也很固定。她记忆力很好,认识许多字,平时喜欢自己玩,自己说话,生活在自己的世界里,不与其他小朋友交流,有时会拍手尖叫。

1. 行为表现

第一,社会交往障碍。自闭症儿童不会与人交往,主要表现为不与他人对视或对视短暂,不主动与其他人交流,对别人的呼唤也不理不睬,极少微笑,不听指挥等。

第二,语言交流障碍。该类儿童经常沉默不语或者讲话比同龄人晚,不会主动与人交谈,也不会主动用手势等其他肢体动作来表达自己的情绪情感,或者模仿别人说过的话、自言自语、刻板重复性语言、明知故问等。

第三,刻板行为。该类儿童常常出现一些刻板行为,比如每天的日常作息必须是固定的,外出走路时需要走相同的路线等。

2. 主要原因

第一,遗传因素。遗传因素研究发现自闭症的同胞患病率为3%～5%,存在家族聚集现象。

第二,环境因素。包括母孕期和围生期压力、有毒化学物质先天性感染免疫和代谢等。母孕期遭受家庭不和、失业、至亲死亡等社会压力,或学前儿童早年生活环境比较单调,缺乏情感、语言的交流。

---

① 毛萌,江帆. 儿童保健学[M]. 4版. 北京:人民卫生出版社,2020:121.
② 毛萌,江帆. 儿童保健学[M]. 4版. 北京:人民卫生出版社,2020:122.
③ 毛萌,江帆. 儿童保健学[M]. 4版. 北京:人民卫生出版社,2020:122.

第三,脑损伤等因素。主要是孕期和围生期对胎儿造成的脑损伤,如孕母病毒感染、产伤引起的脑损伤等。

3. 矫治方法

第一,康复训练。康复训练应加强儿童基本生存能力的训练,如生活自理能力训练、语言训练、购物训练等。

第二,行为矫正。成人需要对学前儿童的行为理解与宽容,耐心地对儿童的异常行为进行矫正。

第三,药物治疗。自闭症儿童必要时需要进行药物治疗。

 新视野

儿童孤独症测试①

有的孩子对什么都很淡漠,不爱学习,喜欢长时间地做一种单调的游戏,不爱说话,心理医生称这种孩子可能得了某种"孤独症"。下面的一组题目可以帮助您测试和诊断,以便及早注意,防止形成"孤独症"。每题用"是"或"否"回答。选"是"得1分,选"否"得0分。

1. 与其他儿童一起游戏和交往感到困难。A. 是 B. 否

2. 对声音和语言感到迟钝。A. 是 B. 否

3. 厌恶学习。A. 是 B. 否

4. 对各种危险,如玩火、登高、在街上乱跑等,缺乏应有的认识。A. 是 B. 否

5. 已经养成的习惯就坚决不改变。A. 是 B. 否

6. 不爱说话,有时宁愿用手势表示意愿也不用语言表达。A. 是 B. 否

7. 常常无缘无故地微笑。A. 是 B. 否

8. 不是像一般的婴幼儿那样弓着身子睡觉,而是僵硬地伸直腿脚睡觉。A. 是 B. 否

9. 精力异常充沛,有时可半夜醒来,一直玩到早晨,次日仍不疲倦。A. 是 B. 否

10. 不愿和任何人的目光接触。A. 是 B. 否

11. 对某件事物可能产生特殊的爱好和依恋,抓住不放。A. 是 B. 否

12. 喜欢旋转圆形物体,而且可以长时间做出同样动作。A. 是 B. 否

13. 重复、持续地玩一些单调的游戏,如撕纸、摇铁筒中的石块等。A. 是 B. 否

14. 怪僻孤独,不合群。A. 是 B. 否

结果参考解释:

10~14分:您的孩子有较严重的孤独症倾向,要到有关机构进行心理咨询;

5~9分:您的孩子有较明显的孤独症倾向,需要您在日常生活中注意引导和矫正;

0~4分:您的孩子正常,基本无孤独症倾向。

---

① 麦少美,高秀欣. 学前卫生学[M]. 上海:复旦大学出版社,2009:134.

新视野

关于自闭症的电影推荐:《星星的孩子》《海洋天堂》《雨人》《自闭历程》等。

七、多动症

多动症又称注意缺陷多动障碍(attention deficit hyperactivity disorder,ADHD),指表现持续的与年龄不相符的注意力不集中、多动和冲动为核心症状的儿童,可造成儿童的学业、职业表现、情感、认知功能、社交等多方面的损害,同时可合并品行障碍、对立违抗障碍、情绪障碍、学习障碍等多种心理病理表现。多动症患病率一般在3%~5%之间,男多于女,比例为9:1~4:1。[①]

案例呈现

爱动的丽丽

丽丽在日常生活中,特别调皮、淘气,做事无持续性,自我约束能力差。比如她和哥哥一起玩玩具,她刚拿了一个芭比娃娃,玩了不到一分钟,又换成了一个小恐龙,然后玩了不到一分钟,又换了其他玩具。丽丽在幼儿园有效注意力极短,甚至无故扰乱活动秩序,经常在集体活动时东张西望,有时也会跑出去。根据妈妈反映和老师的长期观察,丽丽没有固定的兴趣爱好。

1. 行为表现

第一,注意力缺陷。该类儿童不能很好地集中注意力,注意力容易分散并转移。研究发现,注意力不集中是该类儿童最显著的特征。这类儿童不能专注一件事,往往容易从一件事转移到另外一件事上。当玩玩具时,拿了这个玩具又会玩另外一个玩具,上课时,也无法集中注意力。

第二,容易多动。患有多动症的学前儿童表现为好动,容易哭闹,难以安静地坐在椅子上。这类儿童的"好动"和正常儿童的"好动"有很大的区别。这类儿童的好动行为变化无规律,活动比较杂乱,缺乏目的性和组织性。

第三,情绪和行为异常。情绪变化剧烈,易兴奋,对挫折耐受能力低,易对不快刺激做出过激反应,易表现攻击行为,如好起哄、恶作剧、欺负同学、打架斗殴,易发展为品行障碍,青春期后易构成少年犯罪。团体排斥通常易使儿童孤立,沉湎网络游戏、自我幻想、不当方式招惹他人等。

第四,学习困难。智力虽正常,但因注意力分散多动而难以学习和记忆,可伴有语言理解与表达困难。学习困难多出现于小学三年级以后,学习成绩下降时加重厌学和逃学行为。

---

① 毛萌,江帆.儿童保健学[M].4版.北京:人民卫生出版社,2020:134.

第五,社交问题,多数 ADHD 儿童存在社交问题,不受同学欢迎、遭受团体排斥、缺乏朋友、恃强凌弱、好自我为中心、干扰别人。社交不良也与其语言表达能力不佳有关。

在观察学前儿童是否患有多动症时,需要慎重。对于多动症怀疑者,可以到专业的机构进行咨询、筛查,也可借助量表进行初测(见表 6-3)。如果合计各项总分为 15 分及以上分数者,建议家长带儿童到医院或专业的治疗机构进行确诊。

表 6-3　学前儿童多动症量表①

症　　状	没有 (0 分)	有时 (1 分)	经常 (2 分)	总是 (3 分)
活动过多,一刻不停				
兴奋激动,容易冲动				
打扰其他孩子				
做事有头无尾,不能有始有终				
坐立不安、坐不住				
注意力不集中,容易分心				
必须立即满足需求,容易灰心丧气				
经常哭泣、大声叫喊				
情绪不稳,容易变化				
脾气暴躁,常有不可预测行为				
合计总分				

2. 主要原因

第一,遗传因素。研究表明,如果家庭有该类症状的病史,其子女患多动症的概率也将增加。

第二,脑部损伤。研究发现,产前、产时、产后轻微的脑损伤是引起多动症的重要原因。另外脑外伤、难产、早产、颅内出血等都有可能导致多动症。

第三,环境污染。研究发现铅中毒等其他环境污染也是引起患儿多动症的重要原因。

第四,其他因素。家庭不当的教养方式也可能引起该病的产生。

3. 预防与矫治

目前专业的教育与心理治疗是矫正多动症的主要途径,成人在发现儿童具有多动症症状时,一定要先到专业的医院或机构进行确诊。确诊后应结合专家的建议进行积极的治疗。一般来说,主要有以下几种方法。

第一,行为疗法。这是最主要的一种方法,主要是对儿童进行集中注意力的培养及训练和自控训练,如视觉注意力训练、听觉注意力训练、动作注意力训练等。在动作注意力训练中可以和儿童进行搭建积木作品的游戏,尝试让学前儿童进行简单的作品搭建,作品完成后可以慢

---

① 王练.学前卫生学[M].北京:高等教育出版社,2011:121.(略有改动)

慢提高难度,从而加强其注意力的训练。

第二,多鼓励、表扬。儿童在训练注意力过程中,只要有进步,成人可以进行具体的表扬。同时消除紧张的气氛,让儿童在轻松的、正面鼓励的氛围里一点点进步。

第三,药物治疗。多动症儿童有必要使用一定的药物辅助治疗。学前儿童用药必须在专业的医院医生指导下进行,严禁家长自己给儿童开方抓药。

大家来分享

结合身边及自身的案例,并分析学前儿童一种或两种心理障碍及问题行为的表现与预防矫治及其他的想法,在班上分享。

本章实训

实训名称　实地调研,收集学前儿童不同心理障碍及问题行为的案例信息

一、实训目标

(1)通过实地调查,了解、收集学前儿童不同心理障碍及问题行为的信息。

(2)能对学前儿童不同心理障碍及问题行为的信息进行汇总、整理、分享。

(3)具有较好的小组合作意识,关爱学前儿童的心理健康。

二、实训准备

(1)分组,每组6~8人为宜。

(2)做好学前儿童不同心理障碍及问题行为的调查计划与访谈提纲等相关准备资料。

(3)熟悉特教机构或校企合作幼儿园的相关信息。

三、实训过程

(1)教师组织联系当地特教机构或校企合作幼儿园。

(2)学生以小组为单位,走进当地特教机构或幼儿园1~2家。通过对特教教师的访谈,对部分特殊儿童进行观察分析,对幼儿园保健医生及幼儿教师进行访谈,了解学前儿童常见的心理障碍及问题行为,并做好记录。

(3)学生通过网络以及阅读书籍查找相关学前儿童心理障碍和问题行为的文字及视频资料,了解所调查到学前儿童心理障碍与问题行为的病因、类型、表现、矫正等内容。

(4)学生结合对特教机构或幼儿园的实际调查数据以及自己查阅的资料,以"幼儿常见的心理障碍及问题行为的类型与矫正"为主题,每个小组做PPT课件,在课堂上进行汇报讲解。

四、实训评价

每组组员和指导教师共同总结评价,重点指出问题。

实训名称　情景模拟:学前儿童不同心理障碍及问题行为的矫正与处理

一、实训目标

(1)认真观察儿童,在观察、分析中识别学前儿童不同心理障碍及问题行为。

(2)能运用科学的方法在实践中矫正与处理学前儿童常见心理障碍及问题行为。

(3)关爱学前儿童,关心学前儿童的心理健康。

二、实训准备

(1)分组,每组6~8人为宜。

(2)每组学生需要全面熟悉学前儿童不同心理障碍与问题行为的表现与矫正处理方法。

(3)根据学前儿童的不同心理障碍及问题行为表现,小组可准备相关的道具。

三、实训过程

(1)以组为单位,每组又分为两小组,一小组扮演患有不同心理障碍的学前儿童,可以有几个人模拟。如:分离焦虑、攻击性行为、说谎、多动、爱哭闹等。另一小组模拟成人正确引导和教育有不同心理障碍的学前儿童。

(2)以小组为单位,总结引导不同心理障碍及问题行为常用矫治方法,并画出思维导图,分享在模拟实践中学习的体会与其他发现。

(3)将以上内容整理成文,并在全班分享。

四、实训评价

(1)全班讨论各组模拟实训结果,互评。

(2)指导教师总结评价,重点指出问题。

本章测验

一、选择题

1. (　　)年召开的第三届国际心理卫生大会指出:心理健康是指在身体、智能以及情感上与他人的心理健康不相矛盾的范围内,将个人心境发展成最佳的状态。

A. 1946　　　　B. 1948　　　　C. 1956　　　　D. 1958

2. (　　)家庭教养方式对学前儿童心理发展最为有利。

A. 民主型　　　B. 控制型　　　C. 溺爱型　　　D. 忽视型

3. 学前儿童的睡眠障碍不包括下面哪一项?(　　)

A. 夜惊　　　　B. 梦魇　　　　C. 屏气发作　　　D. 梦游

4. 对可能造成心理冲突或挫折的某种事物和情况反映出的一种不安情绪,会引起强烈的负面情绪和紧张身体症状。这是情感缺陷类型中的(　　)。

A. 焦虑　　　　B. 抑郁　　　　C. 恐惧　　　　D. 淡漠

5. 6~9个月的学前儿童对(　　)会感到恐惧。

A. 失去支持　　B. 陌生人　　　C. 分离　　　　D. 黑暗

6. 学前儿童说谎行为的类型主要有(　　)。

①有意说谎　　②安静型　　　③激动型　　　④无意说谎

A. ①②　　　　B. ③④　　　　C. ①③　　　　D. ①④

7. 2007年12月18日联合国大会规定从2008年起,每年的4月2日被定为(　　)。

A. 世界阅读日　　　　　　　　B. 世界地球日

C. 世界孤独症日　　　　　　　D. 世界睡眠日

二、简答题

1. 什么是学前儿童的心理健康?

2.简述学前儿童心理健康的标准。

3.简述学前儿童口吃的预防与矫治。

4.简述学前儿童偷窃的原因。

5.简述学前儿童入园分离焦虑的对策。

三、论述题

1.根据学前儿童说谎行为的原因与类型,思考托幼机构教师应如何对待幼儿的说谎行为。

2.试论学前儿童的攻击性行为的原因与对策分析。

四、分析题

1.李老师第一次带班,她发现中班幼儿比小班幼儿更喜欢告状,教研活动时,大班教师告诉她说中班幼儿确实更喜欢告状,但到了大班,告状行为就会明显减少。(2018年上半年《保教知识与能力》真题)

(1)请分析中班幼儿喜欢告状的可能原因。

(2)请分析大班幼儿告状行为减少的可能原因。

2.实习老师欢欢发现中班的悦悦与其他孩子有所不同,他没有什么朋友,常常一个人活动,也不喜欢参加集体活动。最明显的是他极其好动,集体活动时,很难集中精神,一会玩玩手指,一会又跑出活动室等,做什么事大都半途而废,有头无尾。

(1)请分析悦悦的行为可能属于哪种心理问题。

(2)针对上述情况,幼儿教师可以采取哪些措施?

第七章 学前儿童常见意外伤害事故与突发事件处理

· 知识目标 ·

(1)了解学前儿童意外伤害的特点及产生原因;

(2)掌握意外伤害事故的急救方法;

(3)知晓托幼机构安全教育内容,学会处理突发事件。

· 能力目标 ·

(1)能对学前儿童意外伤害事故采取正确的急救措施;

(2)能正确处理托幼机构的突发事件。

· 素养目标 ·

(1)意识到保障学前儿童安全和对学前儿童进行安全教育的重要性;

(2)热爱学前儿童,愿意做学前儿童安全的守护者。

· 思维导图 ·

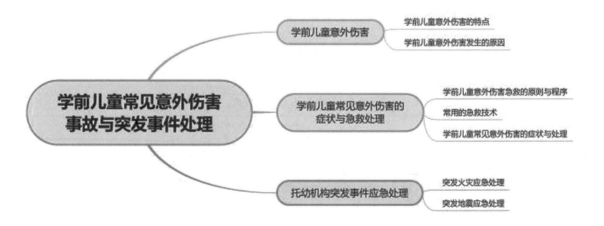

/ 情 景 导 入 /

　　有学者对 2010 年 1 月至 2015 年 9 月期间全国发生的"在园幼儿死亡事件"①进行互联网、报刊检索,选取其中由官方报刊公开报道或转载的 85 例真实事件进行统计分析,结果显示"窒息死亡"是当前在园幼儿死亡的主要类型,占 49.41%;3 岁及以下的低龄幼儿是在园幼儿死亡事件的主要受害群体,占 55.26%;在园幼儿死亡人数存在显著的城乡差异与办园性质差异,农村幼儿园发生在园幼儿死亡事件数和死亡人数都较城镇幼儿园更为严重,民办园发生在园幼儿死亡事件的数量是公办园的 13.17 倍,占事件总数的 92.94%;在园幼儿死亡事件的发生具有较为明显的时间分布规律,每学期初和每学期末是在园幼儿死亡事件爆发的高峰期。

　　想一想:

　　1.为什么我国每年那么多儿童死亡?

　　2.学前儿童意外伤害有什么特点?

第一节　学前儿童意外伤害

　　伤害是造成儿童,特别是出生后几个月婴儿致伤、致残和死亡的最重要原因之一。根据伤害的发生意图,可分为故意伤害和非故意伤害,其中非故意伤害又称为意外伤害。在《世界儿童伤害预防报告》(2008)中表明,当儿童成长至 5 岁时,意外伤害成为他们健康和生命的最大威胁,同时也是导致儿童残疾的主要原因。1991—1993 年,我国妇幼卫生项目县抽样调查结果表明,儿童伤害已成为我国 0～14 岁儿童死亡顺位第一位死因,5 岁以下儿童伤害的死亡率为 70.8/10 万,婴儿的伤害死亡率是 1～4 岁年龄组的 7.1 倍;农村婴儿伤害死亡率是城市的 10.8 倍,1～4 岁的儿童为 5.8 倍。儿童伤害问题为 21 世纪威胁儿童健康和生命的主要问题,常见儿童伤害分类见表 7-1。

表 7-1　常见儿童伤害分类

分类方法	伤害名称
按国际疾病分类标准(ICD-10)分类	①交通事故;②溺水;③中毒;④跌落伤;⑤烧伤、烫伤;⑥窒息;⑦砸伤;⑧其他(他杀、自杀、医疗事故等)
按伤害的原因分类	①窒息;②淹溺;③交通事故;④中毒;⑤跌落伤;⑥烧烫伤;⑦触电;⑧自然灾害(地震、洪水、泥石流、台风、雪崩、山体滑坡等);⑨砸伤;⑩其他伤害,如烟花爆竹引起的伤害、各种机械损伤或锐器伤、动物咬伤等

---

①　冯宝安,周兴平. 2010—2015 年在园幼儿死亡事件统计分析与解决对策[J].学前教育研究,2016(2):12.

分 类 方 法	伤 害 名 称
按伤害发生性质分类	①物理性伤害(如烧伤、烫伤、触电、跌落伤等);②化学性药物中毒、农药中毒、强酸中毒、强碱中毒、一氧化碳中毒等;③生物性食物中毒,狗、蛇咬伤,蜂蜇伤等
按伤害发生场所分类	①家庭伤害;②托幼机构伤害;③课余时间发生的伤害

一、学前儿童意外伤害的特点

要防止学前儿童发生意外伤害,需先了解学前儿童意外伤害的特点。

(一)学前儿童意外伤害发生的年龄差异

学前儿童意外伤害发生类型多样,但受年龄和生活所处环境的影响,存在明显的年龄差异。婴幼儿主要为跌(坠)落、烧(烫)伤或切割伤;学龄前儿童主要为碰撞、切割伤或跌(坠)落伤。随着年龄的增长以及活动范围的增加,跌(坠)落伤的比例逐渐降低,骑车、溜冰以及与体育活动有关的运动及机动车交通事故造成的伤害逐渐增多。

(二)学前儿童意外伤害发生的性别差异

男童意外伤害发生率明显高于女童,且随着年龄增加而加大。在学前儿童非致命性伤害方面,男童也高于女童。原因在于男童生性更顽皮好动,精力旺盛,活动频率高,喜好危险性和刺激性的游戏和玩具,因而接触危险性因素的机会相对多于女童,更易发生意外伤害。所以家长和教师应对此引起足够的重视,加强对男童意外伤害的预防工作。

(三)学前儿童意外伤害发生的类型差异

我国伤害死因中窒息为主要死因,占婴儿死亡的90%,其次是中毒、跌伤;溺水、溺粪占1~4岁儿童伤害的首位,其次是交通伤害。

(四)学前儿童意外伤害发生的地域差异

我国南方和北方意外伤害发生种类有差异。如南方儿童意外伤害发生率前三的是溺水、窒息、车祸,北方则是窒息、中毒、车祸。同时,城市和农村儿童意外伤害发生种类也存在差异。城市儿童交通事故发生率高,农村儿童溺水事故发生率高。

(五)学前儿童意外伤害发生的季节差异

春、秋季节温度适宜、凉爽,学前儿童的活动频率和时间增加,大量出汗使得他们神经调控运动的反应变慢,动作准确率降低,而单薄的穿着对身体的保护程度也不高,容易发生意外伤害。因此,春、秋季节学前儿童意外伤害发生率稍高。

(六)学前儿童意外伤害发生的场所差异

户外活动场所中,大型玩具的造型新颖、色彩鲜艳、玩法有趣,学前儿童在活动时兴奋忘形,缺乏自我保护能力,极易发生意外伤害,因此,大型玩具场所发生意外伤害的概率明显高于其他场所。

二、学前儿童意外伤害发生的原因

在托幼机构中,学前儿童发生意外伤害的原因是多方面的,主要包括学前儿童自身的因素、生活环境的因素、保教人员安全意识与托幼机构规章制度等因素。

(一)学前儿童自身的因素

1.学前儿童好奇好动,易冲动

学前儿童具有强烈的好奇心,活泼好动,充满探索欲望,情绪多变,这些都有可能使他们忽略周围的环境因素,丧失判断能力,从而出现各种事故。如好奇电扇转动的秘密伸手去摸电扇而受伤;站在小椅子上看窗外的情景而摔倒;拿起筷子对同伴指指点点而使对方受伤等。

2.学前儿童对危险认识不足

学前儿童年幼无知,缺乏对外界事物的理解和判断,更不会推理事物之间的关系。因此,经常由茫然无知的行为和对危险的无法判断而引发意外伤害事故。如自己玩耍棍棒时,丝毫考虑不到会伤害他人;突然从跷跷板上跳下等,会造成意外事故的发生;看着开水瓶倒却不知道躲开而被烫伤等。

3.学前儿童运动功能不完善

学前儿童的运动系统发育不完善,骨骼柔软富有弹性,坚硬程度低,抵抗外力的能力弱。因此,学前儿童极易摔倒、碰伤而发生骨折。1岁时,学前儿童学会了走路,但动作生硬、笨拙,头占身体的比例大且重,容易摔倒,且跌倒时四肢不会做出相应的调整,头面部便成了主要冲撞部位。随着年龄的增长、运动能力的提高,学前儿童受伤部位累及到四肢。2~3岁的儿童已能自如行走,但走、跑、跳的能力还很弱,相应的平衡、稳定性较差,常在活动中摔倒受伤。3岁之后的儿童运动能力有了明显的提高,但水平仍然较低,有时也会出现摔倒受伤的现象。

(二)学前儿童生活环境的因素

学前儿童生活的环境中存在着许多不安全因素。如上下楼梯、盥洗时,会因为拥挤、地滑等摔伤;有可能将小颗粒类的小玩具、生活用品或植物种子放进鼻孔、耳朵或嘴里。托幼机构集体生活中学前儿童多、教师少,易因照顾不周而发生意外。另外,场地不平整、墙角与玩具棱角锐利也是造成学前儿童意外事故发生的原因。

(三)保教人员安全意识淡薄

保教人员缺乏安全意识,或缺乏对危险事物的警觉性和应变能力等,都是一种安全隐患。10:00—14:30是幼儿园意外伤害发生的高峰期,[1]原因是教师在组织学前儿童集体活动后,思想由紧张状态进入放松状态,对学前儿童的安全监护有所松懈,而这时学前儿童正从兴奋期转入疲劳期,体力和自控能力明显下降。在对学前儿童实施保教过程中,保教人员容易重视教学而轻视安全,贪图方便而忽略危险排除,最终因麻痹大意而导致意外伤害事故的发生。

(四)托幼机构规章制度不健全

一般来说,托幼机构大多制定了门卫制度、饮食卫生制度等安全规章制度,但有些还不够完善,主要表现在两个方面:第一,安全规章制度中重视意外伤害发生前的预防,忽视意外伤害发生后的处理;第二,安全规章制度的执行缺乏力度,如有些托幼机构没有按门卫制度严格执行,有些接送制度有漏洞等。

---

① 柳倩.幼儿在园发生意外伤害的原因及预防对策[J].幼儿教育,2006(11):6.

新视野

事故金字塔[①]

在美国,专业安全审计员与国家游戏场安全研究所合作并遵循消费品安全委员会的指导方针,将伤害等级划分为从可能导致死亡或永久性残疾的一级伤害风险到可能会导致轻微损伤(如擦伤或碎片物刺伤等)的五级伤害风险。根据伤害等级形成了"事故金字塔"模型(如图7-1所示),以此来检查早期教育机构的户外游戏空间。

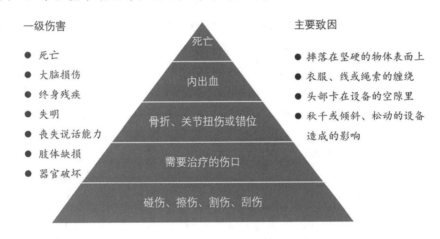

一级伤害
● 死亡
● 大脑损伤
● 终身残疾
● 失明
● 丧失说话能力
● 肢体缺损
● 器官破坏

（金字塔内）死亡／内出血／骨折、关节扭伤或错位／需要治疗的伤口／碰伤、擦伤、割伤、刮伤

主要致因
● 摔落在坚硬的物体表面上
● 衣服、线或绳索的缠绕
● 头部卡在设备的空隙里
● 秋千或倾斜、松动的设备造成的影响

图 7-1　事故金字塔

"事故金字塔"显示,大多数伤害都在金字塔的底部,造成金字塔顶端的伤害的情况较少(一级伤害),我们无法防止所有的碰伤、擦伤、小伤口和刮伤,这是童年经历的一部分,我们必须弄清楚导致伤害的主要原因并消除导致伤害的危险源,来防止一级伤害的发生。

大家来分享

通过网络等途径搜索学前儿童意外伤害事件,并分析这些意外伤害事件发生的原因,在班上分享。

第二节　学前儿童常见意外伤害的症状与急救处理

学前儿童意外伤害常常发生突然,危害大,及时、正确地实施救助可有效降低意外伤害对学前儿童身心造成的损害,甚至挽救其生命。因此,托幼机构的保教人员应掌握一些基本的急

---

① ［美］德布·柯蒂斯,玛吉·卡特.为生活和学习而设计——早期教育机构的环境变革［M］.朱金兰,译.南京:南京师范大学出版社,2018:273-275.

救知识和技能,一旦学前儿童发生意外伤害,能够在紧急关头,科学地进行必要、关键的救治,最大限度地降低学前儿童的痛苦和伤害。

一、学前儿童意外伤害急救的原则与程序

保教人员若想急救成功,必须要掌握急救的原则与程序。

(一)学前儿童意外伤害急救的原则

学前儿童意外伤害急救的基本原则是抢救生命、防止残疾、减少痛苦。

1. 抢救生命

呼吸和心跳是最重要的生命活动。所以,发生意外伤害事故后,首先要关注受伤儿童的呼吸和心跳是否正常。在常温下呼吸、心搏骤停4分钟以上,生命就有危险;超过10分钟则很难起死回生。所以一旦儿童的呼吸心跳出现严重障碍时,必须立即采取心肺复苏等急救措施,抓住最初的抢救时间,帮助儿童,以期恢复其自主呼吸,维持血液循环,同时联系急救中心。

2. 防止残疾

发生意外后在实施急救措施挽救生命的同时,要尽量避免损伤伤者,避免因抢救不当或延误抢救而造成终身残疾。特别是怀疑伤者有颈椎、腰椎等椎骨的损伤时,切忌随意搬动,以防骨折断端在搬运过程中将脊椎神经损伤,造成截瘫。

3. 减少痛苦

意外事故造成的损伤有些是很严重的,常常给学前儿童的身心带来极大的痛苦。如各种烧烫伤、骨折会带来巨大疼痛,甚至出现疼痛性休克,因此在处理包扎、固定、搬运时,动作要轻柔,位置要适当,语气要温和,稳定其情绪,缓解其恐惧心理,必要时可用镇痛药。

(二)学前儿童意外伤害急救的程序

学前儿童意外伤害的急救处理程序一般包括三个步骤:判断伤情→现场急救→启动紧急预案(如图7-2所示)。

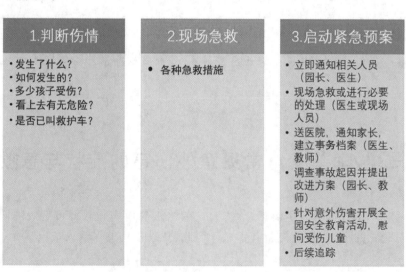

图 7-2　学前儿童意外伤害的急救处理程序

1. 判断伤情

一旦发生意外伤害,保教人员首先要保持镇静,迅速对受伤儿童的伤情做出初步判断,包括发生了什么? 如何发生的? 多少孩子受伤? 看上去有无危险? 是否需要叫救护车?

一般出现大量出血,昏迷,意识丧失,呼吸、心搏骤停等情况说明伤情很严重,需要打急救电话,同时现场急救,救护车来到后送医院治疗,并通知家长。如果伤情不严重,可以通知保健医生,根据伤情进行处理,并通知家长。在紧急处理意外伤害时,如果受伤儿童较多,应先急救伤情严重者。但要关注受伤没有哭闹的儿童,因为可能已经丧失知觉,或许情况更严重。

2. 现场急救

当学前儿童出现呼吸、心跳停止,大量出血,呼吸道异物堵塞,骨折等紧急情况时,需进行现场急救,争取时间抢救生命。

3. 启动紧急预案

意外伤害发生后,需要启动紧急预案让更多的人员参加到急救过程中。常见的学前儿童紧急预案程序包括六步:第一,立即通知相关人员(园长、医生);第二,现场急救或进行必要的处理(医生或现场人员);第三,送医院,通知家长,建立事务档案(医生、教师);第四,调查事故起因并提出改进方案(园长、教师);第五,针对意外伤害开展全园安全教育活动,慰问受伤儿童;第六,后续追踪。如果儿童伤情严重,现场人员在进行急救处理的同时,要大声呼救请求他人帮助;其他救援人员将未受伤的儿童带离现场,避免现场混乱或引起其他儿童紧张、害怕。

二、常用的急救技术

当学前儿童发生意外伤害,保教人员应根据意外伤害的情况采取不同的处理措施。其中有一些常用的急救技术是需要牢牢掌握的。下面介绍心肺复苏、止血与包扎和海姆立克法等三种常用的急救技术。

(一)心肺复苏(CPR)

心肺复苏(cardiopulmonary resuscitation,CPR)是指在心跳、呼吸骤停的情况下所采取的一系列急救措施,其目的是使心脏、肺脏恢复正常功能,使生命得以维持。引起儿童心跳、呼吸骤停的原因,一是疾病所致,二是意外伤害,包括呼吸衰竭、新生儿窒息、婴儿猝死综合征、外伤、败血症、神经系统疾病、溺死、中毒等。新生儿和婴儿死亡的主要原因是先天性畸形、早产的并发症和婴儿猝死症等;而意外伤害逐渐成为导致年长儿童死亡的主要原因。心肺复苏是个复杂的过程,它主要是通过胸外按压和人工呼吸的方式,促使患者迅速建立起有效循环和呼吸,使患者心、脑等身体重要器官获得最低限度的紧急供氧。对于学前儿童心跳、呼吸骤停,应在黄金4分钟内完成基本生命支持。如果儿童得不到抢救,会造成脑和其他重要器官组织的不可逆伤害。

1. 迅速评估和启动急救医疗服务系统

当学前儿童发生了意外伤害时,需要迅速评估环境对抢救者和儿童是否安全,评估儿童的反应性、同时判断呼吸和大动脉搏动(婴儿触摸肱动脉、年长儿童触摸颈动脉或股动脉,5~10秒之内作出判断),迅速决定是否需要心肺复苏。检查呼吸如图7-3所示。

2. 迅速实施心肺复苏

当学前儿童心跳呼吸停止或怀疑停止时,应尽早进行心肺复苏,除呼吸因素导致心脏骤停

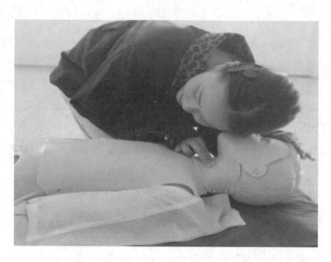

图 7-3　检查呼吸

的新生儿外,学前儿童心肺复苏程序为 C－A－B,即胸外按压(circulation,C)—开放气道
(airway,A)—建立呼吸(breath,B)。

(1)胸外按压。

当发现儿童无反应、没有自主呼吸或只有无效的喘息样呼吸时,应立即实施胸外按压,其
目的是建立人工循环。

胸外按压方法的具体操作如下。

为达到最佳胸外按压效果,应将儿童放置于硬板或地面上。

对于新生儿或婴儿,单人使用双指按压法,将食指和中指置于两乳头连线中点下方,即胸
骨下 1/3 处(如图 7-4 所示);或使用双手环抱拇指按压法,将两手掌及四手指托住两侧背部,
双手大拇指按压胸骨下 1/3 处(如图 7-5 所示)。

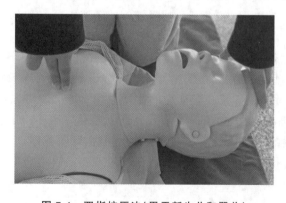

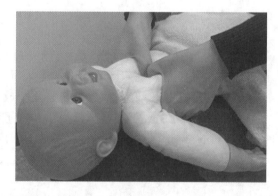

图 7-4　双指按压法(用于新生儿和婴儿)　　　图 7-5　双手环抱拇指按压法(用于新生儿和婴儿)

对于 1~8 岁的儿童,采用单掌按压的方式,将右手(惯用手)的掌根置于儿童胸骨下 1/3
处,手臂与胸廓垂直,手指尽量背伸不接触胸壁。注意不要按压到剑突和肋骨(如图 7-6 所
示)。

8 岁以上的儿童采用双手交叉的方式,一手掌根贴于胸骨下 1/3 处,双手重叠、十指相扣,
手臂与胸廓垂直,手指尽量背伸不贴住胸壁(如图 7-7 所示)。

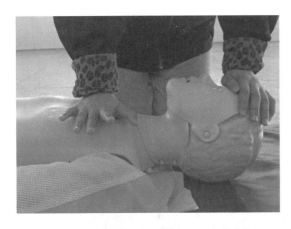 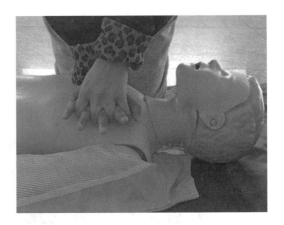

图 7-6　单手按压法（用于 1～8 岁儿童）　　图 7-7　双手按压法（用于 8 岁以上儿童或成人）

按压深度至少为胸部前后径的 1/3（婴儿大约为 4 厘米、儿童大约为 5 厘米、青春期儿童至少为 5 厘米，最大不超过 6 厘米）。

按压频率为 100～120 次/分钟，按压放松时间为 1∶1，每一次按压后让胸廓充分回弹以保证心脏血流的充盈。

应保持胸外按压的连续性，尽量减少胸外按压的中断（少于 10 秒）。

（2）开放气道。

儿童，尤其是低龄儿童主要为窒息性心脏骤停，因此，开放气道和实施有效的人工通气是儿童心肺复苏成功的关键措施之一。

首先，应清理口、咽、鼻分泌物、异物或呕吐物，必要时进行口、鼻等部位的吸引。

然后，开放气道。开放气道多采取仰头抬颏法（如图 7-8 所示）：将一只手的小鱼际（手掌外侧缘）部位置于儿童前额，另一只手的食指、中指置于下颏将下颌骨上提，使下颌角与耳垂连线和地面的夹角呈 60°，儿童身体与地面倾斜呈 30°；注意手指不要压颏下软组织，以免阻塞气道。

疑有颈椎损伤者可使用托颌法：将双手放置在儿童头部两侧，握住下颌角向上托下颌，使头部后仰，下颌骨就能够向前移动，同时也能够打开气道。

若托颌法不能使气道畅通，应使用仰头抬颏法开放气道。

（3）建立呼吸。

口对口人工呼吸适合现场急救。如患儿是 1 岁以下婴儿，可用嘴覆盖其口和鼻，如果是较大的婴儿或儿童，用口对口封住，拇指和食指紧捏住患儿的鼻子（如图 7-9 所示），保持其头后倾，将气吹入（如图 7-10 所示），同时可见患儿的胸廓抬起。

停止吹气后，放开鼻孔（如图 7-11 所示），使患儿自然呼气，排出肺内气体。应避免过度通气。

口对口人工呼吸即使操作正确，吸入氧浓度也较低（小于 18%）；操作时间过长时救助者易疲劳，也有感染疾病的潜在可能。

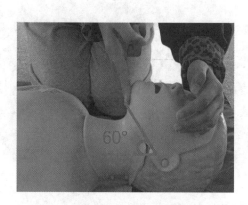

图 7-8　仰头抬颏法开放气道(儿童)

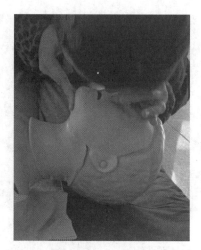

图 7-9　捏鼻

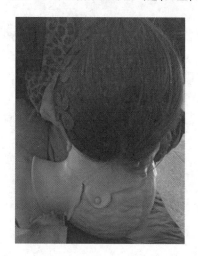

图 7-10　吹气

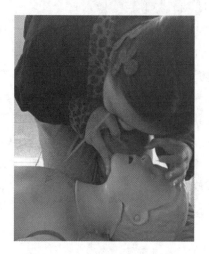

图 7-11　停止吹气和放开鼻孔

在救助患儿时,要协调胸外按压与人工呼吸。

单人做心肺复苏时,在胸外按压 30 次和开放气道后,立即给予 2 次有效的人工呼吸,即胸外按压与人工呼吸比为 30∶2。

双人做心肺复苏时,在胸外按压 15 次和开放气道后,立即给予 2 次有效人工呼吸,即胸外按压与人工呼吸比为 15∶2。

操作 5 个循环后再次判断颈动脉搏动及呼吸。若患儿有呼吸、有脉搏、瞳孔缩小、口唇转红润,说明自主循环恢复,复苏有效。

复苏后将患儿侧卧位或平卧位,头偏向一侧。进一步生命支持,注意观察患儿意识、生命体征。

(二)止血与包扎

不少意外事故的伤害会引起不同程度的出血。学前儿童血液量少,如在短时间内失血量过多,可危及生命。对于出血,特别是大动脉出血,首先应采取有效的止血措施,然后再做其他处理。

出血类型一般包括三种：皮下出血、外出血和内出血。皮下出血多发生在跌倒、受挤压、受挫伤时，皮肤没有破损，只是皮下毛细血管破裂造成的血肿、淤斑。外出血是皮肤损伤，血液从伤口中流出，可分为动脉出血、静脉出血和毛细管出血三种类型。内出血是指流出血管的血液停留在身体内部而不排至体外，如脑出血、肾上腺出血、胰出血等。

止血方法包括暂时性止血、药物止血、手术止血。这里仅介绍适用于损伤当时急救的暂时性止血，主要包括指压止血法、加压包扎止血法、止血带止血法。

1. 指压止血法

指压止血法是用手指压迫出血血管上部，也就是靠近心脏的一端，用力压向骨方，以达到止血目的。适用于头面部、颈部和四肢的外伤出血。

（1）头顶部出血。

头顶部出血时，需要拇指压迫颞浅动脉。首先找到颞浅动脉（耳孔的上方是耳屏，耳屏前方1～2厘米有个凹陷的地方，感触到有动脉在搏动），用力压向颞骨，不能用力过猛，否则会导致颞骨骨折（如图7-12所示）。

（2）颜面部出血。

颜面部出血需要用拇指压迫伤侧下颌骨与咬肌前缘交界处的面动脉，将面动脉压向下颌骨（如图7-13所示）。

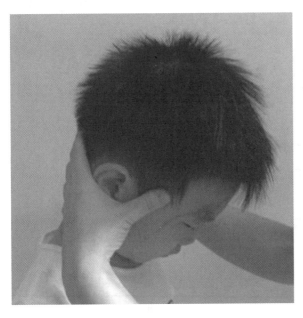

图7-12　颞浅动脉压迫止血法

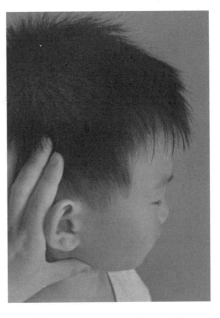

图7-13　颌外动脉压迫止血法

（3）鼻出血。

鼻出血时，用手指压迫鼻唇沟与鼻翼相交的端点处（如图7-14所示）。

多数学前儿童见到流血会产生恐惧感，所以应先安慰他们不要紧张，安静地等大人来处理。止血时，让学前儿童坐下，头前倾，用口呼吸，拇指和食指压迫两侧的鼻翼，向中央进行压迫，约10分钟，放松后未止血再捏10分钟。用湿毛巾冷敷前额、鼻根等部位。出血较多时，可用脱脂棉卷、纱布卷堵塞鼻腔，填塞止血。若经以上处理，仍流血不止，或血倒流入咽喉，应立即去医院处理。止血后短时间内不可用力揉鼻，也不可做剧烈运动，避免再次鼻出血。

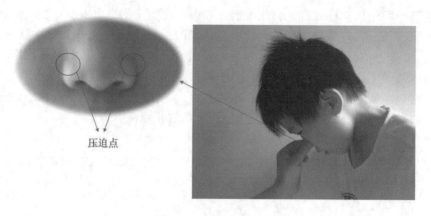

图 7-14   鼻出血压迫止血法

（4）前臂出血。

前臂出血时，患肢抬高，用拇指压迫上臂肱二头肌内侧沟中部搏动点，将肱动脉向外压向肱骨（如图 7-15 所示）。

（5）手掌出血。

手掌出血时，将手抬高，用两手拇指分别压迫腕部掌面两侧的尺动脉和桡动脉（如图 7-16 所示）。

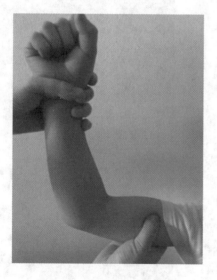

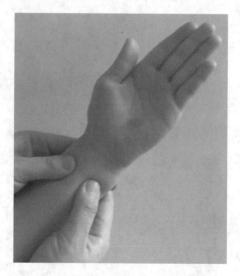

图 7-15   肱动脉压迫止血法   图 7-16   尺动脉和桡动脉压迫止血法

（6）手指出血。

手指出血时，将手抬高，用食指、拇指分别压迫手指根部两侧的指动脉（如图 7-17 所示）。

（7）大腿出血。

大腿出血时，在伤者腹股沟中点稍下方，用两手拇指向后用力压股动脉（如图 7-18 所示）。

（8）足部出血。

足部出血时，两手拇指分别压迫足背动脉和内踝与跟腱之间的胫后动脉（如图 7-19 所示）。

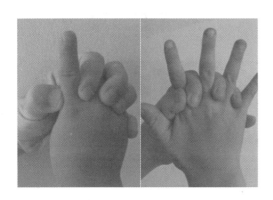

图 7-17　指动脉压迫止血法

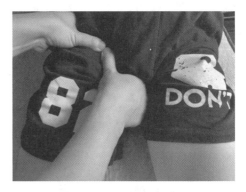

图 7-18　股动脉压迫止血法

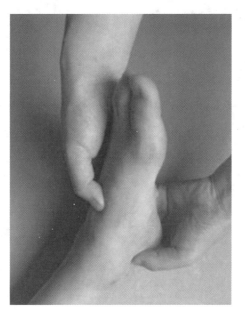

图 7-19　足背动脉和胫后动脉压迫止血法

2. 加压包扎止血法

如果学前儿童的伤口较大，出血较多，常用消毒纱布、干净毛巾、棉布等（这些物质统称敷料），折成比伤口稍大的垫子盖住伤口，再用绷带或三角巾加压包扎，以达到止血的目的。主要包括环形包扎法、螺旋形包扎法、8 字包扎法、十字形包扎法等。

（1）环行包扎法，适用于额部、手腕和小腿下部粗细均匀的部位（如图 7-20 所示）。

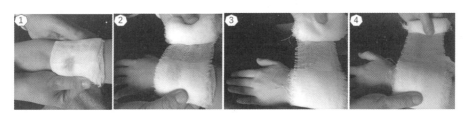

图 7-20　环形包扎法

（2）螺旋形包扎法，适用于肢体粗细相差不多的部位，如上臂、大腿下段和手指（如图 7-21 所示）。

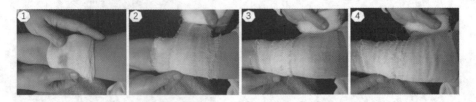

图 7-21　螺旋形包扎法

（3）8 字形包扎法，适用于关节部位包扎（如图 7-22 所示）。

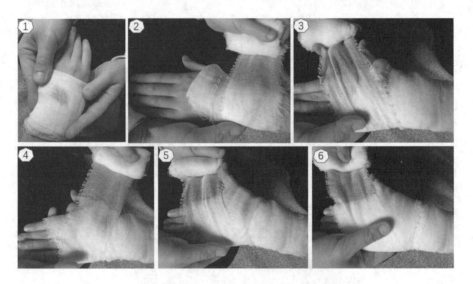

图 7-22　8 字形包扎法

（4）十字形包扎法，用于头部包扎。

3. 止血带止血法

四肢较大动脉出血时，用止血带止血。使用止血带扎在伤口上方，阻止血液流出。常用止血带为橡皮管，布料、粗绳等可以替代止血带，但铁丝、电线、尼龙绳等禁止使用。

使用止血带要注意：捆扎前，应在止血带的部位垫上毛巾，以免损伤皮肤；松紧度要适宜，以摸不到远端的脉搏为宜；止血带使用时间不能超过 3 小时，每隔 40～50 分钟放松一次止血带；每次放松时间 3～5 分钟，并用指压法暂时止血。

（三）海姆立克法[1]

海姆立克法（Heimlich Maneuver）又称腹部推压法（如图 7-23 所示），急救的原理在于通过冲击伤者腹部及膈肌下软组织，产生向上的压力，压迫肺部，通过肺部残留气体形成的气流进入气管，将气管、咽喉部的异物冲出。1 岁以内和 1 岁以上的儿童操作方式有差异。

---

[1]　内容摘自搜狐网：https://www.sohu.com/a/331686829_100061708.

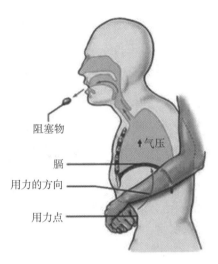

阻塞物

气压

膈

用力的方向

用力点

图 7-23　海姆立克法示意图

对 1 岁以内婴儿实施海姆立克法的操作步骤(如图 7-24 所示)是:第一,将患儿背部朝上,头低于肩胛线,注意不应呈倒立位。用右手掌根部冲击患儿肩胛之间,4～6 次,向头部方向。第二,将患儿面部朝上,用右手食指、中指按压患儿胸骨下段,4～6 次,垂直于胸骨方向的向下。第三,如果异物仍未咳出,则重复前两步。

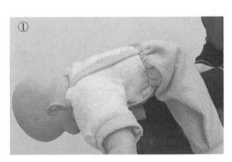

将患儿背部朝上,头低于肩
胛线,注意不应呈倒立位

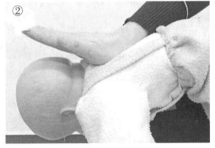

用右手掌根部冲击患儿肩胛
之间, 4~5次,向头部方向

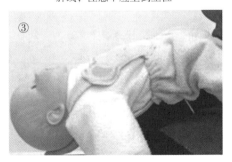

将患儿面部朝上

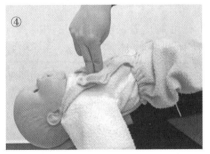

用右手食指、中指按压患儿胸骨下段,
4~5次,垂直于胸骨的方向向下

图 7-24　对 1 岁以内婴儿实施海姆立克法的操作步骤

对 1 岁以上的学前儿童实施海姆立克法的操作步骤(如图 7-25 所示)是:施救者站在被救

者身后,然后将双臂分别从患儿两腋下前伸并环抱患儿。左手(非惯用手)握成空心拳,并将拇指侧置于腹部肚脐上两指、剑突下处。右手(惯用手)呈掌抱住左手,使左拳虎口贴在患儿胸部下方与肚脐上方的上腹部中央,形成"合围"之势,然后突然用力收紧双臂,用左拳虎口向患儿上腹部内上方猛烈施压,迫使其上腹部下陷。施压完毕后立即放松手臂,然后再重复操作,直到异物被排出。

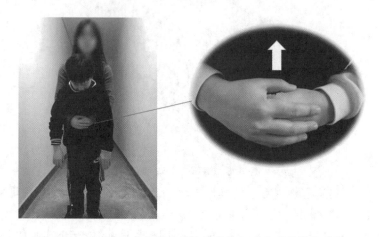

图 7-25   对 1 岁以上的学前儿童实施海姆立克法的操作步骤

三、学前儿童常见意外伤害的症状与处理

学前儿童常见意外伤害主要包括外伤、骨折、动物咬伤、烧(烫)伤、异物入体、惊厥与晕厥、中暑与冻伤、急性中毒、溺水、触电等,每种意外伤害后的处理方式都不一样。

(一)外伤

外伤主要包括皮肤擦伤,刺等扎伤,剪刀、小刀、玻璃等划伤或切割伤,门等挤压伤,四肢关节部位扭伤,被撞击等挫伤,头面部等摔伤。

1. 症状

皮肤擦伤、扎伤、划伤或切割伤一般会有皮肤破损和出血,根据不同情况,严重程度各不相同。

挤压伤有可能皮肤破损,有可能皮肤未破损,但局部充血、肿胀。

扭伤、挫伤等一般皮肤未破损,但会出现局部充血、肿痛、青紫等情况。

头面部外伤有可能红肿、起包,有的皮肤破损而出血,严重的伤口周围的颅骨会松动,即骨折。也有的不出血,但是可能会有异常表现,如平时很调皮、好动的学前儿童突然变得很温顺,而且感觉疲乏;受伤后有恶心、呕吐的现象;受伤后曾经出现意识丧失,或正处于意识丧失状态;头部剧烈疼痛,脸色苍白;眼内、耳内或鼻内有出血;身体痉挛、手脚麻痹、言语障碍等。如果出现这些症状有可能是颅内出血,情况很严重。

2. 急救处理

(1)擦伤。

若伤口较浅,仅仅蹭破了表皮,只需将伤口处的泥沙等杂物清洗干净即可;若伤口较深或有出血,应先用生理盐水清洁伤口,然后用消毒药品对伤口消毒,处理后无须包扎。

（2）扎伤。

应用消毒过的针或镊子顺着刺的方向把刺全部挑拔出来，不要有残留，挤出淤血，随后用酒精消毒伤口。如果有刺扎入指甲盖等部位难以拔除时，要将学前儿童送往医院进行专门处理。

（3）划伤与割伤。

要用干净的纱布按压伤口止血，止血后在伤口周围用医用碘伏由里向外消毒，敷上消毒纱布，最后进行包扎。

（4）挤压伤。

若无皮肤破损，则迅速用凉水冲洗冷敷，防止局部淤血，可减轻疼痛；若伤口出血，要及时进行消毒、包扎和冷敷。若出现指甲脱落，应及时就医。

（5）扭伤。

停止活动，立即冷敷，并予以粘膏支持带或绷带固定，抬高患肢。24 小时后热敷，促进消肿和淤血吸收。中药七厘散外敷伤处有良好效果。同时应注意"青枝骨折"现象。

（6）挫伤。

在损伤初期可局部冷敷，不宜揉搓，防止皮下继续出血。24 小时后可热敷或用伤湿止痛膏等外贴患处。对严重者应限制受伤的肢体活动。

（7）头部外伤。

若出现红肿、起包，可立即冷敷。若有出血，应先止血，轻轻触摸患儿伤口周围的颅骨；若有松动，应怀疑骨折，此时切勿按压；若无松动，应立即用干净的纱布垫在伤口上按住止血，并及时送医院检查治疗。如有可能发生颅内出血的危险，应立即送医院救治。

外伤症状及处理见表 7-2。

表 7-2　外伤症状及处理

类　　别	症　　状	受　伤　状　况	处　理　方　法
擦伤	有皮肤破损和出血，根据不同情况，严重程度各不相同	伤口较浅，仅仅蹭破了表皮	将伤口处的泥沙等杂物清洗干净
		伤口较深或有出血	先用生理盐水清洁伤口，然后用消毒药品消毒伤口，无须包扎
扎伤		一般情况	用消毒过的针或镊子顺着刺的方向把刺全部挑拔出来，不要有残留，挤出淤血，用酒精消毒伤口
		有刺扎入指甲盖等部位难以拔除	及时就医
划伤与割伤		用干净的纱布按压伤口止血，止血后在伤口周围用医用碘伏由里向外消毒，敷上消毒纱布，最后包扎	
挤压伤	有可能皮肤破损，有可能皮肤未破损，但局部充血、肿胀	无皮肤破损	迅速用凉水冲洗冷敷，防止局部淤血，并可减轻疼痛
		伤口出血	及时进行消毒、包扎和冷敷
		指甲脱落	及时就医

续表

类　别	症　状	受伤状况	处理方法
扭伤	局部充血、肿痛、青紫等	一般情况	停止活动，立即冷敷，并予以粘膏支持带或绷带固定，抬高患肢。24小时后热敷，促进消肿和血液吸收。中药七厘散外敷伤处有良好效果。同时应注意"青枝骨折"现象
挫伤		一般情况	在损伤初期可局部冷敷，不宜揉搓，防止皮下继续出血。24小时后可热敷或用伤湿止痛膏等外贴患处
		严重的情况	限制受伤的肢体活动
头面部外伤	红肿、起包，有的皮肤破损而出血，严重会骨折；也有的不出血，可能有异常表现	红肿、起包	立即冷敷
		出血无骨折	立即用干净的纱布垫在伤口上按住止血，并及时送医院检查治疗
		骨折	切勿按压
		颅内出血	立即送医院救治

（二）骨折

幼儿青枝骨折

学前儿童在意外事故中使骨的完整性遭到破坏而导致骨折。折断的骨不穿破皮肤而外露的骨折称为单纯骨折，又称闭合性骨折（如图7-26所示）。折断的骨刺伤局部的肌肉，骨的断端外露，神经受到伤害的骨折，成为复杂骨折，又称开放性骨折（如图7-27所示）。儿童骨骼中有机物多，无机盐少，外层骨膜较厚，在外力作用下可发生"折而不断"的现象，称为"青枝骨折"。

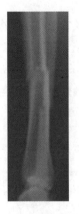

图7-26　闭合性骨折

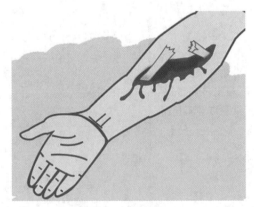

图7-27　开放性骨折

1. 症状

学前儿童的骨折常伴有剧烈的疼痛，骨折的肢体失去功能，骨折处肿胀、畸形，有骨擦音或骨擦感。复杂骨折除以上症状外，还可合并血管、神经、肌肉损伤的表现，如出血、骨折远端以下肢体麻痹等。学前儿童发生"青枝骨折"后,疼痛不明显,肢体仍可活动,易被忽视,骨折自愈后会形成畸形。

2. 急救处理

骨折的急救原则是固定伤肢、限制活动。当发现骨折或怀疑学前儿童有骨折时,不要随便搬动患儿,以防搬运过程中骨折断端造成周围组织(神经、血管、内脏)新的损伤。尤其是脊椎、胸椎、颈椎骨的骨折,处理要小心,以防因处理不当导致脊神经受伤,造成学前儿童瘫痪。

如果学前儿童的患肢明显畸形,可用手牵引患肢,使之挺直,然后加以固定。如为开放性骨折伴有出血,应先包扎、止血(方法见止血),然后根据骨折的不同部位分别进行临时固定。

骨折固定的方法如下:在紧急情况下可就地取材,选择长短、宽窄适合学前儿童的竹板、木棍、木板、硬纸板、树枝、竹竿、扁担、雨伞等作为夹板,夹板长度应超过两端关节,夹板与肢体间应加垫棉花或布类等软物衬垫,先固定骨折的两个断端,然后固定上下两个关节,露出手指或者足趾,以便观察血液循环情况,在健肢或夹板侧打平结。如果没有夹板或者其他代用品,可将受伤的上肢固定在胸部,将受伤的下肢同健肢固定在一起。学前儿童经过妥善固定以后,应迅速送往医院,在运送的过程中应密切观察学前儿童全身有无其他症状。骨折时的夹板固定如图 7-28 所示,健肢固定如图 7-29 所示。

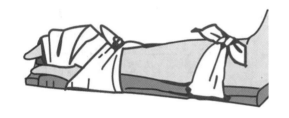 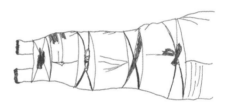

图 7-28　夹板固定　　　　　　　　　　　　图 7-29　健肢固定

(三)动物咬伤

学前儿童一般容易被猫、狗抓伤或咬伤、蛇咬伤、蜂蜇伤等。无论被哪种动物弄伤,都必须及时处理伤口,防止细菌或病毒感染。

1. 症状

被猫、狗抓伤或咬伤一般有伤口,皮肤有破损,表面伤口无异,有的可能十余日、半年或一年后才出现症状。

蛇咬伤多发生于夏、秋季节,易咬伤足部、小腿等处,咬伤后局部皮肤出现红肿、瘀斑,伴剧烈疼痛、肿胀或逐渐扩散,皮肤呈青紫色,甚至发生坏死。学前儿童被毒蛇咬伤后可出现全身症状,严重者可休克、死亡。

蜂毒中有蚁酸、神经毒素和组胺等物质,会引起被蜇处皮肤红肿,形成水疱,并伴有剧烈疼痛、奇痒、灼热感及过敏等。若被黄蜂蜇伤,轻者伤口处红肿疼痛,重者出现气喘、呼吸困难。如被蜂群蜇伤多处后,可有发热、头晕、恶心、烦躁不安及晕厥等症状。

隐翅虫是一种小型昆虫,因翅膀不明显而得名,喜欢栖息在草丛或树林中。隐翅虫有很多种,有些有毒,有些无毒。隐翅虫的毒害是由虫体内所含的隐翅虫素这种刺激性毒素造成的。毒隐翅虫在皮肤上爬行时会从关节腔中分泌出富含隐翅虫素的体液,引起皮肤病变。当虫体被打死或捻碎时会造成毒液大量溅出,形成糜烂。若学前儿童手指沾到毒液去触碰别处皮肤,就会将毒液散布开来。得了毒隐翅虫皮炎,初期有线状或斑片红斑,伴有灼热及刺痛感,24小时左右开始出现水疱、脓疱及溃烂的变化。如处置适当,病灶会在3～4天后干涸,1周左右,落屑痊愈,也许会有1～2个月的色素沉着反应。若处理不当,如乱擦药膏、以不恰当的溶液或药剂洗涤、随意搔抓弄破水疱及脓疱,可能造成继发性细菌感染或全身性过敏反应,甚至留下难以磨灭的色素或瘢痕。

2. 急救处理

(1)猫、狗抓伤或咬伤。

第一,冲洗伤口。伤后立即用大量清水冲洗或肥皂水反复清洗,最好用水龙头急冲,并用手挤压伤口周围将血挤出。第二,消毒伤口。冲洗干净后,立刻用75%的酒精或碘酒对伤口消毒,伤口不可缝合或包扎。第三,立即送医院治疗。(如图7-30所示)

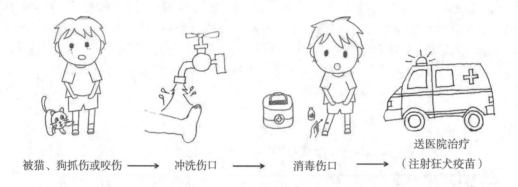

被猫、狗抓伤或咬伤　——→　　冲洗伤口　　——→　　消毒伤口　——→　送医院治疗（注射狂犬疫苗）

图7-30　被猫、狗抓伤或咬伤的处理

被猫或狗等动物抓伤或咬伤后,无论轻重,一般都要在24小时之内注射狂犬疫苗。如果伤口严重,还需要进行清创术,注射破伤风抗毒素。对于流浪狗、疯狗或高度怀疑狂犬病的狗咬伤,必须注射免疫球蛋白来进行对抗。应注意的是,狂犬病毒在人体内潜伏时间较长,一旦引起狂犬病后果极其严重。因此,无论猫、狗是否患有狂犬病,都必须按照上述方法处理,不可掉以轻心。

(2)毒蛇咬伤。

在北方,蛇较少,且一般无毒,所以包扎消毒即可。但如果难以区分是否有毒,可按毒蛇咬伤处理。毒蛇咬伤的处理(见图7-31)主要包括:第一,阻止蛇毒扩散。在咬伤体近心端5～10厘米处用布带捆扎,以避免蛇毒随血液循环流向全身,但每隔15～20分钟要放松1～2分钟。第二,去除蛇毒。用清水或盐水冲洗伤口,用刀片以伤口牙痕为中心,画十字切口,使毒液通畅流出,同时用手挤伤口。多次冲洗伤口后,将捆扎的布带放松。第三,立即送医院进一步治疗。

(3)蜂蜇伤。

被蜂蜇伤后,毒刺有时会留在皮肤内,可用消毒针将刺剔除,或用橡皮膏将刺黏出。蜜蜂的毒液呈酸性,若被蜜蜂蜇伤,可在伤口处涂淡碱水、肥皂水等弱碱性液体,以中和酸性毒素。然后对伤口进行冷敷或冰敷,减轻肿胀和疼痛。这类叮伤或蜇伤一般不会出现严重的全身症状。黄蜂的毒液呈碱性,若被黄蜂蜇伤,可在伤口处涂食醋等弱酸性液体。气喘时,可服用马来酸氯苯那敏、苯海拉明等,并及时就医。

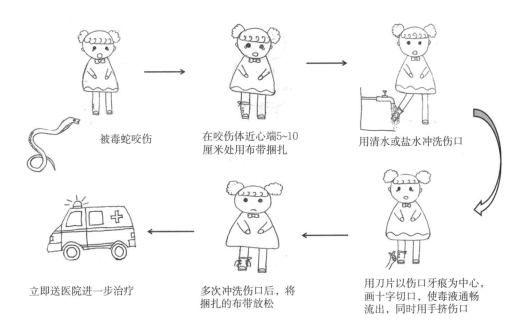

图 7-31　被毒蛇咬伤的处理

（4）毒隐翅虫毒伤。

看到毒隐翅虫停在皮肤上时，千万别打死它，以免毒液溅出，可尝试用口将虫子吹走，或用其他东西把它拨掉。如被隐翅虫的毒素伤到皮肤，尽快找碱性的肥皂水或者苏打水清洗，用炉甘石洗剂或 1∶8000 的高锰酸钾液、5％的碳酸氢钠液或 10％的氨水等湿敷，有过敏体质的患者应立即到权威医院的皮肤病科就医，避免造成进一步的伤害。毒隐翅虫及其被伤过的皮肤如图 7-32 所示。

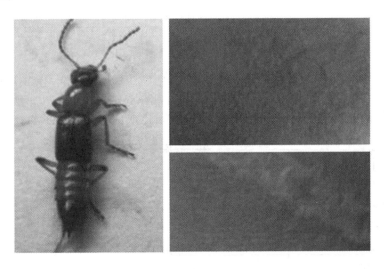

图 7-32　毒隐翅虫及其被伤过的皮肤

动物咬伤症状及处理见表 7-3。

表 7-3　动物咬伤症状及处理

类　别	症　状	处 理 方 法
猫、狗抓伤或咬伤	一般有伤口，皮肤有破损，表面伤口无异，有的可能十余日、半年或一年后才出现症状	第一，冲洗伤口。伤后立即用大量清水冲洗或肥皂水反复清洗，最好用水龙头急冲，并用手挤压伤口周围将血挤出。 第二，消毒伤口。冲洗干净后，立刻用75％的酒精或碘酒对伤口消毒，伤口不可缝合或包扎。 第三，立即送医院治疗（注射狂犬疫苗）
毒蛇咬伤	局部皮肤出现红肿、瘀斑，伴剧烈疼痛、肿胀或逐渐扩散，皮肤呈青紫色，甚至发生坏死。患者被毒蛇咬伤后可出现全身症状，严重者可休克、死亡	第一，阻止蛇毒扩散。在咬伤体近心端5～10厘米处用布带捆扎，每隔15～20分钟放松1～2分钟。 第二，去除蛇毒。用清水或盐水冲洗伤口，用刀片以伤口牙痕为中心，画十字切口，使毒液通畅流出，同时用手挤伤口。多次冲洗伤口后，将捆扎的布带放松。 第三，立即送医治疗
蜂蜇伤	被蜜蜂蜇伤，被蜇处皮肤红肿，形成水疱，并伴有剧烈疼痛、奇痒、灼热感及过敏等	蜜蜂的毒液呈酸性，可在伤口处涂淡碱水、肥皂水等弱碱性液体，以中和酸性毒素。然后对伤口进行冷敷或冰敷，减轻肿胀和疼痛
	被黄蜂蜇伤，轻者伤口处红肿疼痛，重者出现气喘、呼吸困难	黄蜂的毒液呈碱性，若被黄蜂蜇伤，可在伤口处涂食醋等弱酸性液体。气喘时，可服用马来酸氯苯那敏、苯海拉明等，并及时就医
毒隐翅虫毒伤	初期有线状或斑片红斑，伴有灼热及刺痛感，24小时左右开始出现水疱、脓疱及溃烂的变化	尽快找碱性的肥皂水或者苏打水清洗，还可用炉甘石洗剂或1∶8000的高锰酸钾液、5％的碳酸氢钠液或10％的氨水等湿敷，有过敏体质的患者应立即到权威医院的皮肤病科就医

（四）烧（烫）伤

烧伤、烫伤是学前儿童经常遇到的意外事故，是由热力、电及化学物质引起的组织损伤。热源主要包括开水、热汤饭、热蒸汽、热油、火、石灰、电器等。由于学前儿童的皮肤特别娇嫩，尚不具备及时消除致伤因素的能力，所以往往遭受到比成人更为严重的机体损害，感染机会多，并发症也多。学前儿童出现烧（烫）伤后，保教人员应及时进行处理。

1. 症状

根据烧（烫）伤的深浅，可将烧（烫）伤分为四个等级（见图7-33）。

一度烧（烫）伤：只损伤皮肤表层，局部皮肤红肿、疼痛、无水疱，3～7天会痊愈，不留瘢痕，短期内色素沉着。

浅二度烧（烫）伤：损伤真皮层，局部红肿，出现水疱，疼痛剧烈，皮肤温度升高，1～2周完全愈合，偶有色素改变。

深二度烧（烫）伤：损伤真皮层，水疱小而扁薄，感觉稍迟钝，皮肤温度较低，创面浅红或红白相间，3～4周可愈合，感染严重需植皮。

三度烧（烫）伤：损伤皮下组织和肌肉，甚至累及骨骼，表现为焦炭、苍白色，干燥，无触痛，

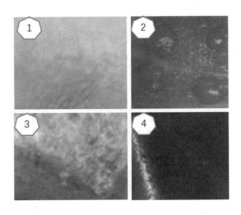

图 7-33 烧(烫)伤四个等级

无水疱,硬如皮革,树枝状栓塞的血管,组织坏死,须植皮。

2. 急救处理

一般轻度烧(烫)伤只需要做创面处理,中度以上烧(烫)伤导致呼吸心跳停止时,应马上实施心肺复苏术,然后进行创面处理。

创面处理主要分为五步(如图 7-34 所示):一冲、二脱、三泡、四盖、五送。

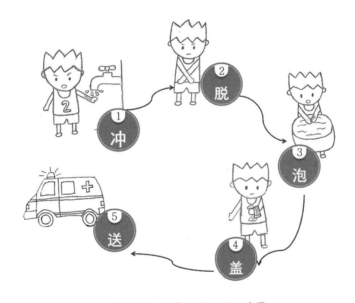

图 7-34 烫伤创面处理五步骤

第一,冲。立即将学前儿童脱离烧伤或烫伤热源,并进行局部降温。以流动的自来水冲洗或浸泡在冷水中,以达到皮肤快速降温的目的。如不能迅速接近水源,也可以用冰块、冰棍儿甚至冰箱里保存的冻猪肉冷敷。不可把冰块直接放在伤口上,以免使皮肤组织受伤。冷水降温不只可以延缓烧烫伤所引发的组织障碍的速度,还具有镇痛的效果,冲洗时间 10~15 分钟,以脱离冷源后疼痛显著减轻为准。

第二,脱。穿着裤子和袜子被热水泼洒到时,若无法马上脱下,充分泡湿伤口后小心除去衣物,可用剪刀帮忙剪开衣物,并保留有粘黏部分。有水疱时尽量不要弄破。

第三，泡。继续浸泡于冷水中 15～30 分钟，可减轻疼痛。但烧伤面积大或年龄较小的儿童，则不要浸泡太久，以免体温下降过度造成休克而延误治疗时机。当儿童意识不清或叫不醒时，就该停止浸泡赶快送医院。

第四，盖。用干净的床单、布单或纱布覆盖，不要任意涂上外用药或偏方，以免伤口感染。

第五，送。除轻度烧(烫)伤均需送医院治疗。

烧(烫)伤应根据伤情程度给予不同的处理(见表 7-4)。

表 7-4　烧烫伤症状及处理

种　　类	症　　状	处　　理
一度烧(烫)伤	只损伤皮肤表层，局部皮肤红肿、疼痛、无水疱，3～7 天会痊愈，不留瘢痕，短期内色素沉着	可在局部涂烫伤药膏，如獾油、京万红、清凉油等。3～5 天可痊愈，不留瘢痕，有轻度色素沉着，可吸收
浅二度烧(烫)伤	损伤真皮层，局部红肿，出现水疱，疼痛剧烈，皮肤温度升高，1～2 周完全愈合，偶有色素改变	尽量不要弄破水疱，以保证皮肤的完整性，防止感染。如水疱较大不易吸收，可用消毒针将水疱刺破将水放出，然后涂抹烫伤药膏
深二度和三度烧(烫)伤	损伤真皮层，水疱小而扁薄，感觉稍迟钝，皮肤温度较低，创面浅红或红白相间，3～4 周可愈合，感染严重需植皮。损伤皮下组织和肌肉，甚至累及骨骼，表现为焦炭、苍白色，干燥，无触痛，无水疱，硬如皮革，树枝状栓塞的血管，组织坏死，须植皮	冷却处理后，用干净的毛巾或纱布覆盖创面，尽量不弄破和挤压水疱，迅速送医院处理。如烧(烫)伤的面积较大，学前儿童可能烦躁口渴，可少量多次喝些淡盐水

一度烧(烫)伤：可在局部涂烫伤药膏，如獾油、京万红、清凉油等。3～5 天可痊愈，不留瘢痕，有轻度色素沉着，可吸收。

浅二度烧(烫)伤：尽量不要弄破水疱，以保证皮肤的完整性，防止感染。如水疱较大不易吸收，可用消毒针将水疱刺破将水放出，然后涂抹烫伤药膏。

深二度和三度烧(烫)伤：冷却处理后，用干净的毛巾或纱布覆盖创面，尽量不弄破和挤压水疱，迅速送医院处理。如烧(烫)伤的面积较大，学前儿童可能烦躁口渴，可少量多次喝些淡盐水。

另外，还有一些情况需要特殊处理。如被腐蚀性药品烧伤，立即用大量清水冲洗创面；如被碱烧伤，则可用弱酸性溶液(如醋酸)冲洗；如被生石灰烧伤，将石灰颗粒揩去，再用水清洗，否则，生石灰遇水产热，会加重伤势。

 新视野

让宝宝远离烫伤①

烫伤是宝宝夏季多发的意外伤害，烫伤后所产生的瘢痕，会影响宝宝外观，甚至肢体功能

---

① 让宝宝远离烫伤之预防 6 个措施[J]. 时尚育儿,2009,(06):74.

障碍,给宝宝的肉体和心灵留下伤痕。

要让宝宝远离烫伤,应注意以下六个方面。

第一,饮水机、热水瓶要放在宝宝摸不着的地方,大概距离地面一米高。

第二,餐桌上不要放置桌布,以免宝宝攀爬拉扯,把桌子上的热水或热汤拉下来导致烫伤。

第三,给宝宝洗澡时要先放冷水再放热水兑,水不要用太高的温度,一般在 40℃ 左右即可。

第四,泡茶、煮咖啡应特别注意宝宝的动向,以免发生意外。

第五,在餐桌就餐,要让宝宝坐在儿童桌椅中,并有专人照顾。

第六,无论任何时候端着滚烫的液体,在行走时,都要避开宝宝。

(五)异物入体

异物入体主要包括眼内异物、鼻腔异物、外耳道异物、咽部异物、气管异物等。

1. 症状

学前儿童眼内异物一般是小沙粒、小飞虫等东西入眼后,粘在结膜的表面或角膜上,也有的进入眼睑结膜囊内,会出现眼睛瘙痒和有异物感,有的还会流眼泪。

鼻腔异物一般是学前儿童因好奇、好玩,把豆子、小珠子、纽扣、果核等小物品塞入鼻中,造成鼻孔堵塞,影响呼吸的畅通,还会引发炎症。

外耳道异物一般分为两种:一种是非生物异物,如学前儿童玩耍时塞入的小石块、纽扣、豆类等;另一种是生物异物,如小昆虫等。学前儿童外耳道异物可引起耳鸣、耳痛、外耳道炎症及听力障碍,应及时取出。

咽部异物以鱼刺、骨头渣、瓜子壳、枣核等较为多见,异物大多扎在扁桃体或其周围,引起疼痛,吞咽时疼痛加剧。

气管异物多见于 5 岁以下的儿童,他们口含食物或小物件,哭闹、嬉笑时最易发生气管异物堵塞。学前儿童气管有异物时,会出现呛咳、吸气性呼吸困难、憋气、面色青紫等现象,此时情况紧急,应立即加以处理。

2. 急救处理

(1)眼内异物。

对于眼内异物,处理的具体方法是让学前儿童轻轻地闭上眼睛,嘱咐学前儿童不要用力按压或揉搓眼睛,以免损伤角膜,要安静地等待大人来处理。异物粘在角膜或巩膜表面时,可用干净柔软的手帕或棉签轻轻擦去。若异物嵌入眼睑结膜囊内,则需要翻开眼皮方能拭去。翻上眼皮的方法如图 7-35 所示。若运用以上方法不能取出异物,学前儿童仍感觉极度不适,有可能是角膜异物,应立即去医院治疗。

(2)鼻腔异物。

对于鼻腔异物,处理的具体方法是轻声安慰学前儿童,使其安静下来,配合操作。不要训斥学前儿童,以免引起大哭,使异物有可能继续下行,增加取出的难度。对位置较浅的异物,可引导学前儿童配合,让其深吸一口气,用手紧按无异物一侧的鼻孔,令其用力擤鼻,有时异物可自然排除。异物取出后,如有鼻黏膜损伤,可根据具体情况涂擦消炎药膏或口服消炎药。若异物未取出,切不可擅自用镊子夹取圆形异物,否则会将异物捅向鼻子深处,甚至落入气管,危及生命。若经简单处理不能排出异物,则应立即去医院,请医生用专用的器械取出。

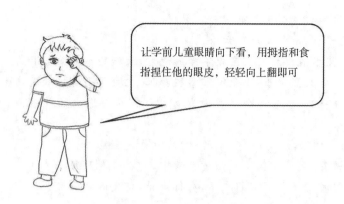

让学前儿童眼睛向下看，用拇指和食指捏住他的眼皮，轻轻向上翻即可

图 7-35　翻上眼皮的方法

（3）外耳道异物。

若外耳道异物属非生物异物和水，可用倾斜头、单脚跳的动作将物品弹出。如果无效，不主张用小棍捅、镊子夹，这样极易损伤外耳道及鼓膜，应迅速去医院处理。若外耳道异物为小昆虫，可用手电筒以强光对着外耳道，或吹入香烟的烟雾，引诱昆虫自行爬出。若不见效，不要盲目操作，应迅速去医院处理。

（4）咽部异物。

发生咽部异物时，应安慰学前儿童，稳定其情绪，让其立即停止进食，尽量减少吞咽动作，然后尝试做咳痰的动作，将异物咳出。如未咳出，可刺激、诱发呕吐动作，帮助排出异物。如都未排出，要尽快去医院，由医生在光线充足的诊室里，利用喉镜的辅助来取出异物。切忌采用吞咽饭团、菜团或喝醋等方法，这样做有时会引起咽部出血。

（5）气管异物。

学前儿童气管异物后，可采用海姆立克法（详见本章实训海姆立克急救法）进行急救，经过海姆立克急救法处理后未咳出异物的，应立即送医院救治。

异物入体症状及处理如表 7-5 所示。

表 7-5　异物入体症状及处理

种　类	症　状	处　理
眼内异物	会出现眼睛瘙痒和有异物感，有的还会流眼泪	若异物粘在角膜或巩膜表面，可用干净柔软的手帕或棉签轻轻擦去。 若异物嵌入眼睑结膜囊内，则需要翻开眼皮方能拭去。 若运用以上方法不能取出异物，学前儿童仍感觉极度不适，有可能是角膜异物，应立即去医院治疗
鼻腔异物	造成鼻孔堵塞，影响呼吸的畅通，还会引发炎症	对置入较浅的异物，可争取学前儿童的合作，让其深吸一口气，用手紧按无异物一侧的鼻孔，令其用力擤鼻，有时异物可自然排出。 异物取出后，如有鼻黏膜损伤，可根据具体情况涂擦消炎药膏或口服消炎药。 若经简单处理不能排出异物，则应立即去医院

续表

种　类	症　状	处　理
外耳道异物	耳鸣、耳痛、外耳道炎症及听力障碍	若外耳道异物属非生物异物和水,可用倾斜头、单脚跳的动作将物品弹出。如果无效,不主张用小棍捅、镊子夹,这样极易损伤外耳道及鼓膜,应迅速去医院处理。 若外耳道异物为小昆虫,可用手电筒以强光对着外耳道,或吹入香烟的烟雾,引诱昆虫自行爬出 若不见效,应迅速去医院处理
咽部异物	异物大多扎在扁桃体或其周围,引起疼痛,吞咽时疼痛加剧	安慰学前儿童情绪,让其立即停止进食,尽量减少吞咽动作。然后尝试做咳痰的动作,将鱼刺咳出。 如未咳出,可刺激咽后壁,诱发呕吐动作,帮助排出鱼刺。 如都未排出,要尽快去医院
气管异物	呛咳、吸气性呼吸困难、憋气、面色青紫等现象	海姆立克急救法

 新视野

小儿气管异物的病因分析①

1. 生理问题

由于小儿生理发育不完善,咳嗽反射功能不健全。另外,大孩子将豆类、瓜子、花生米等食物放入卧床的幼儿口内,以致吸入气管。

2. 教育方法的问题

因家长缺乏卫生常识,使小儿养成口含东西的不良习惯,常因喊叫、摔倒时吸入气管。

3. 缺乏常识

据统计,88%的患儿父母来自农村的打工一族,由于患儿家长缺乏文化知识及卫生常识,影响了儿童的喂养及教育。

(六)惊厥与晕厥

学前儿童出现惊厥的原因很多,高烧惊厥较为常见,如患上感冒、流脑、中毒性痢疾等均会使学前儿童高烧,进而惊厥。晕厥是短时间大脑供血不足而失去知觉,常因疼痛、精神过度紧张、闷热、站立时间过久等引起。

1. 症状

惊厥的表现通常是突然发作,轻者眼球上翻,四肢略有抽动,重症患儿可突然意识丧失,头向后仰,两眼紧闭,眼球上翻或斜凝视,口吐白沫,口角抽动,口唇青紫,面部及四肢甚至全身肌

---

① 王凤卿,吴碧璇,王小丽.小儿气管异物的病因分析及急救护理[J].护士进修杂志,2004,19(9):804.

肉持续性强直、变硬。每次发作数秒或数分钟,然后进入昏睡状态,抽搐持续时间可 1～2 分钟到十几分钟甚至几十分钟不等,如不及时抢救,可危及生命。

晕厥发生前,患儿多有头晕、恶心、心悸、眼前发黑等症状,然后晕倒,面色苍白、四肢冰冷、出冷汗,但很快能清醒过来。

2. 急救处理

(1)惊厥。

学前儿童惊厥后,成人千万不可惊慌失措,不可大声的呼叫或用力摇晃、拍打。首先应尽快控制惊厥,同时寻找病因,并防止抽搐再次发生。一般采取以下处理方法。

第一,畅通呼吸道。将患儿转移至安静环境中,让患儿侧卧,松开衣领,便于及时排出口中分泌物。将毛巾或手绢、纱带等拧成麻花状置于患儿上下牙齿之间,防止咬伤舌头。

第二,专人守护。学前儿童发生惊厥后,成人可轻按患儿抽动的上下肢。学前儿童身边要有专人守护,防止学前儿童坠床摔伤。

第三,设法降温。若学前儿童因高烧抽风,成人应采用温水擦浴等方法降温,或口服退烧药以降温。

第四,送医处理。经过以上初步处理仍不行,则需要送医处理。

(2)晕厥。

学前儿童晕厥时,应让其平卧,头部略放低,脚略抬高,以改善脑缺血状况,松开衣领、裤带。清醒后,喝些热饮料。一般经短时间休息后即可恢复。

惊厥与晕厥症状及处理见表 7-6。

表 7-6   惊厥与晕厥症状及处理

种 类	症 状	处 理
惊厥	通常是突然发作,轻者眼球上翻,四肢略有抽动,重症患儿可突然意识丧失,头向后仰,两眼紧闭,眼球上翻或斜凝视,口吐白沫,口角抽动,口唇青紫,面部及四肢甚至全身肌肉持续性强直、变硬	第一,畅通呼吸道。 第二,专人守护。 第三,设法降温。 第四,送医处理
晕厥	多有头晕、恶心、心悸、眼前发黑等症状,然后晕倒,面色苍白、四肢冰冷、出冷汗,但很快能清醒过来	让患儿平卧,头部略放低,脚略抬高,以改善脑缺血状况,松开衣领、裤带。清醒后,喝些热饮料

(七)中暑与冻伤

学前儿童长时间受到强烈阳光的照射,或停留在闷热潮湿的环境里,或在炎热天气长途行走及过度疲劳时,均容易导致中暑。

冬季落水或衣着不暖、疲劳、饥饿且在严寒中长时间停留,可发生全身冻伤。学前儿童的冻伤多为轻度冻伤,多见于耳朵、面颊、手、足等部位。

1. 症状

中暑的症状:大量出汗、口渴、头晕、胸闷、恶心,以及全身乏力等。

冻伤的症状:轻度冻伤仅伤及皮肤表层,局部红肿,感到痒和痛;重度冻伤局部皮肤呈紫黑色、肿胀、有水疱。

2.急救处理

(1)中暑。

第一,转移患儿。先将患儿迅速脱离高热环境,移至通风好的阴凉地方,就地平卧,解开衣扣,以利于呼吸及散热。

第二,物理降温。用扇子、风扇等吹风散热;或用冷水毛巾、冰袋以及冰块放在患儿颈部、腋窝或腹股沟等大动脉血管部位,帮助患儿散热;或在冷水中浸浴,头勿埋进水中。

第三,使用药物。轻症患儿可服人丹、十滴水、藿香正气水,在太阳穴处擦祛风油、清凉油等。

第四,按摩穴位。若患儿昏迷不醒,可用大拇指按压患儿的人中穴、合谷穴等穴位。

第五,补充水分和无机盐类。对能饮水的患儿,给其喝凉盐开水或其他的清凉盐水,或新鲜果汁,不能喝可乐、雪碧等饮料。

第六,对病情危重或经适当处理无好转者,应在继续抢救的同时立即送往医院,最好用空调车转运并迅速送往医院。

(2)冻伤。

在冻伤部位可用白酒或辣椒水轻轻涂擦,再涂冻伤药膏。伤愈后不留瘢痕,但再受冻易复发,不易根治,因此,平时学前儿童应注意不要穿过小的鞋子,洗手后将手仔细擦干,脚爱出汗的学前儿童应及时换掉汗湿的鞋垫或袜子,并注意经常按摩手、脚、耳、鼻等处。对于重度冻伤的患儿,不要用热水烫、火烤皮肤,不要捶打伤处,勿弄破水疱,保暖,送医院处理。

中暑与冻伤症状及处理见表7-7。

表7-7 中暑与冻伤症状及处理

种 类	症 状	处 理
中暑	大量出汗、口渴、头晕、胸闷、恶心,以及全身乏力等	第一,转移患儿。 第二,物理降温。 第三,使用药物。 第四,按摩穴位。 第五,补充水分和无机盐类。 第六,对病情危重或经适当处理无好转者,应在继续抢救的同时立即送往医院,最好用空调车转运并迅速送往医院
冻伤	轻度冻伤仅伤及皮肤表层,局部红肿,感到痒和痛;重度冻伤局部皮肤呈紫黑色、肿胀、有水疱	在冻伤部位可用白酒或辣椒水轻轻涂擦,再涂冻伤药膏

(八)急性中毒

学前儿童中毒与周围环境密切相关,常为急性中毒。儿童接触的各个方面,如食物,环境中的有毒动、植物,工、农业的化学药品,医疗药物、生活中使用的消毒防腐剂、杀虫剂和去污剂等,都可能发生中毒或意外事故。造成学前儿童中毒的原因主要是由于年幼无知,缺乏生活经验,不能辨别有毒或无毒。学前儿童中毒的途径主要有消化道吸收、皮肤接触、呼吸道吸入、注射吸收、经创伤口或创伤面吸收等。引起学前儿童中毒的物品较多,出现的症状各不相同。学前儿童常见的急性中毒主要有煤气中毒和消化道中毒等。发生中毒后,首先要排出毒物,为送医治疗尽量争取时间。早一分钟脱离毒物,就可以使患儿少吸收一些毒物。

煤气中毒是指一氧化碳中毒。煤或炭在燃烧不完全时会产生一氧化碳,天然石油液化气也含有一氧化碳,一氧化碳与血液中血红蛋白结合,破坏了氧气的运输,使人体缺氧,导致中毒。冬季室内用煤炉取暖,若室内通风不良、烟筒漏烟、风倒灌等常可使人发生煤气中毒。

消化道中毒包括食物中毒和药物中毒。食物中毒是吃含毒的食物而引起的中毒,包括细菌性食物中毒、化学性食物中毒及有毒动植物中毒,其中以细菌性食物中毒为最多见。细菌性食物中毒,多发生于天气炎热季节,主要由于食物在制作、储存、运输、出售过程中处理不当而被细菌污染,食用后引起中毒,常见的细菌有沙门氏菌、大肠杆菌、嗜盐菌等。另外,食物被葡萄球菌、肉毒杆菌和链球菌污染后,细菌在食物中大量繁殖,释放出外毒素,食用后被肠道吸收引起中毒反应,这种被细菌外毒素污染的食物经高温处理后,细菌虽被杀死,但毒素未破坏,食用后仍可引起中毒。药物中毒是乱吃了药片、药水,误注射了药物等。

1. 症状

煤气中毒轻者会感到头痛、头晕、耳鸣、恶心、全身无力;严重者会呼吸困难,最后不省人事,如不及时抢救,可出现呼吸、心跳停止。煤气中毒特有的症状是中毒者的皮肤、嘴唇呈樱桃红色,这与其他疾病引起缺氧而表现为嘴唇青紫有明显不同。

消化道中毒的症状先有恶心、呕吐、腹痛、水样便或脓血便,继而体温升高,迅速脱水、酸中毒甚至休克。

2. 急救措施

(1)煤气中毒。

第一,迅速关闭气源,立即打开门窗,迅速将患儿移至通风好的房间内或户外,呼吸新鲜空气。

第二,松开衣扣,保持呼吸道通畅,迅速判断意识、呼吸、心跳。

第三,及时清除气道分泌物和呕吐物,如呼吸、心跳已停止,立即进行胸外心脏按压和口对口人工呼吸。

第四,在室外拨打急救电话(119、120)。

第五,注意保暖,安静休息,避免活动后加重心、肺负担及增加氧的消耗量,护送就医。

以上处理过程详见图 7-36。

(2)消化道中毒。

第一,催吐。只要患儿未处于昏迷状态,就要耐心给他(她)讲清道理,取得合作。可先让患儿喝些清水,再采用机械刺激的方法催吐。可利用手边方便的东西(筷子、小勺、鸡翎、压舌板),甚至是手指头,刺激患儿咽喉壁,引起呕吐,将胃内的毒物吐出来,反复2~3次。有些食物过稠不易呕吐,要想吐净,可让患儿喝大量清水或盐水再催吐,反复喝水、催吐,直到吐出的全为清水。催吐应在发现中毒后尽早进行,不要晚于 4 小时。由于幼儿呕吐反射自我保护能力差,催吐易导致误吸以及胃食管穿孔,催吐应慎重。更要注意的是,并不是所有的消化道中毒都能进行催吐,如果是误食石油类(如汽油、煤油等)导致的中毒,禁止催吐,防止发生窒息,而强酸强碱的中毒,也不能催吐,以防造成更大的烧伤。

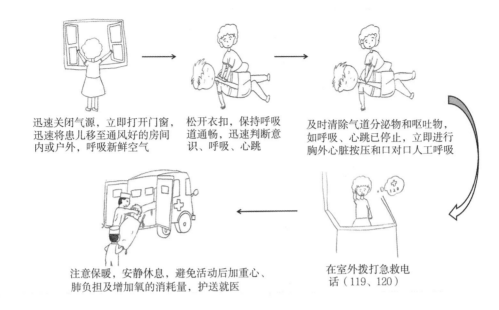

迅速关闭气源，立即打开门窗，迅速将患儿移至通风好的房间内或户外，呼吸新鲜空气

松开衣扣，保持呼吸道通畅，迅速判断意识、呼吸、心跳

及时清除气道分泌物和呕吐物，如呼吸、心跳已停止，立即进行胸外心脏按压和口对口人工呼吸

在室外拨打急救电话（119、120）

注意保暖，安静休息，避免活动后加重心、肺负担及增加氧的消耗量，护送就医

图 7-36　煤气中毒的处理

第二，保护胃黏膜。为了降低毒物的毒性，延缓毒物的吸收，保护食道和胃黏膜，可根据毒物的性质来服用相应的溶液，如茶水、米汤、面糊、蛋清、豆浆、牛奶等，既可达到洗胃的目的，又能保护胃黏膜。若误将碘酒作为止咳药服用了，可用米汤洗胃。米汤中的淀粉与碘发生化学变化，可达到解毒的目的。催吐后，会吐出像蓝墨水一样的东西。然后反复喝米汤再催吐，直到米汤不变颜色为止。

第三，收集毒物和呕吐物。在急救的同时，尽可能收集残余毒物和呕吐物，以便医生检验毒物性质，为进一步解毒、治疗提供依据。

第四，以上措施结束后，应立即送医院救治。

急性中毒症状及处理见表7-8。

表 7-8　急性中毒症状及处理

种　类	症　状	处　理
煤气中毒	轻者会感到头痛、头晕、耳鸣、恶心、全身无力；严重者会呼吸困难，最后不省人事，如不及时抢救，可出现呼吸、心跳停止。煤气中毒特有的症状是中毒者的皮肤、嘴唇呈樱桃红色	第一，迅速关闭气源，立即打开门窗，迅速将患儿移至通风好的房间内或户外，呼吸新鲜空气。 第二，松开衣扣，保持呼吸道通畅，迅速判断意识、呼吸、心跳。 第三，及时清除气道分泌物和呕吐物，如呼吸、心跳已停止，立即进行胸外心脏按压和口对口人工呼吸。 第四，在室外拨打急救电话（119、120）。 第五，注意保暖，安静休息，避免活动后加重心、肺负担及增加氧的消耗量，护送就医

续表

种　类	症　状	处　理
消化道中毒	先有恶心、呕吐、腹痛、水样便或脓血便,继而体温升高,迅速失水、酸中毒甚至休克	第一,催吐。 第二,保护胃黏膜。 第三,收集毒物和呕吐物。 第四,立即送医院救治

 新视野

预防儿童中毒[1]

1.管好药品。药品用量、用法或存放不当是造成药物中毒的主要原因。家长切勿擅自给儿童用药,更不可把成人药随便给儿童服用。不要将外用药物装入内服药瓶中。儿科医务人员开处方时,应认真计算不同年龄儿童的用药量,切勿过量;药剂人员应细心核对药量和剂型,耐心向家长说明服用方法。家庭中一切药品皆应妥善存放,不让儿童取到。

2.农村或家庭日常用的灭虫、灭蚊、灭鼠剧毒药品,更要妥善处理,避免儿童接触,各种农药务必按照规定办法使用。

3.做好识别有毒植物的宣传工作,教育儿童不要随便采食野生植物。

4.禁止儿童玩耍带毒性物质的用具(如装敌敌畏的小瓶、灭鼠用具等)。

5.普及相关预防中毒的健康知识教育。

(九)溺水

溺水常见于小婴儿和大年龄儿童,尤其是农村、南方水乡往往溺水高发。一旦发生溺水,如不及时抢救容易窒息死亡。

1.症状

溺水的症状包括:头痛或视觉障碍、剧烈咳嗽、胸痛、呼吸困难、咳粉红色泡沫样痰、皮肤发绀、颜面肿胀、球结膜充血、口鼻充满泡沫或泥污、精神状态改变等。

 新视野

7种迹象辨别溺水者[2]

1.溺水者的嘴会没入水中再浮出水面,没有时间呼救。

2.溺水儿童手臂可能前伸,但无法划水向救援者移动。

3.溺水者在水中是直立的,挣扎20～60秒之后下沉。

---

[1]　王卫平,孙锟,常立文.儿科学[M].9版.北京:人民卫生出版社,2018:452-453.

[2]　内容摘自中华人民共和国中央人民政府网:http://www.gov.cn/fuwu/2018—05/16/content_5291255.htm.

4. 溺水者眼神呆滞,无法专注或闭上眼睛。

5. 溺水儿童的头可能后仰,头在水中,嘴巴在水面。

6. 看起来不像溺水,只是在发呆,但如果对询问没有反应,就需要立即施出援手。

7. 小孩子戏水会发出很多声音,一旦安静无声要警醒。

2. 急救措施

第一,抓紧水上救护。如救护人员不会游泳,应速将竹竿、木板、轮胎、绳子等物体抛给落水者,再拖落水者上岸。会游泳的应迅速游至溺水者后方进行救援,最好从背部将落水者头部托起,或从上面拉起其胸部,使其面部露出水面,然后将其拖上岸。

第二,对于清醒的、有呼吸有脉搏的患儿:拨打 120 急救电话,擦干全身为其保暖,侧卧等待急救人员到来。

第三,对于昏迷的(呼叫无反应)、有呼吸有脉搏的患儿:拨打 120 急救电话,擦干全身为其保暖,清理口鼻分泌物,侧卧,密切观察其呼吸、脉搏,必要时进行心肺复苏,等待急救人员到来。

第四,对于昏迷的、无呼吸有脉搏的患儿:立即清除口鼻分泌物,开放气道,进行人工呼吸、擦干全身为其保暖、侧卧,必要时进行完整的心肺复苏,拨打 120 急救电话,等待急救人员到来。

第五,对于昏迷的、无呼吸无脉搏的患儿:立即进行完整的心肺复苏术,并拨打 120 急救电话。心肺复苏的顺序为 A—B—C,即开放气道(airway,A)—建立呼吸(breath,B)—胸外按压(circulation,C)。同时擦干全身为其保暖,持续心肺复苏,指导患者呼吸脉搏恢复,等待急救人员到达。

 新视野

儿童溺水防护 8 要点[①]

1. 不要私自下水游泳,家长时刻看护。

2. 坚持让孩子穿高质量的浮身物。

3. 要求孩子下水前活动身体,避免出现抽筋等现象。

4. 在水中不要喂孩子吃东西,有可能被呛住。

5. 教育孩子不在水中互相嬉闹,防止呛水窒息。

6. 教孩子学习游泳,并学习心肺复苏等技能。

7. 不到不熟悉、无安全设施、无救援人员的水域游泳。

8. 不熟悉水性、水下情况不明时,不要擅自下水施救。

(十)触电

1. 症状

触电的局部症状有:触电部位皮肤灼伤,创面较深,成黄白色,与正常皮肤界限清楚,重者

---

① 内容摘自中华人民共和国中央人民政府网:http://www.gov.cn/fuwu/2018−05/16/content_5291255.htm.

可以深达肌肉与骨骼,致使皮肤炭化、骨骼断裂。触电的全身症状为患儿在短时间内有头晕、心悸、惊恐、面色苍白等反应。重者可发生严重的电休克而出现心跳、呼吸的骤停。

2. 急救措施

学前儿童发生触电时,首先要快速切断电源。应采用当时当地最迅速有效的方法使触电儿童脱离电源,立即关闭电源或者用干燥的木棒、竹竿等绝缘体挑开电线。学前儿童脱离电源后应立即检查其精神、呼吸和心跳,必要时立即施行人工呼吸和胸外心脏按压。不要轻易放弃抢救,在抢救的同时,立即送医院进行处理。

第三节　托幼机构突发事件应急处理

突发事件是人们不希望发生的,但又是无法完全杜绝的极具破坏性事件。诸如近年来的SARS、新冠肺炎、火灾、地震等突发事件,公众在关注这类事件时,也在反思人类应如何积极应对灾难。事实证明,突发事件虽然不能预见和提前消灭,但通过积极的应急响应方法和手段,能够达到事前降低发生率、事发时很好应对并降低危害程度、事后减少损失的目的。

托幼机构的突发事件主要是指托幼机构在日常的保教过程中没有防备的、突如其来的、直接伤害学前儿童健康乃至威胁生命的事件。

学前儿童由于年龄小、活泼好动、自理能力较差、防护意识薄弱等,面对突如其来的事件难以具备应急和逃生能力。托幼机构应依据《中小学幼儿园安全管理办法》《未成年人保护法》等相关法规,制定突发事件的应急计划,从而确保在突发事件发生时,能够快速有效地采取应急措施,保障儿童的人身安全。

一、突发火灾应急处理

(一)预防措施

对于突发火灾事件,托幼机构可以从三方面做好预防措施。

1. 园(所)长全面负责消防安全工作

托幼机构的园(所)长是消防安全的第一责任人,应全面负责本园(所)的消防安全工作,并根据消防法律、法规,结合实际制定托幼机构消防安全管理制度,落实托幼机构消防安全责任制。

2. 注重消防器材与设备的维护与保养

托幼机构的活动室、寝室、食堂等是重点防火场所,各类消防设施、器材要完备,保证道路通畅,不堆放杂物。后勤负责人应负责消防器材、设备的维护与保养,经常检查和定期更换灭火器药品,配合消防部门定期对托幼机构设施进行排查,对发现的各类火险隐患要及时排除和整改。

3. 对保教人员和学前儿童进行消防安全教育

托幼机构可确定一名教师担任消防安全教育专员,针对不同年龄阶段儿童认知特点和本地实际,开展消防安全教育,普及基本消防知识。定期组织保教人员和儿童进行火灾模拟演练,提高自救能力。保教人员需要学会正确使用灭火器材,掌握补救和逃生方法。

（二）应急措施

突发火灾之后,托幼机构应果断采取应急措施,以保障所有人员的安全,把损失降到最小。一旦发生火灾,一般按以下程序处理（如图 7-37 所示）。

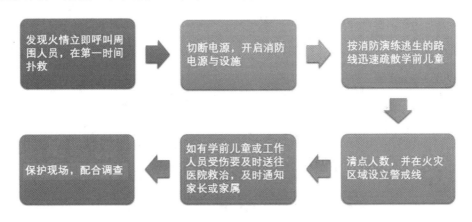

图 7-37　火灾急救措施

首先,发现火情立即呼叫周围人员,在第一时间扑救。组织人力用消防器材和自来水积极扑救。若发现火情大、无法扑灭时,马上拨打 119 报警,并提供准确情况,包括起火单位、位置、着火物、火势、火场内有无化学物品及类型、报警人姓名、单位及电话等。立即启动托幼机构的火灾应急预案,并在第一时间内向所属区县教育局和当地党委、政府报告。

第二,切断电源,开启消防电源与设施。报警的同时,关闭邻近房间的窗门,以减慢火势蔓延速度,并尽可能切断电源,撤出易燃易爆物品,开启消防电源,打开应急照明设施和安全疏散标志。

第三,按消防演练逃生的路线迅速疏散学前儿童。疏散时,要走安全通道,要用湿毛巾捂住口鼻,以最低的姿势,快速从安全通道撤离。如不能撤离,应迅速带领学前儿童进入相对安全的区域,如厕所、阳台、楼顶等有窗户的房间,把毛巾弄湿后折叠起来盖住学前儿童的口鼻。

第四,清点人数,并在火灾区域设立警戒线。将全体学前儿童和保教人员疏散到安全地点后清点人数,在确保安全的前提下指派专人断后清场,确认人员全部撤出。在火灾区设立警戒线,禁止无关人员进入。

第五,如有学前儿童或工作人员受伤要及时送往医院救治,及时通知家长或家属。

第六,保护现场,配合调查。积极配合公安、消防部门调查火灾原因,总结教训,加强防范措施。

灭火器使用方法（如图 7-38 所示）:取出灭火器摇两下（喷嘴向上）;拔出保险销;一手握住压把,一手握住喷管,对准火苗根部喷射（人站立在上风位置）。

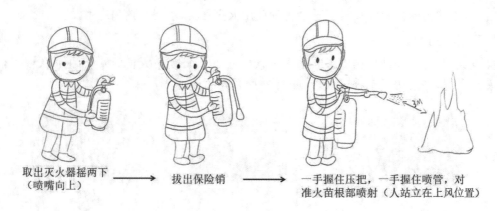

取出灭火器摇两下　→　拔出保险销　→　一手握住压把,一手握住喷管,对
(喷嘴向上)　　　　　　　　　　　　　　　　准火苗根部喷射(人站立在上风位置)

图 7-38　灭火器使用方法

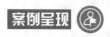

教科书式自救　三名孩子火灾机智逃生①

2020 年 7 月某日,浙江余姚市一处居民楼的三楼冒出大量浓烟,三名不到十岁的儿童独自待在家中。当消防人员和民警到达现场时,这三名小孩已经成功逃离火场,到达安全地带。消防员迅速将火扑灭,其中一个卧室已经被烧得面目全非。

遇到火情不慌张,用湿毛巾捂住口鼻弯腰沿墙逃离火场,这三位小孩的"教科书式"自救得到了消防员的一致表扬。

二、突发地震应急处理

(一)预防措施

对于突发地震事件,托幼机构可以从三方面做好预防措施。

1. 园(所)长高度重视

园(所)长一定要在思想上高度重视,做到宁可千日无震,不可一日不防,切实把保护教职工及学前儿童生命和国家财产安全放在首位。

2. 加强防震抗灾教育

托幼机构要加强对保教人员和学前儿童防震抗灾知识及自救知识的宣传教育。

3. 定期地震模拟演练

选择合适位置作为避险区,制定好撤离疏散路线图,定期进行模拟演练。

(二)应急措施

1. 轻微地震

若地震时,学前儿童在室内,保教人员应告知学前儿童不要慌张、哭闹或乱跑,要听从指

---

① 内容摘自新浪新闻网:https://k.sina.com.cn/article_1708533224_m65d625e802000ufy8.html,该网址有视频可以观看。

挥,然后马上组织学前儿童有序疏散,安排不同年龄班儿童按顺序下楼,跑步到操场。

若地震时,学前儿童在室外,保教人员应立即组织全部学前儿童蹲下,并注意避开电线、大树等危险事物和地点。

2. 破坏性地震

若地震时学前儿童在室内,时间不够,不要让学前儿童跑出楼外。保教人员应立即组织学前儿童躲到两个承重墙之间最小的房间,如洗手间等。也可组织学前儿童躲在桌子、柜子等下面以及活动室内侧的墙角,并且注意保护好头部。(如图 7-39 所示)趴下时头要靠墙,使双眼之间的凹部枕在横着的双臂上,闭上眼和嘴,用鼻子呼吸;切勿到窗下躲避;地震减轻时,立即按照疏散路线将全部学前儿童疏散到操场。

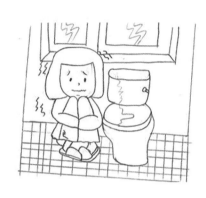
躲到两个承重墙之间最
小的房间,如洗手间

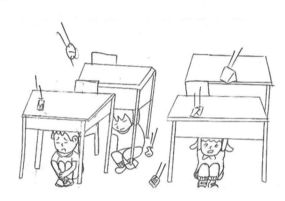
躲在桌子、柜子等下面
以及活动室内侧的墙角

图 7-39　破坏性地震时室内躲避地方

若地震时学前儿童在室外,保教人员应立即将学前儿童集中到操场中间空旷地蹲下,注意避开高大物体或建筑物,将学前儿童疏散到安全的地方。

若地震后,因不能迅速撤离而困于室内或被建筑物挤压等,切勿惊慌,应就近检查学前儿童的身体状况,并尽量为学前儿童找到食物,而不能盲目采取措施。要会发送报险信号,等待救援。

地震发生时,保教人员应时刻与学前儿童在一起,以消除他们的恐惧心理。

地震后,托幼机构要做好房屋安全检查,并做好加固维修、物品消毒等复园准备工作。

地震应急措施见表 7-9。

表 7-9　地震应急措施

种　类	地　址	措　施
轻微地震	室内	应告知学前儿童不要慌张、哭闹或乱跑,要听从指挥,然后马上组织学前儿童有序疏散,安排不同年龄班儿童按顺序下楼,跑步到操场
	室外	应立即组织全部学前儿童蹲下,并注意避开电线、大树等危险事物和地点

续表

种　类	地　址	措　　施
破坏性地震	室内	应立即组织学前儿童躲到两个承重墙之间最小的房间,如洗手间等;也可组织学前儿童躲在桌子、柜子等下面以及活动室内侧的墙角,并且注意保护好头部;趴下时头要靠墙,使双眼之间的凹部枕在横着的双臂上,闭上眼和嘴,用鼻子呼吸;切勿到窗下躲避;地震减轻时,立即按照疏散路线将全部学前儿童疏散到操场
	室外	立即将学前儿童集中到操场中间空旷地蹲下,注意避开高大物体或建筑物,将学前儿童疏散到安全的地方

大家来分享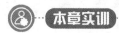

了解幼儿园防火和防震演习情况,说说你发现的问题,与同学们分享。

本章实训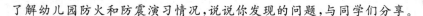

实训名称　儿童心肺复苏术

一、实训目标

(1)熟练完成操作过程,巩固对心肺复苏知识的理解。

(2)通过操作练习与教师的指导,发现操作中的错误,逐步掌握儿童心肺复苏术的操作步骤与规范。

(3)在操作过程中意识到生命的重要性,关爱儿童生命。

二、实训准备

(1)场地:儿童保健实训室。

(2)器材:儿童心肺复苏高级模拟人。

(3)分组:2 人一组。

三、实训过程

(1)每组分头练习,一人操作,一人观察,指出问题,交换练习,教师巡回指导与观察。

(2)教师推荐部分操作优秀的同学示范操作,指出部分有操作错误的同学的问题,帮助学生掌握操作规范。

四、实训评价

(1)每组相互考评,一人操作,一人按评分表打分。可参考表 7-10 进行评分。

表 7-10　儿童心肺复苏术评分表

顺序	步　骤	操　作	口　述	评　分
1	环境评估	观察周围环境,确定安全	周围环境安全	5

续表

顺　序	步　骤	操　作	口　述	评　分
2	判断意识、呼吸和脉搏	轻拍患儿双肩,分别对双耳呼叫	小孩儿,小孩儿,你怎么啦?没有反应	5
		脸部凑近鼻翼,感觉有无呼吸,眼睛看学前儿童胸部有无起伏,一手食指和中指并拢,以喉结为标志,沿甲状软骨向靠近急救人员一侧滑行到胸锁乳突肌凹陷处,用力不能太大	1001,1002,1003,1004,1005,1006,1007,1008,1009,1010 没有呼吸,没有脉搏,请周围人帮我拨打 120。我现在开始给他做心肺复苏	5
3	复苏体位	硬板床,去枕,摆正体位,躯体成一直线,松解上衣和裤带	——	5
4	胸外按压	定位:两乳头连线的中点,胸骨下 1/3 处。方法:采用单掌按压的方式,将右手(惯用手)的掌根置于儿童胸骨下 1/3 处,手臂与胸廓垂直,手指尽量背伸不接触胸壁。注意不要按压到剑突和肋骨。深度:胸壁前后径三分之一,约 5 厘米。速率:每分钟 100～120 次。比例:按压和放松时间 1∶1,胸廓完全回弹	(01,02,…,30)	30
5	开放气道	观察口腔有无异物,如有,将患儿头偏向一侧,清理患儿呼吸道。	——	5
		开放气道采取仰头抬颏法:一只手的小鱼际(手掌外侧缘)部位置于患儿前额,另一只手的食指、中指置于下颏将下颌骨上提,使下颌角与耳垂连线和地面保持 60°,注意手指不要压颏下软组织,以免阻塞气道	——	5
6	人工呼吸	用口对口封住,拇指和食指紧捏住患儿鼻翼,保持其头后倾;将气吹入,同时可见胸廓抬起。停止吹气后,放开鼻孔,使患儿自然呼气,排出肺内气体,应避免过度通气。连续做两次人工呼吸	——	30

续表

顺 序	步 骤	操 作	口 述	评 分
7	有效指征判断	操作5个循环后再次判断颈动脉搏动及呼吸	1001，1002，1003，1004，1005，1006，1007，1008，1009，1010，有呼吸，有脉搏，瞳孔缩小，口唇转红润，自主循环恢复，复苏有效	5
8	复苏后体位，观察	患儿侧卧位或平卧位，头偏向一侧。进一步生命支持，注意观察患儿意识、生命体征	—	5
总分				100

(2)教师总结评价。

实训名称　止血与包扎

一、实训目标

(1)熟练完成操作过程,巩固对止血与包扎知识的理解。

(2)通过操作练习与教师的指导,发现操作中的错误,逐步掌握儿童止血与包扎的操作步骤与规范。

(3)有安抚、稳定受伤儿童情绪的意识,关爱儿童,有保护儿童的意愿。

二、实训准备

(1)场地:儿童保健实训室。

(2)器材:生理盐水、酒精、碘酒、纱布、脱脂棉、绷带、三角巾、创可贴、镊子、剪刀、泡沫塑料垫、脸盆、毛巾。

(3)分组:分成4人一组。

三、实训过程

(1)每组分头模拟练习,一人扮演儿童,一人操作,两人观察并指出问题,交换练习,教师巡回指导与观察。

练习内容:一般止血法、指压止血法。

(2)教师推荐部分操作优秀的同学示范操作,指出部分操作错误的同学的问题,帮助学生掌握操作规范。

四、实训评价

(1)每组相互考评,一人扮演儿童,一人操作,两人按评分表打分。

可参考表7-11进行评分。

表 7-11　止血与包扎评分表

类　型	步骤或部位	具体操作方法	评分
一般止血法	1	用生理盐水洗净伤口周围,将异物特别是泥沙冲洗干净	5
	2	用消毒药品从里向外消毒,盖上消毒纱布块,用绷带较紧地包扎伤处,以不出血为度	10
	3	对伤口较小的静脉或毛细血管出血,可用干净的纱布紧压出血处,即可止血	5
指压止血法	头顶部出血	拇指压迫颞浅动脉:用力压向颞骨,不能用力过猛,否则会导致颞骨骨折	10
	颜面部出血	拇指压迫伤侧下颌骨与咬肌前缘交界处的面动脉,将面动脉压下下颌骨	10
	鼻出血	让儿童坐下,头前倾,用口呼吸,拇指和食指压迫两侧的鼻翼,向中央进行压迫,约 10 分钟,放松后未止血再捏 10 分钟;用湿毛巾冷敷学前儿童的前额、鼻根等部位;出血较多时,可用脱脂棉卷、纱布卷堵塞鼻腔,填紧止血	10
	前臂出血	患肢抬高用拇指压迫上臂肱二头肌内侧沟中部搏动点,将肱动脉向外压向肱骨	10
	手掌出血	将手抬高,用两手拇指分别压迫腕部掌面两侧的尺动脉和桡动脉	10
	手指出血	将手抬高,用食指、拇指分别压迫手指根部两侧的指动脉	10
	大腿出血	在伤者腹股沟中点稍下方,用两手拇指向后用力压股动脉	10
	足部出血	两手拇指分别压迫足背动脉和内踝与跟腱之间的胫后动脉	10
总分			100

(2)教师总结评价。

实训名称　海姆立克急救法

一、实训目标

(1)熟练完成操作过程,巩固海姆立克急救法知识的理解。

(2)通过操作练习与教师的指导,发现操作中的错误,逐步掌握海姆立克急救法的操作步骤与规范。

(3)操作中有紧迫感,意识到生命的脆弱,有保护儿童的意愿,能安抚、稳定儿童情绪的意识,关爱儿童。

二、实训准备

(1)场地:儿童保健实训室。

(2)器材:气管异物模拟人。

(3)分组:分成 4 人一组。

三、实训过程

（1）每组分头模拟练习，一人扮演儿童，一人操作，两人观察并指出问题，交换练习，教师巡回指导与观察。

（2）教师推荐部分操作优秀的同学示范操作，指出部分操作错误的同学的问题，帮助学生掌握操作规范。

四、实训评价

（1）每组相互考评，一人扮演儿童，一人操作，两人按评分表打分。

可参考表 7-12 进行评分。

表 7-12　海姆立克急救法评分表

年　　龄	具体操作方法	评　　分
1岁以内	第一，将患儿背部朝上，头低于肩胛线，注意不应呈倒立位。用右手掌根部冲击患儿肩胛之间，4～6次，向头部方向	20
	第二，将患儿面部朝上，用右手食指、中指按压患儿胸骨下段，4～6次，方向垂直胸骨向下	20
	第三，如果异物仍未咳出，则重复前两步	10
1岁以上	第一，施救者站在被救者身后，然后将双臂分别从患儿两腋下前伸并环抱患儿	10
	第二，左手（非惯用手）握成空心拳，并将拇指侧置于腹部肚脐上两指、剑突下处	15
	第三，右手（惯用手）呈掌抱住左手，使左拳虎口贴在患儿胸部下方，肚脐上方的上腹部中央，形成"合围"之势，然后突然用力收紧双臂，用左拳虎口向患儿上腹部内上方猛烈施压，迫使其上腹部下陷	20
	第四，施压完毕后立即放松手臂，然后再重复操作，直到异物被排出	5
总分		100

（2）教师总结评价。

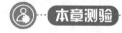　本章测验

一、选择题

1. 当幼儿发生意外事故时，急救处理程序的第一步是（　　　　）。

A. 判断伤情　　　　　　　　　　　B. 现场急救

C. 启动紧急预案　　　　　　　　　D. 呼救

2. 幼儿鼻中隔是易出血区，该处出血后，正确的处理方法是（　　　　）。（2014 年下半年《保教知识与能力》真题）

A. 鼻根部涂抹紫药水，然后安静休息　　B. 让幼儿头略低，冷敷前额、鼻部

C. 止血后，半小时不做剧烈运动　　　　D. 让幼儿仰卧休息

3. 被黄蜂蜇伤后，正确的处理方法是（　　　　）。（2015 年上半年《保教知识与能力》真题）

A. 涂肥皂水　　　　　　　　　　　B. 用温水冲洗

C.涂食用醋 　　　　　　　　　　　　D.冷敷

4.幼儿在户外活动中扭伤,出现充血、肿胀和疼痛,教师应对幼儿采取的措施是(　　)。(2015年下半年《保教知识与能力》真题)

A.停止活动,冷敷扭伤处 　　　　　　B.停止活动,热敷扭伤处

C.按摩扭伤处,继续活动 　　　　　　D.清洁扭伤处,继续活动

5.头顶部出血时,需要拇指压迫(　　)。

A.颞浅动脉 　　　　　　　　　　　　B.面动脉

C.尺动脉 　　　　　　　　　　　　　D.颈动脉

6.对于学前儿童心跳呼吸骤停,应在黄金(　　)分钟内完成儿童基本生命支持。

A.3 　　　　　　B.4 　　　　　　C.5 　　　　　　D.6

7.被猫或狗等动物抓伤或咬伤后,无论轻重,一般要在(　　)小时之内注射狂犬疫苗。

A.12 　　　　　　B.24 　　　　　　C.36 　　　　　　D.72

8.烧烫伤创面处理的第一步是(　　)。

A.冲 　　　　　　B.脱 　　　　　　C.泡 　　　　　　D.盖

9.被碱烧伤,可用(　　)冲洗。

A.肥皂水 　　　　B.洗衣粉水 　　　　C.清水 　　　　D.醋酸

10.学前儿童发生触电时,首先要(　　)。

A.检查学前儿童的精神、呼吸和心跳 　　　B.快速切断电源

C.开展心肺复苏术 　　　　　　　　　　　D.拨打120

二、简答题

1.学前儿童意外伤害发生的原因有哪些?

2.学前儿童意外伤害急救的原则是什么?

3.幼儿误服毒物后,该怎么急救?

4.幼儿中暑后,该怎么急救?

三、案例分析题

1.小小在下午的体育游戏时把脚扭伤了,李老师帮他揉了很久,感觉不严重,离园时李老师没和小小的妈妈说这个事情。可是第二天早上,小小来园的时候一瘸一拐的,脚已经又红又肿了。

请回答:

(1)张老师的做法对吗?为什么?

(2)如果你是张老师,你会怎么做?

2.午饭时,强强突然站起来,脸涨得通红,原来是喉咙被什么东西卡住了,他想吐,但是吐不出来。张老师赶紧给强强倒了一杯水,让他把水全部喝下去,又要他吞一大口饭,可是都没有效果。

请回答:

(1)张老师的做法对吗?为什么?

(2)如果你是张老师,你会怎么做?

3.早上入园时,陈老师发现涛涛的手背有一片红色,上面还有一个小水疱。询问奶奶,原来昨天晚上涛涛的手被开水烫了一下,奶奶看到只是红了,觉得不碍事,就涂了点金霉素,没想

到今天起了水疱。

请回答：

(1)奶奶的做法对吗？为什么？

(2)烫伤应该怎么处理？

(3)幼儿园应该怎么预防幼儿烫伤？

四、设计题

1.请设计一个幼儿园防火演习方案,在班上分享。

2.请设计一个幼儿园防震演习方案,在班上分享。

第八章 托幼机构一日活动的卫生保育

· 知识目标 ·

(1)知道托幼机构卫生保育制度制定的依据与执行的基本原则;

(2)掌握托幼机构一日生活各个环节的卫生要求与指导要点;

(3)熟悉托幼机构各类教育活动的卫生要求及保育要点。

· 能力目标 ·

(1)能科学合理安排与组织学前儿童一日生活;

(2)能在不同活动中对学前儿童进行科学的保育与教育;

(3)能为家长提供科学的学前儿童保育与教育指导。

· 素养目标 ·

(1)树立保教结合、保教并重的科学育儿理念;

(2)关注学前儿童生命健康。

· 思维导图 ·

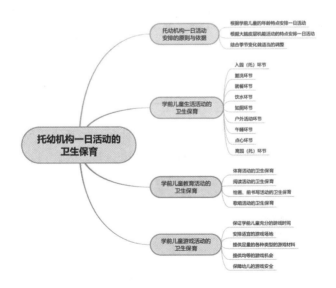

情景导入

　　午睡到中午一点半的时候,窈窈小朋友翻了翻身,在被子里动了动,睁开眼睛坐了起来。我轻轻地走过去蹲在她床前问:"怎么了,要小便吗?"她看看我说:"老师,我尿床了。"我赶忙帮她掀开被子,果然床的中间画了一个"圆形"。我马上说:"没关系,老师帮你拿衣服。"窈窈尿床已经有几次了,尿床的时间基本就是在13:30。于是我开始了帮助窈窈的计划:在午睡前,关注饮水量,避免过多喝水、喝汤,并提醒她去小便;睡着后在中午1点左右再提醒窈窈去小便;偶尔窈窈尿床了,不刻意强调,顺其自然帮她换内裤、晾被子,淡化尿床的事情。经过一段时间的坚持,窈窈已经有一周没有尿床了,孩子很高兴,爸爸妈妈也很高兴。

　　情境分析:个别指导对纠正幼儿存在的阶段性不良习惯有非常重要的意义。本案例中,教师在发现幼儿持续尿床的现象后,能够在重视并尊重幼儿、保护幼儿自尊心的基础上寻找可以避免尿床的方法,进行了持续性、有目的性的指导,很好地体现了幼儿园的保教结合。

第一节　托幼机构一日活动安排的原则与依据

　　托幼机构通过一日活动的合理安排来保证学前儿童在活动与休息、室内活动与室外活动、运动量大的活动与运动量小的活动之间的总体平衡。由于托幼机构的实际情况和需求各不相同,在安排一日生活时需要考虑诸多因素,并不存在普遍适合所有托幼机构的最佳生活制度。托幼机构在安排一日生活时,要根据自身的条件和各年龄段学前教育的情况,充分考虑季节变化、地理环境、地区特点等因素,本着尊重学前儿童、服务家长、服务社会的理念,做出符合实际需求的安排。但总的原则应该是确定的,即学前儿童年龄越小,单次的活动量应越小,活动和学习的时间应越短,室内活动与室外活动应该交替进行,动静交替,集体与自由活动交替进行等。

一、根据学前儿童的年龄特点安排一日活动

　　学前儿童正处于生长发育时期,身体的各部位器官和神经系统还处在不断发育、完善的阶段,且由于年龄不同、个体不同,其身心发展也存在个体差异。因此,托幼机构管理者和教师应根据学前儿童的年龄和身心发展特点科学合理地安排一日生活。例如,学前儿童年龄越小,学习活动时间越短,休息、户外活动和睡眠的时间则越长。又如,学前儿童的消化机能相对较差,食物在胃里停留的时间通常为3~4小时,因此在进餐次数和时间上应安排为三餐两点,少吃多餐。

二、根据大脑皮层机能活动的特点安排一日活动

　　由于大脑的动力定向原则,学前儿童的一日生活应该有规律地按时进行,反复多次,养成

到什么时间做什么事的良好习惯,增强学前儿童对生活的适应能力,并形成健康的生活方式。

根据大脑镶嵌式活动的规律,学前儿童进行活动时,应注意不同类型的活动交替进行,这样可使大脑皮质各功能区的神经细胞和身体各个组织得到轮流休息,防止神经细胞和肌肉等组织的疲劳,提高活动效率。例如,在集体教学活动后,可安排学前儿童自选游戏活动,安静的室内活动后,可安排户外体育游戏等。

另外,大脑皮层还有始动调节、优势原则、保护性抑制等特点,在一日活动过程中,还需要注意活动开始前的热身活动、抓住活动过程中学前儿童的兴趣点等。

三、结合季节变化做适当的调整

由于一年四季的昼夜长短不一,学前儿童的作息制度可以做适当的调整,夏季早晨可以早起床,中午延长午睡的时间。冬季早上可以晚起床,晚上早上床,缩短午睡时间,进餐和其他活动时间也需要随着季节变化做相应的调整。

 新视野

《幼儿园教育指导纲要(试行)》第三部分第九条"科学、合理地安排和组织一日生活"指出:时间安排应有相对的稳定性与灵活性,既有利于形成秩序,又能满足幼儿的合理需要,照顾到个体差异。教师直接指导的活动和间接指导的活动相结合,保证幼儿每天有适当的自主选择和自由活动时间。教师直接指导的集体活动要能保证幼儿的积极参与,避免时间的隐性浪费。尽量减少不必要的集体行动和过渡环节,减少和消除消极等待现象。建立良好的常规,避免不必要的管理行为,逐步引导幼儿学习自我管理。

《托儿所幼儿园卫生保健工作规范》第二部分"卫生保育工作内容与要求"指出:合理安排儿童作息时间和睡眠、进餐、大小便、活动、游戏等各个生活环节的时间、顺序和次数,注意动静结合,集体活动与自由活动结合,室内活动与室外活动结合,不同形式的活动交替进行。根据儿童年龄特点和幼儿园服务形式,合理安排每日进餐和睡眠时间,制订餐、点数,儿童正餐间隔时间3.5~4小时,进餐时间20~30分钟/餐,餐后安静活动或散步时间10~15分钟,3~6岁儿童午睡时间,根据季节以2~2.5小时/日为宜,3岁以下儿童日间睡眠时间可适当延长。

《幼儿园工作规程》指出:幼儿园应当制定合理的幼儿一日生活作息制度。正餐间隔时间为3.5~4小时。在正常情况下,幼儿户外活动时间(包括户外体育活动时间)每天不得少于2小时,寄宿制幼儿园不得少于3小时;高寒、高温地区可酌情增减。幼儿园应当积极开展适合幼儿的体育活动,充分利用日光、空气、水等自然因素以及本地自然环境,有计划地锻炼幼儿肌体,增强身体的适应和抵抗能力。正常情况下,每日户外体育活动不得少于1小时。幼儿一日活动的组织应当动静交替,注重幼儿的直接感知、实际操作和亲身体验,保证幼儿愉快的、有益的自由活动。幼儿园应当将游戏作为对幼儿进行全面发展教育的重要形式。幼儿园应当因地制宜创设游戏条件,提供丰富、适宜的游戏材料,保证充足的游戏时间,开展多种游戏。

第二节　学前儿童生活活动的卫生保育

根据学前儿童从来园(托)到离园(托)一天的活动安排,生活活动的卫生保育主要包括入园(托)环节、盥洗环节、就餐环节、饮水环节、如厕环节、户外活动环节、午睡环节、点心环节、离园(托)环节等。

一、入园（托）环节

入园(托)环节又称晨检环节(见图 8-1),是学前教育工作者在园(托)的第一个工作环节。学前儿童来园(托)前,保育人员应事先做好托幼机构活动室的通风与清洁工作,为学前儿童创造一个清洁、卫生、温馨的环境。

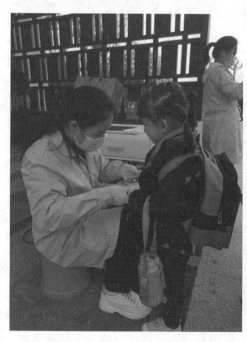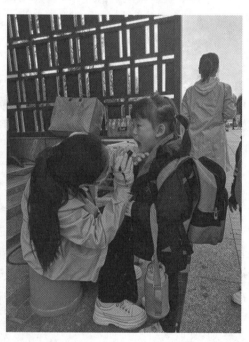

图 8-1　幼儿园晨检

入园(托)时,班级教师和保健医生应做好晨检工作,通过一问、二摸、三看、四查进一步检测学前儿童的健康状况。例如,学前儿童入园(托)时,要询问家长其有无发热、咽痛、咳嗽、腹泻等症状,是否接触过传染病患者;摸摸他们的额头、颈部、手心是否发烫,腮腺及淋巴结是否肿大;看看他们的神态、口腔、眼、皮肤等有无异常;查看他们口袋里有无不安全的东西,如别针、图钉等。在观察中如果发现学前儿童身体不适或异常,应给其量体温。发现可疑传染病患儿,应立即将其隔离观察。若学前儿童带来药物需要服用,教师一定要准确登记服用药物的时间和剂量要求信息,并由家长签字之后方可给其服用。

新视野

入园环节的工作内容与操作要求

1.开窗通风。根据气候及天气变化,灵活调整开窗通风时间,夏季可持续开窗通风,冬季前后对流 10～15 分钟;夏季室温不高于 27～28 ℃,室内外温差在 5～7 ℃,冬季室温不低于 18 ℃。

2.准备饮用水及餐具、水杯。根据园所实际情况准备好幼儿的饮用水使幼儿来园即可饮用,将干净的水杯及餐具放在幼儿能够拿到的地方。

3.消毒准备及擦拭。配制浓度为 0.5% 的消毒液,并分别准备好清水毛巾和消毒毛巾。采用"清—消—清"顺序,擦拭消毒时要停留 5～10 分钟,再用清水毛巾擦拭一遍。

4.睡眠室卫生。消毒擦拭窗棂、窗台、床边、床角、床棱、床腿等,保证擦拭到位、无尘垢、无积灰,地面干净无尘土。

5.盥洗室卫生。消毒擦拭盥洗室的门窗、柜子、洗手池、镜子、挂毛巾的墙面、便池、墩布池及地面等,保证室内无异味、无死角,地面干净无积水。

6.活动室卫生。全面消毒擦拭室内设备、窗台、桌椅、教具柜、墙裙、地面等,做到地面整洁,玻璃明亮,光线充足,无尘土。

二、盥洗环节

盥洗是学前儿童一日生活中的重要环节,它可以使毛发、皮肤保持清洁,提高皮肤的各种功能,减少皮肤被汗液、皮脂、灰尘污染的机会,提高皮肤的抵抗力,维护身体的健康。同时还可以培养学前儿童爱清洁、讲卫生的良好习惯,提高其生活自理能力。一般来说,托幼机构的盥洗内容主要包括洗手、洗脸、刷牙。

保教人员应做好盥洗前的准备工作,准备好擦手毛巾,放好洗漱用品,为学前儿童准备好流动水。与此同时,要注意卫生间的清洁通风,定时打扫并消毒,特别要注意保持地面干燥,防止学前儿童滑倒。另外,还要教会学前儿童洗手、洗脸和漱口的顺序和方法,提醒学前儿童不要拥挤和打闹,使其懂得节约用水,培养其良好的盥洗习惯等。

 新视野

盥洗环节的工作内容与操作要求

1.准备盥洗用具。为幼儿准备好擦手毛巾、洗手液、水杯、牙膏、牙刷等,要求盥洗用具摆放整齐,顺序一致。

2.准备漱口水。水杯口向上,无碰撞,将凉白开倒入幼儿水杯内。

3.指导幼儿洗手。幼儿饭前便后均要用流动水洗手,正确洗手方法是:卷袖子—开水龙头—冲洗手—关水龙头—挤洗手液(涂肥皂)搓手心、手背、手指缝、手掌、手腕—清水冲洗,甩掉多余水分,并用毛巾将手心、手背以及手腕的水全部擦干(洗手流程如图 8-2 所示)。

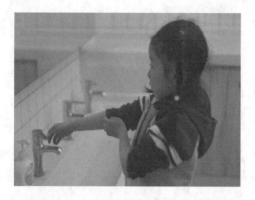
第一步:卷衣袖

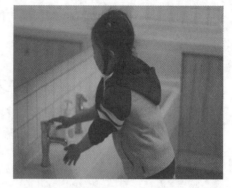
第二步:开水龙头、湿手

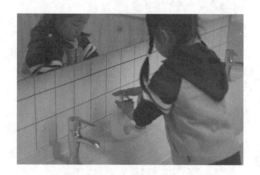
第三步:挤洗手液(涂肥皂)

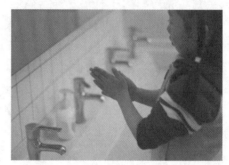
第四步:搓手掌

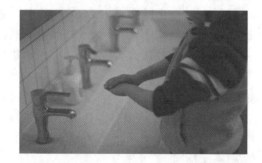
第五步:搓手背

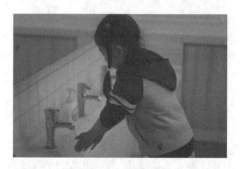
第六步:冲水

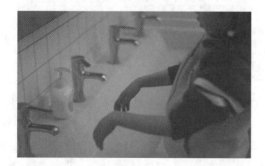
第七步:甩一甩

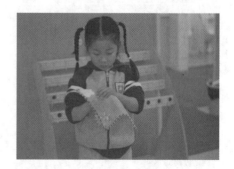
第八步:擦一擦

图 8-2　洗手流程

4.指导幼儿漱口。一手拿水杯,一手打开水龙头接半杯水,指导幼儿清洁口腔。

5.幼儿盥洗后,用百洁布蘸洗涤灵擦拭水池,刷洗水龙头、水管、水池、镜子等,再用清水清洗,之后用干净的潮干抹布擦拭干净,保持盥洗台面和地面干燥,防止幼儿弄湿衣物及滑倒。

三、就餐环节

就餐环节是学前儿童在园(托)进行营养补给的重要环节,就餐应严格按照规定的时间和地点进行。一般情况下,学前儿童要做到一日三次正餐,加上午、下午各一次点心。对于体弱儿童,要逐渐加量并且增加运动量;对于超重或者肥胖儿童,在运动量和膳食热能上应考虑其个别化特点;对于有过敏体质的幼儿,需要找到过敏原的替代物,保障学前儿童的均衡营养。同时,要保证学前儿童有足够的就餐时间,一般控制在30分钟左右为宜。时间太短,食物无法充分咀嚼;时间太长,也不利于良好就餐习惯的养成。饭前半小时内不要做剧烈运动,就餐过程中,教师需要关注其就餐情况,及时为学前儿童添加饭菜,纠正学前儿童不良的就餐习惯,就餐结束后,需要组织安静性的活动再午睡,如餐后散步等。学前儿童就餐如图8-3所示。

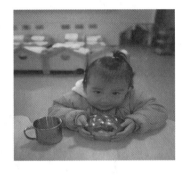

图 8-3　学前儿童就餐

 新视野

就餐环节的工作内容与操作要求

1.餐前准备工作,包括消毒餐桌、分餐桌、餐车,准备餐具、擦嘴毛巾。

2.餐桌消毒擦拭方法:首先准确配置消毒液,然后进行消毒擦拭。餐前消毒餐桌要做到一遍清水、一遍消毒液、一遍清水(清—消—清)进行擦拭;要求消毒时间为5～10分钟。餐后的桌面擦拭:先用洗涤灵水擦拭后,再用清水擦拭。

3.取餐前要戴好围裙,用肥皂及流动水洗手,饭菜要求冬季保温、夏季降温,用盖布盖好防尘。

4.分餐时要求动作快、量均,要求根据幼儿年龄按照带量食谱进行首次到量分餐,随后可根据幼儿个体差异进行餐量调整。

5.幼儿就餐中要巡回观察,密切关注幼儿就餐状况,提示幼儿养成正确的坐姿,并指导幼儿正确地使用餐具,教育幼儿不挑食、不撒饭菜、不剩饭菜,保持桌面、衣服、地面干净。

6.关注幼儿餐后主动擦嘴情况,提示幼儿擦完嘴后需将餐巾纸对折,擦手后拈起桌面饭菜残渣放到碗里,之后再离开座位。

7.提醒幼儿将小椅子放回桌下,收好餐具,双手拿稳放回分餐桌,同时关注幼儿刷牙或漱口情况。

8.餐后收拾碗筷、擦拭桌面、清扫地面,将餐具送回厨房,回班后脱围裙。

注意事项:

1.准确报告就餐人数,若就餐人数减少应及时报告厨房。

2.小班及中班幼儿上学期要学会用勺吃饭,中下学期要学会用筷子吃饭。

3.分餐环节要注意操作规范,避免对食品造成污染。

4.指导幼儿一口饭、一口菜地就餐,不用汤泡饭,注意对食品过敏幼儿的特殊护理。

5.对年龄较小的幼儿喂饭时要蹲下,面对幼儿,待其口腔内的食物完全咽下后再喂,以免引起呛咳甚至窒息。

6.要等所有幼儿就餐结束后再清扫地面。

四、饮水环节

水对人体有非常重要的作用,因此,保教人员应培养学前儿童主动饮水的习惯,以确保其每天饮用足够的水。在一日生活中,有定时定量地为学前儿童补充水分的环节,也有因学前儿童的不同个体需要自主饮水的环节。幼儿园水杯架如图 8-4 所示。

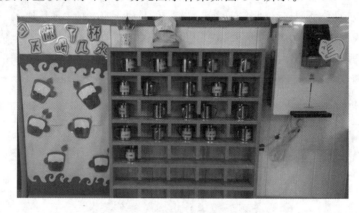

图 8-4 幼儿园水杯架

对学前儿童来说,饮水的具体要求一般包括:水温应符合学前儿童的安全需要(以滴在成人手背上不烫为宜);水杯、杯柜、水桶要按规范进行消毒;取放水杯时,手要洗净,抓杯把;杯柜应用清洁的布帘或纱网遮挡;经常检查杯柜上的标签是否完好;允许幼儿随时喝水;不喝久放的白开水。另外,饭前、临睡前,尽量不喝水,剧烈运动后,也应等学前儿童身体恢复平静后再喝水,喝水要适量,不宜太多或太快等。

 新视野

饮水环节的工作内容与操作要求

1.关注并指导幼儿自主接水、饮水,培养幼儿自主饮水的好习惯。

2.幼儿喝水时,提示幼儿两手拿水杯,一手握杯把,一手握杯身。

3.幼儿喝水时,引导幼儿有序排队,避免将水泼洒到地面。

注意事项:

1.教师要随时关注幼儿的饮水情况,尤其是生病和不爱饮水的幼儿,及时提示幼儿自主饮水。

2.为幼儿准备饮水前都要先洗手。

3.夏季幼儿户外活动时可以带水壶,自由饮水,水壶每天清洗。

4.备足温度适宜的饮水,供幼儿全天随时饮用。

五、如厕环节

在如厕环节中,教师主要培养学前儿童正确的如厕方法以及良好自主的如厕习惯。应有计划、有步骤地培养儿童每天按时排便的习惯,不强制儿童大、小便,不应让儿童蹲或坐的时间过长,严禁以坐便盆惩罚儿童。

引导学前儿童做到:及时如厕,不憋屎尿,逐步养成定时大小便的习惯;入卫生间后才将裤子脱至大腿处,将大小便排入便池内,学会正确使用卫生纸,穿好裤子后才离开蹲位;便后洗手。

保育老师要每天对盥洗室进行清洁和消毒。仔细观察学前儿童排尿、排便情况,发现尿频、尿痛、血尿以及便秘、腹泻等问题,应及时建议家长带学前儿童去医院检查。

厕所墙面创设如图 8-5 所示。

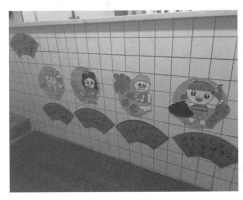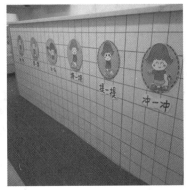

图 8-5　厕所墙面创设

 新视野

如厕环节的工作内容与操作要求

1.准备手纸,放在幼儿易于取到的位置。

2.关注幼儿如厕的次数和具体情况,通过提示幼儿如厕逐渐培养幼儿自主如厕的能力。

3.照顾年龄小的幼儿如厕,帮助其穿脱衣裤。

4.教会年龄较大的幼儿正确使用卫生纸,擦屁股时从前往后擦;便后将裤子提好,内衣塞进裤子里,不露肚脐与后背。

5.教育并提示幼儿便后冲厕所,并用洗手液和流动水洗手。

6.对遗尿或遗屎的幼儿,耐心地为他们更换、清洗衣物,并与主班教师沟通,关注幼儿的身体状况。

7.幼儿如厕后,要及时刷洗、消毒便池。刷洗便池时从上往下刷,箱、盖、池都要刷到位,去除便池内的尿碱、水锈及脏渍等;便池消毒要用1%浓度的消毒液进行擦拭,保持便池光亮无碱渍。

注意事项:

1.通常刷洗、消毒便池的时间为三餐后、户外活动前及幼儿离园后,如遇幼儿腹泻,应即时刷洗、消毒。

2.擦拭便池抹布要专用,随时用洗衣粉清洗,并用流动水冲洗干净。

3.幼儿如厕前后,要及时擦干地面上的积水,防止幼儿滑倒。

4.坐便器表面要用消毒水擦拭,消毒时间过后再用清水毛巾将坐便器表面擦拭干净。

六、户外活动环节

户外活动是学前儿童一日活动中的重要组成部分,具体可以包括集体或小组的体育游戏、自由活动、远足、春秋游、参观等多种形式和内容。日托幼儿园要求一日组织户外活动时间不少于2小时,全托幼儿园不少于3小时。高质量的户外活动对于幼儿的身心健康发展有重要的促进作用。户外活动不仅要在温暖舒适的季节进行,在炎热、寒冷的季节也需要进行。

户外活动之前,保育人员应做好场地、运动器材等的准备工作,检查户外场地是否安全。例如检查有无碎玻璃、碎石、凹坑等,检查大型玩具是否有松动、缺口、锈钉等。协助学前儿童做好户外活动前的必要准备,如增减衣服、整理装束、系好鞋带、如厕等,为每个学前儿童背后垫一块汗巾,防止其出汗后弄湿衣服着凉。提醒学前儿童遵守活动规则,不拥挤、不争抢,相互谦让,上下楼梯遵守秩序,靠右行走。活动过程中随时观察幼儿,根据天气情况及时为幼儿增减衣服,发现学前儿童有违反规则的行为及时教育、引导。活动结束后,带领学前儿童清理场地并及时归还相应的运动器材。回到班级后及时帮助出汗的学前儿童更换汗巾或衣物。

 新视野

户外活动环节的工作内容与操作要求

1.照顾幼儿增减衣服、整理装束等,保证幼儿出门时无露肚皮、湿袖子、尿裤子现象,冬季要指导和帮助幼儿穿好棉衣、棉背心。

2.快速冲刷、消毒厕所,整理盥洗室和活动室,擦拭地面,开窗通风,关灯、关门,带好户外玩具跟随幼儿到户外活动。

3.检查场地安全情况,确认所有玩具、运动器械安全后,再组织幼儿游戏。

4.参与到幼儿活动中,关注有特殊需要的幼儿,进行个别指导,细心观察、照顾体弱幼儿。

5.户外活动中带幼儿如厕,指导和帮助出汗的幼儿擦汗、擦鼻涕,带领口渴幼儿饮水等。

注意事项:

1.冬季帮幼儿披衣服时将秋衣塞进秋裤内侧;夏季选阴凉处进行户外活动,避免幼儿大汗淋漓,指导幼儿多饮水,防止中暑。

2.户外活动前,必须关灯、锁门,将所有窗户打开对流通风,保持室内空气新鲜。

3.户外活动中,指导幼儿正确使用大型玩具;幼儿玩大型玩具时,要在大型玩具旁给予保护,确保幼儿安全。

4.注意对肥胖、超重幼儿活动的指导,保证其有氧活动每次持续15分钟以上。

七、午睡环节

睡眠是大脑皮层广泛抑制的结果,充足的睡眠不仅可以保证高级神经系统的正常机能,与学前儿童生长激素的分泌也有重要关系。学前儿童的睡眠时间应随年龄和健康状况而异。年龄小体质弱的儿童睡眠时间需相应延长,3~4岁每天需要睡眠12~13小时,5~6岁每天需要睡眠11~12小时。托幼机构应安排午睡,午睡一般安排在饭后20~30分钟,睡眠时间不少于2个小时、睡眠之后,儿童头脑会更加清醒,精力充沛,记忆力好;相反,睡眠不足则会引起精神萎靡、脾气暴躁、食欲下降等。

常见的托幼机构卧室如图8-6所示。

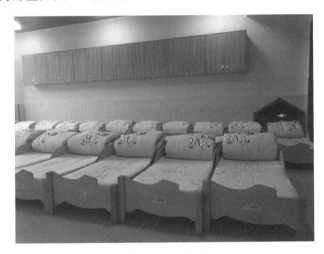

图8-6　托幼机构卧室

睡眠前的准备:睡前不做剧烈运动,不看刺激类的影视;提醒学前儿童排尿,检查学前儿童的衣袋,防止将小物品带到床上玩耍;注意保持学前儿童轻松愉快的情绪,不批评或恐吓孩子;为其准备舒适的环境,睡房需保持适宜的温度和湿度,可根据情况开窗通风,并确保环境安静;睡房内光线宜较暗,以保证学前儿童高质量的睡眠;对体质弱、动作慢或年龄小的学前儿童可让他们提前睡觉,而精力旺盛、体质好的学前儿童则可分批稍晚一点睡觉。

睡眠时的要求:要注意培养学前儿童良好的睡眠习惯,掌握他们排尿的规律,及时提醒;应注意巡回观察(如图8-7所示)每一个学前儿童的情况,除了要注意被子是否盖好,睡姿是否正确,护理和安慰个别学前儿童入睡外,还要特别关注和及早发现睡眠中的异常,并及时处理,避免病情加重或者发生意外。如学前儿童在睡眠中高烧引起惊厥、感冒咳嗽导致异物堵塞气管,佝偻病或身体不适的学前儿童在睡眠中出现睡眠不安等。

起床时的相关工作:起床后,可以播放轻柔的音乐做"苏醒操",保教人员可以适当帮助学前儿童梳洗,关注儿童的仪容仪表(衣领、袖口、衣角、鞋袜)等。

穿脱衣物:午睡环节中应教会学前儿童自己穿、脱衣服。脱衣服的顺序:坐在床边或椅子

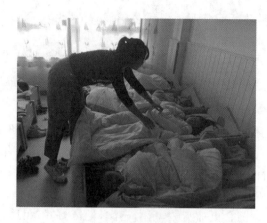

图 8-7   巡回观察照顾

上,先解开上衣扣子,再解鞋带(或扣子),脱鞋、脱裤子、脱袜子,最后脱上衣,把脱下的衣服叠好,按脱下时的顺序放在固定的地方。脱去的衣服多少可根据室温而定。穿衣服的顺序:先穿毛衣,再穿袜子、裤子、外衣,最后穿鞋。

 新视野

午睡环节的工作内容与操作要求

1.为幼儿准备好睡眠所需的床铺和被褥,将小班幼儿的被子打开并掀开,方便幼儿钻进被筒,避免着凉。

2.秋冬季铺床后要关窗,夏季开窗通风,拉上窗帘,室温要适宜,光线要暗一些,空气要清新。

3.关照幼儿睡前排便,指导幼儿按顺序脱掉衣服、袜子,叠放整齐,进入睡眠室时要安静,不带玩具上床等。

4.指导幼儿保持正确的睡眠姿势,以右侧卧位为好,不蒙头睡觉,不趴着睡。

5.负责看午睡的教师不能离岗,要巡回观察幼儿的睡眠状况,根据室温决定幼儿的盖被量,为蹬被的幼儿盖被或减被;对睡姿不稳的幼儿,注意其是否要排便,对起床小便的幼儿要注意其上下床及如厕的安全,避免着凉。

6.幼儿起床离开睡眠室后,教师关门开窗并将被子打开晾10分钟,指导并帮助幼儿按顺序穿好衣服,鼓励中大班幼儿自己穿衣叠被。随后,教师回到睡眠室开始整理床铺、叠被,擦拭睡眠室地面。

备用铺床法

注意事项:

1.为幼儿营造安静、舒适的睡眠环境,保持睡眠室内空气流通和温度适宜,掌握好开窗和关窗的时间。

2.细心观察幼儿的睡眠状态,身体不适的幼儿往往表现出异常,如发热、疼痛等,发现问题要及时与保健医联系,尽快解决。

3.关注幼儿的举动,特别是睡在上铺幼儿的安全,避免跌落摔伤。

4. 对未入睡幼儿的行为要引起注意,口内不能含东西,手里不能拿过小的玩具或物品,避免将其塞入鼻腔或吞食,引起窒息。

5. 对需要哄睡的幼儿,要逐渐使其脱离依赖,对没有午睡习惯的幼儿,要逐渐培养,不要急于求成。

6. 扫床时要注意笤帚上轻微潮湿,进行湿式清扫以免扫起的尘埃污染空气。

7. 擦地时注意床下的位置,特别是不容易擦到的地方要擦到位。

八、点心环节

点心环节是学前儿童午睡起床后对所需的水分和营养进行补充的环节。

 新视野

点心环节的工作内容与操作要求

1. 幼儿起床前,准备好饮水,去厨房取午点。
2. 按照餐前消毒要求对分餐桌及幼儿餐桌进行消毒。
3. 用流动水洗手后,在分餐桌上摆好午点盘,将点心或干果等食物定量分配,装入盘中。
4. 关注幼儿自己取午点,回到自己的座位,自主进食。
5. 午点后收拾午点盘,清洗后送回厨房消毒。
6. 用清水毛巾擦拭桌面。

注意事项:
1. 取午点的全过程需要确保卫生,装午点的盆需要用保鲜膜盖住。
2. 对午点过敏的幼儿,需要提供个体化食物,满足特殊幼儿的需求。

九、离园(托)环节

离园(托)时,教师要组织学前儿童安静活动,提醒其洗手、洗脸,检查是否穿好衣服和鞋袜;引导学前儿童清理自己的物品,并提醒他们带好回家的物品。家长接孩子时,教师可适当地与家长进行沟通,反馈学前儿童在园情况,特别对白天精神不好、食欲不佳、活动不积极的学前儿童重点反馈,并交代家长回家后进一步观察,及早发现问题,及时应对处理。

对于未及时接走的学前儿童,保教人员可以适当组织一些活动,安抚学前儿童情绪,等待家长来接,防止其走失或被陌生人接走。学前儿童全部离班后,保教人员应将室内打扫干净,关闭电源,关好门窗。

 新视野

离园环节的工作内容与操作要求

1. 引导、帮助幼儿做好个人清洁、整理工作,提醒幼儿带好回家的物品。

2. 清洗幼儿水杯。清洗前先用洗涤灵等将水池清洁干净。洗杯子方法：将洗涤灵挤在专用的百洁布上，用百洁布擦拭杯子里、边、外、底、把，用清水冲洗干净，将水倒净后放入杯柜内。

3. 用肥皂反复搓洗毛巾，四个边都要搓洗干净，然后经清水洗干净，放入消毒盆消毒15分钟，再用流动清水冲洗干净，整齐地晾在毛巾杆上。

4. 打扫活动室、睡眠室及盥洗室卫生，保证室内物品摆放整齐、无卫生死角、地面无积水脏迹。

5. 离园环节中的安全检查步骤：关窗户、关电源、检查水源—认真填写班级安全检查记录—带钥匙锁门—离园。

注意事项：

1. 在离园前和幼儿进行总结性谈话，对一日或一周生活进行简单小结，表扬幼儿在生活自理方面的进步，让幼儿高高兴兴回家。

2. 幼儿毛巾和成人毛巾要每天清洗消毒；将清洗干净的毛巾抖平，检查是否还有没洗干净的毛巾，若有再单独搓洗；毛巾悬挂无重叠。

3. 关电源时按顺序拔掉活动室、盥洗室、睡眠室的每一个插座，检查每一个插座是否有异常，同时拔掉所有的电器插头如果有班级总电源，最后可以切断总电源。

第三节　学前儿童教育活动的卫生保育

托幼机构是对0～6岁儿童实施保育和教育的机构，坚持保育与教育相结合的原则，对学前儿童实施体、智、德、美全面发展的教育，促进其身心和谐发展是托幼机构教育的目标。因此，教师在制订计划、组织实施各项教育活动中，要树立保育和教育相结合的整体观念。

一、体育活动的卫生保育

体育活动是以发展儿童体育技能、增强儿童体质为主要任务的一种教育活动，是学前教育的重要组成部分。体育活动通常包括体育课、户外体育活动与体育游戏、运动会、体操、远足等形式。《3～6岁儿童学习与发展指南》要求，学前儿童每天要有不少于1小时的体育活动时间。实施体育活动对学前儿童的健康促进有着不可替代的作用，既可增强学前儿童的力量、耐力、灵敏、协调性和柔韧性等身体素质，提高学前儿童适应环境的能力和自我保护能力，促进学前儿童生长发育，又能培养学前儿童勇敢、坚强、不怕困难、主动、乐观、合作等优良品质。但任何事物都有双重性，因学前儿童骨骼肌肉系统、心肺功能、机体协调平衡能力等发育不完善，体育活动组织与实施不当可能损害学前儿童健康，起相反作用。因此，对于托幼机构及保教人员来说，了解和掌握体育活动卫生保育的相关要求是非常必要的。

（一）体育活动的卫生保育原则

1. 全面性原则

全面性原则是指体育活动应以促进学前儿童身体各部位、各器官系统、身体素质及心理素质等全面协调发展为目标，而不是只发展某些方面而忽略其他方面的发展。因此，在组织和选择学前儿童的体育活动项目时应体现多样性的要求。不同运动项目对身体的刺激和产生的作用是有所侧重的,比如拍球、跳绳主要发展学前儿童的手眼协调、手脚协调能力及身体的灵活性;投掷主要发展学前儿童的上臂肌肉力量;过独木桥则锻炼学前儿童的小脑平衡功能等。

2. 经常性原则

经常性原则是指体育活动应持之以恒,每天坚持。体育活动的实质是通过对身体施加一定的运动刺激,引发机体产生多种反应。随着刺激次数的增加与时间的延长、负荷量与强度的增大,机体在形态机能、素质、体能等方面产生适应性变化并使功能不断增强。因此,一般而言,锻炼只有经常进行才会产生明显效果,偶尔一两次的运动锻炼是达不到上述目的的,学前儿童的体育锻炼更需要不断强化和巩固。

3. 个别性原则

个别性原则是指体育锻炼和活动要根据个体发育差异来制订方案和提出不同要求,尤其是针对班级中的体弱儿童、肥胖儿童应制订"特殊"要求,在活动难度、活动量、活动形式等方面加以区别。如降低体弱儿童的活动量和难度等;适当加大超重儿童和肥胖儿童的活动量、活动时间等。

4. 趣味性原则

趣味性原则是指体育活动的内容、形式、活动方式、组织形式等要结合学前儿童的学习特点,加入一些材料或元素。比如与游戏活动结合在一起,使体育活动更有趣,激发学前儿童参与的积极性;在跑步锻炼中加入一些障碍物,既可增加锻炼内容,又能丰富锻炼形式,使学前儿童乐于参与其中。

(二)体育活动的卫生保育要求

1. 开展准备活动和整理活动

首先,在活动前要进行热身,如慢跑、跳跃、伸展运动(结合本次活动重点部位进行针对性的热身)等。准备活动的作用主要是活动开肌肉和关节,提高运动时的注意力,使机体逐步过渡到兴奋状态,为学前儿童开始运动做好准备。准备活动可降低肌肉和关节的僵硬度,提高中枢神经系统的兴奋性,提高运动时身体的协调性和适应性,有预防运动损伤的作用。一般学前儿童运动前的准备活动需用 3 分钟左右。

其次,在活动结束后要进行整理活动,如慢跑、伸展运动(结合本次活动重点部位进行针对性的放松)等。整理活动的目的是降低大脑的兴奋性,将机体从运动时的兴奋状态调节到平静、安稳状态。运动时循环系统、神经系统等都处于兴奋状态,呼吸、心率加快,血压增高,整理活动能让机体从这种兴奋状态慢慢过渡到正常状态,防止因运动突然停止对身体造成损害。另外,整理活动有利于降低运动后的肌肉酸痛和疲劳、促进机体疲劳的恢复。学前儿童运动后的整理活动一般也需 3 分钟左右。

2. 把握运动量和运动强度

学前儿童体育锻炼效果的好坏取决于运动量的大小。运动量过小,达不到锻炼的目的;超出生理限度,则对健康造成负面影响。而运动量又受运动强度、活动密度和时间的影响。运动强度是指单位时间内完成练习所用的力量大小和机体的紧张程度,常用脉搏(心率)的变化来表示。活动密度是指实际运动时间和活动总时间的比值。通常在安排体育活动和锻炼时,如果运动强度大,活动密度不宜高,持续时间也不宜长;相反,活动强度小,活动密度和时间可适当增加。学前儿童的体育活动和锻炼一般以有氧运动为主,运动强度不宜大,运动时间不要太长,否则容易疲劳,发生伤害。判断学前儿童运动量是否适宜的指标有:第一,心率。一般要求学前儿童运动后的心率不低于 120 次/分,最高不超过 200 次/分,平均心率达 140 次/分左右为宜。第二,面色、出汗、呼吸、动作完成质量、注意力、情绪等表现。如果学前儿童活动中表现为精神振奋、情绪愉快、有些出汗,一般认为运动量比较恰当。如果学前儿童出现动作准确性下降、动作速度减慢、注意力分散等现象,多为早期疲劳的表现,应停止运动。

3. 关注着装安全

学前儿童体育锻炼和活动时要注意着装安全。通常衣服不宜过于宽大或紧身,式样以简洁、方便为宜,以防锻炼时绊倒或动作伸展不开;衣服的质地应松软、透气,以吸汗性强的纯棉衣服为佳。鞋最好是运动鞋,不要穿硬底鞋(皮鞋),以防运动损伤。

二、阅读活动的卫生保育

阅读活动是学前儿童在园(托)生活的重要组成部分,包括集体的早期阅读活动和阅读区的自主阅读活动。阅读时,学前儿童的姿势、眼睛离书本的距离、读物的选择、阅读的持续时间等都会影响他们的身心健康。因此,为学前儿童创设良好的阅读环境尤为重要。托幼机构的阅读环境应有足够的照明度,阅读时,光线应从左上方射入,以免产生阴影;室内光线应分布均匀,不炫目、不刺眼。且教师应叮嘱学前儿童不能在直射的阳光下进行阅读。

阅读时,要引导学前儿童保持正确的坐姿,不歪头、不耸肩,头不可过于前倾,脊柱正直,前胸距离桌边约一个拳头的距离;椅子的高度要能使幼儿将大腿放平,足着地,身体的重心稳妥地落在坐骨和椅靠背的支撑点范围内,以减轻维持坐势的肌肉疲劳。学前儿童的眼睛与书本之间的距离需保持在 35~40 厘米,书本不要平放在桌面上,应使书本与视线有一定的角度,最好呈直角,以免引起眼部和颈部肌肉的疲劳。

托幼机构应选择色彩鲜明、图像符号清晰、纸张坚韧洁白、无反光、无较大气味且适合学前儿童年龄特点的读物,并时刻提醒学前儿童保护、爱惜图书,正确使用图书。由于图书易沾染病菌,因此应经常对图书进行消毒。

学前儿童的阅读时间也有一定的限制,不能让他们长时间地阅读,否则易引起大脑皮层和视觉器官的过度紧张和疲劳。每次阅读的时间以 10~20 分钟为宜,看书后要养成到户外活动或远眺的好习惯。

三、前书写活动的卫生保育

学前儿童在绘画、写字时,除了有大脑皮层、视觉分析器官和维持姿势的肌肉群参加活动外,还有腕关节、指掌关节的肌肉以及前臂和肩部的活动。保教人员应注意学前儿童的握笔姿势、所用材料、用眼卫生以及持续时间等方面的问题。绘画、写字时,要训练学前儿童掌握正确的握笔姿势,握笔时食指应比大拇指低,笔杆和纸张应呈 60°左右,要教育学前儿童不要将胸部压在桌边,以免胸腔受到压迫。

光照条件也是影响学前儿童绘画、写字的重要因素,要让他们在光照足够的环境中绘画和写字,且光线应来自左上方,以免在纸上产生阴影,眼睛与纸张之间的距离应保持在 35~40 厘米。学前儿童绘画、写字时所用的笔或其他用具应安全、无毒。铅笔以圆形笔杆为宜,笔杆不宜过细,以免造成前书写困难。

同时,前书写的持续时间也不宜过长。由于前书写是需要手部小肌肉动作的精细动作,而学前儿童手部小肌肉发育尚未完善,因此长时间的前书写会造成其肌肉疲劳。一般情况下,前书写的持续时间不宜超过 10 分钟。

四、歌唱活动的卫生保育

歌唱是托幼机构音乐教育活动的重要形式,也是儿童情感表达和交流的一种方式。个体从一岁左右就会自发地、本能地"创作"和歌唱,并随着年龄增长表现出音高、音程、音准和节奏等方面不断发展的趋势,五岁左右的儿童已能唱出一首较完整的歌曲。唱歌主要是借助声带、肺部和气流活动发出声音,歌唱活动卫生保育的主要内容是声带保护。

从生理结构来看,儿童的声带短而薄,声带肌纤维弹性小,喉腔和声门狭窄,喉部血管和淋巴结丰富。当儿童大声喊叫和大声歌唱时,容易出现声门肌肉疲劳和充血水肿,影响发音。因此,教师在组织歌唱活动时应注意以下几点:一是引导儿童正确发音,要求儿童轻轻地、自然地发声,持续歌唱不要超过 4～5 分钟(唱一会儿要休息一会儿),不要大声喊叫,以保护嗓音。二是选择适合儿童歌唱的歌曲,儿童的音域窄,不宜唱音调高、音域宽的成人歌曲。三是平时注意保护嗓子,当儿童感冒、上呼吸道有炎症时应禁止唱歌。此外,平时要求儿童多运动,提高肺活量。

 新视野

集体教学活动中的保育工作

(一)活动前的准备

1.每次活动前要与教师沟通,了解教育活动的内容、桌椅的摆放形式、玩教具的准备种类以及是否需要制作新教具等。

2.根据已定好的活动内容准备需要的材料,要注意保证材料的充足及安全性,并按要求摆放好(如需人手一份的,中、大班可指导值日生共同完成);同时,按要求摆放好桌椅。

(二)活动中应该做的

1.为保证教学活动的正常进行,要协助教师做好教学活动的组织工作。保育员要注意及时、适时、适当地配合教师进行教学活动,参与过多或不参与都会影响教学活动的开展。

2.在活动中要协助教师维持教学活动的秩序,关注幼儿的注意力及情绪。特殊情况出现时(如个别幼儿情绪异常激动影响活动秩序、与小朋友出现争执等),要运用恰当的方式,对幼儿进行教育,切忌大声叫名字,这样会打断教师的活动,影响幼儿参与活动的积极性及其他幼儿的注意力。在活动中,注意不要在教室中走来走去,不要打扫卫生,更不要打断教师的话,以保证活动的顺利进行。

3.在教学活动中,保育员还应根据活动的需求协助教师对幼儿进行个别指导,特别是在操作活动中关注幼儿的学习情况,及时反馈给教师。如果活动不需要个别指导,保育员则可以帮助教师将活动过程,如关键的语言等要点进行简要的记录。

(三)活动后的整理

1.活动结束后及时将活动中使用的材料整理好,桌椅摆放好。

2.做好活动后的清洁工作。

第四节　学前儿童游戏活动的卫生保育

《幼儿园教育指导纲要(试行)》指出:幼儿园教育应尊重幼儿身心发展规律和学习特点,以游戏为基本活动,保教并重。游戏活动是儿童学习的主要方式。游戏可为儿童提供一个自主选择、主动参与、充分活动的机会,儿童在游戏活动中体验自由与规则、成功与失败、学习交往、沟通、合作,发展自尊、自信、责任心,获得成就感。游戏在儿童身心发展过程中有着不可替代的作用。托幼机构游戏活动的卫生保育内容主要涉及场地环境、时间、材料、衣物、安全等方面。

一、保证学前儿童充分的游戏时间

游戏时间是开展游戏活动的重要保证,托幼机构每日应保证学前儿童有充足的时间进行游戏。游戏时间过短,失去了游戏的应有之义,游戏时间过长也并非好事,这会加深学前儿童的疲劳程度。学前儿童每日游戏时间的长短应根据其年龄、托幼机构的实际情况、季节、天气等因素综合考虑。一般来说,在较长的游戏时段(约 30 分钟),儿童才有时间逐渐发展出社会和认知层次较高的游戏形式,其中包括完整的游戏活动、团体游戏、建构游戏;而在较短的游戏时段(约 15 分钟),儿童没有足够的时间结伴游戏,不能相互协商讨论,往往只能从事一些社会和认知层次较低的游戏形式,如平行游戏、旁观无所事事等。

二、安排适宜的游戏场地

游戏场地是学前儿童游戏的空间,是进行游戏不可缺少的条件。场地的大小、在室内还是户外、场地的结构、空间密度等,都对游戏产生影响。学前儿童应被安排在通风良好、空气新鲜、采光或照明良好、活动空间较大的地方,进行一些活动量大的游戏。如条件允许,应尽可能安排在户外进行,以便使儿童在游戏的同时也能照射到充足的阳光和呼吸到新鲜的空气。另外,游戏场地应保持清洁,以免尘土飞扬、空气污浊而影响到儿童的健康成长。因此,在游戏活动前可根据需要洒水、拖湿地板等。

三、提供足量的各种类型的游戏材料

游戏材料是学前儿童用来玩的玩具和材料,它既是游戏的物质支柱,同时对游戏的性质、内容等也会产生影响。在一个可操作的物体匮乏的环境中长大的儿童比那些在刺激、丰富的环境中成长的儿童学习慢得多。因此,就托幼机构而言,不仅需要足量的游戏材料,而且材料的种类也应是多种多样的,特别是结构化程度较低的游戏材料。

四、提供均等的游戏机会

在学前期缺乏游戏活动机会的儿童会体验到学习各门学科的困难,特别是没有参加过社会角色游戏的儿童,这种困难更为显著。因此,教师应尽量为每一名学前儿童提供平等的、适宜的参加游戏的机会,让每名儿童都可能在同一时间、同一范围内选择自己所喜爱的游戏。也许最终并非每名儿童都能得偿所愿,但正是这种主动去选择的过程体验意义非同寻常。

五、保障幼儿的游戏安全

由于学前儿童身心发育均不完善,再加之游戏过程中热烈氛围,因此他们对于游戏过程中可能存在的安全隐患认识不足,甚至根本就没有发现。针对这一情况,教师务必提前做好安全隐患的排查工作,尽量不要等到儿童"玩兴正浓"时突然打断。例如,提前检查大型玩具是否有螺丝松动、棱角突出,场地是否过于湿滑,周围有无危险物等。

 新视野

区域游戏活动中的保育工作

(一)活动前的准备

1.熟悉本班活动区的设置,经常检查活动区的材料,及时反馈给教师,以便根据幼儿的需求增加、更换区域活动的材料;区域材料如有破损、缺失,应及时整修、添加。

2.准备的材料要安全、卫生,具有教育性,符合幼儿的年龄特点,以利于培养幼儿的各种能力。

3.材料要按类摆放,工具要单独放置;剪刀、铅笔要头朝下放置或平放,切忌头朝上放置,以免发生危险。

4.美工类的材料,特别是水彩等,要在活动前调好、摆放整齐,便于幼儿取放,还要有相应的保洁措施(如准备抹布)。

5.在区域活动时间,一般教师会进行分工,每位教师有主要负责指导的区域,所以,保育员应先了解自己所要负责指导的区域,包括该区域中各种游戏材料、玩教具的功能、操作方式等。

(二)活动中应该做的

1.幼儿个体操作时,一般不要过多干预幼儿的活动,首先要注意观察幼儿的活动,以了解幼儿的游戏水平。

2.在幼儿遇到困难时给予一定的帮助和指导,可以根据情况采取不同的指导措施,比如通过提问引导幼儿自己探索,或者教给幼儿必要的方法,或者鼓励幼儿同伴间的相互学习,但不能替代或包办。

3.在娃娃家或建构区等合作性游戏区域中,要注意观察游戏的进展情况,在幼儿需要帮助时可以以角色的身份参与到游戏中,以推动游戏的进行。

4.保育员要将在区域活动中看到的幼儿游戏情况、发现的问题等及时反馈给主班教师。

(三)活动后的整理

1.幼儿活动结束后,保育员要指导幼儿将操作材料整理好,放回到教具柜。

2.做好活动后的卫生清洁工作。

3.活动区玩具材料应每周清洗消毒一次,保持玩具清洁。图书每周要用紫外线灯或在阳光下暴晒进行消毒。

本章实训

实训名称　餐桌消毒

一、实训目标

(1)了解餐桌消毒的基本流程,掌握餐桌消毒的方法。

(2)知道餐桌消毒对幼儿进餐环境的重要性。

(3)感受常规工作中教师的付出与对幼儿的爱。

二、实训准备

(1)联系相关幼儿园,说明实训内容,定好时间。

(2)幼儿园提前准备好餐桌、抹布、脸盆、84 消毒液、量杯等器具。

三、实训过程

(1)幼儿园集中,说明来意并到达实训场地。

(2)观看保育员的实操过程,自主尝试操作。

(3)分享讨论,形成总结性文字,识记操作消毒的相关流程与要求。

(4)上交实训报告。

餐桌消毒法

四、实训评价

(1)全班讨论结果,互评。

(2)教师针对性指导。对餐桌消毒流程不清晰的学生进一步强化。

本章测验

一、选择题

1.下列选项中哪个不是托幼机构制定生活制度的依据?(　　)

A.季节特点　　　　B.地理位置　　　　C.家长需求　　　　D.培训机构需求

2.托幼机构的正餐就餐环节应该控制在(　　)分钟左右。

A.10　　　　　　B.20　　　　　　C.30　　　　　　D.40

3.体育活动应以促进幼儿身体各部位、各器官系统、身体素质及心理素质等全面协调发展,这是托幼机构体育活动的(　　)原则。

A.全面性　　　　B.经常性　　　　C.个别性　　　　D.趣味性

4.从促进学前儿童全面发展的角度出发考虑,托幼机构为学前儿童提供的每次游戏的时间应该控制在(　　)分钟左右。

A.10　　　　　　B.20　　　　　　C.30　　　　　　D.40

5.以下哪个特征不属于托幼机构为学前儿童提供的玩具特点?(　　)

A.种类多样　　　　　　　　　　B.材料环保

C.安全卫生　　　　　　　　　　D.高结构化

二、简答题

1.托幼机构晨检环节中的"一问、二摸、三看、四查"具体是指什么?

2.学前儿童一日生活活动中就餐环节的卫生要求是什么?

3.学前儿童一日生活活动中盥洗环节的卫生要求是什么?

三、论述题

托幼机构中学前儿童在进行体育锻炼、阅读、绘画、书写、唱歌等活动时应注意什么？

四、设计题

班上新进的保育员彭老师之前没有学前儿童保育工作经验，作为主班老师的你基于学前儿童健康和班级有效管理考虑，需要拟定一份幼儿一日生活活动的方案，并详细列出每一个环节的组织实施要点（分教师、保育员、学前儿童三个角度描述），以帮助彭老师尽快适应新工作。

第九章 托幼机构的环境卫生与安全教育

· 知识目标 ·

(1)了解托幼机构基本环境的构成和功能；
(2)理解良好环境对幼儿成长的意义；
(3)熟知托幼机构安全与卫生制度。

· 能力目标 ·

(1)能根据托幼机构环境卫生要求为幼儿创设适宜的环境；
(2)能引导幼儿积极参与托幼机构环境创设和维护；
(3)能组织托幼机构相关的安全教育活动。

· 素养目标 ·

(1)树立安全第一、预防为主的幼儿保教理念；
(2)养成在一日活动各个环节关注幼儿安全与健康的专业素质。

· 思维导图 ·

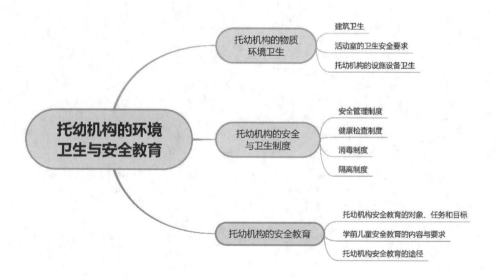

⊗ / 情 景 导 入 /

　　户外活动时间,佳佳和其他几个小朋友兴高采烈地来到了滑滑梯上玩耍,一开始孩子们都玩得非常开心,突然站在旁边看着孩子们的杨老师就听见佳佳哇哇大哭起来,眼泪汪汪。杨老师见势不妙赶紧钻进滑滑梯里面一探究竟,只见佳佳两只小手紧紧地捂着头顶,眼泪啪啪往下掉。杨老师把佳佳抱下来之后立刻联系保健医生进行了消毒包扎,情况不算严重。后来托幼机构领导查看了滑滑梯,原来是滑滑梯通道上面有一段钢板做的棱角已经翘起,因为位置较为隐蔽,常规检修时并没有注意到,导致孩子不小心碰上了。借此机会托幼机构也对其余大型玩具器械进行了全面检修。

　　思考:大型玩具器械等是构成托幼机构环境的一部分吗? 托幼机构应该如何保障幼儿安全地玩耍? 托幼机构其他方面的物质环境又有哪些具体的卫生要求?

第一节　托幼机构的物质环境卫生

　　托幼机构的环境,广义上是指托幼机构内除幼儿本身以外的任何能对幼儿身心发展产生影响的因素,既包括看得见、摸得着的物质环境,也包括肉眼不可见、潜移默化,甚至影响深远的心理环境。学前卫生学上一般探讨托幼机构环境通常都是指狭义上的物质环境,本书也是。但是作为幼儿教育工作者必须树立心理环境、物质环境同等重要的观念,同时关注二者对幼儿成长的重要意义。

　　托幼机构的物质环境主要包括托幼机构的外部环境和托幼机构的房舍、场地、设备等方面。托幼机构的规划、设计、设备添置等应该严格遵守国家和有关部门规定的卫生标准和要求。

一、建筑卫生

(一)园址选择

1. 安全便利

托幼机构应该设置在居民区适中的位置,便于幼儿安全入园、离园,也方便家长接送,尽可能避免因往返途中距离太远或交通不便造成幼儿疲劳或意外伤害。

2. 地势平坦

托幼机构内的场地应该平坦干燥、排水通畅,既能防止雨天污水积留影响托幼机构正常保教活动的开展,也能有效保障常规活动安全。

3. 远离污染

托幼机构选址时应该考虑选择环境清洁、安静、空气清新的地方,远离喧闹的交通要道、车站码头、机场、市场等,也应该尽量避开医院和工业区,防止噪音污染、大气污染等危害幼儿身心健康。如果是工厂等单位的自建园,则应该将托幼机构园址定于工厂的上风地带,以减少各类污染的影响。

4. 光照充足

托幼机构的主体建筑与四周的附属建筑要保持一定的距离。通常在东、南两个方向上,与附属建筑物的距离不少于最高建筑的 2 倍;在西、北两个方向上,距离则不少于最高建筑的 1.5 倍(如图 9-1 所示)。

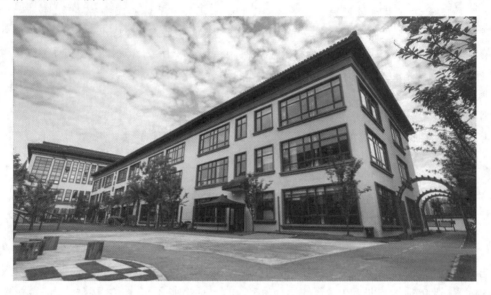

图 9-1　托幼机构全景

(二)园舍布局

托幼机构的用地面积包括建筑占地、室外活动场地、绿化及道路用地等。托幼机构内的主体建筑是幼儿的直接用房,包括活动室、卫生间、衣帽间、教具储藏室和音体活动室等。附属建筑包括教师用房、隔离室、医务室、传达室、厨房等。附属建筑应该与主体建筑分开。

1. 各室配置的卫生原则

(1)保障幼儿一日活动正常进行。托幼机构各室的配置应该以幼儿为中心,保证幼儿的一日生活正常进行,同时,各室的配置还要为卫生保健制度的执行提供便利条件,如医务室和隔离室可以设置在门厅处,以便每日晨检、定期检查、预防接种、疾病诊治与隔离等工作的开展。

(2)有效控制传染病的流行。托幼机构内应使每班幼儿都有一套本班使用的房间,组成一个班独立的单元,主要包括活动室、寝室、卫生间、储藏室等。各室的配置原则以活动室为主,其他各室分别与之相互连接。此外,每个独立单元都应该有自己的出入口,以便更加有效地控制传染病的流行和传播。

(3)安全防范措施细致到位。托幼机构的安全防范措施主要包括防火、安全用电、防止外伤等方面,具体事项见表 9-1。

表 9-1　托幼机构安全防范事项

安全防范事项	电源插座需要接地、安全紧闭，且安装高度不低于 1.70 米
	楼梯的设计要安全且便于幼儿同行，楼梯宽度不低于 1.20 米；每级踏步的高度在 0.12 米左右，深度在 0.3 米左右，楼梯应安装护栏和幼儿扶手，扶手高度应不高于 0.60 米
	阳台及房屋平台的护栏净高不低于 1.20 米，所采用的垂直线装饰的净空距离不高于 0.60 米
	幼儿经常出入的门需在距地面 0.70 米处加设幼儿专用把手，不设门槛和弹簧门
	室内避免明显凸出的物件，家具等棱角部位应做成小圆角

2. 各室的配置要求

（1）活动室。

活动室（见图 9-2）是幼儿一日生活和活动的主要场所。为保证幼儿能正常地开展各项活动，活动室应该有足够的活动面积和空气容量，并有空间存放家具和玩具。活动室室内的净高应该不低于 3.30 米；窗户应该朝南设置，不宜向北或向西；窗台距离地面的高度不大于 0.60 米；窗高（地面至窗上边缘的距离）不低于 2.80 米。此外，活动室地面应该铺设木质地板，便于保温、防潮和打扫。

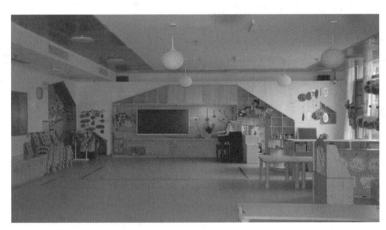

图 9-2　活动室

（2）卧室。

寄宿制托幼机构或有条件的全日制托幼机构应该为幼儿配置卧室（见图 9-3）。为避免幼儿卧床时紧密接触，便于防控传染病及保教人员在床间行走、护理，床头间距应为 0.50 米，两行床之间的距离应为 0.90 米，地面宜设置木地板。

（3）卫生间。

卫生间（见图 9-4）应每班一间，使用面积在 15 平方米左右，内设大、小便槽（器）、盥洗池（高度 0.50～0.55 米，宽度 0.40～0.45 米）、水龙头 6～8 个。有条件的托幼机构还应该设有淋浴室。为方便幼儿生活，卫生间应临近活动室和卧室，盥洗池和厕所应该分间或分隔，并始终保持通风和干燥。无论采用沟槽式（宽度 0.16～0.18 米）或坐蹲式大便器（高度 0.25～0.55 米），都应该设有 1.20 米高的加空隔板，并加设幼儿扶手。地面应易清洗、不渗水并防滑。卫生间里的设备应该适合幼儿使用。

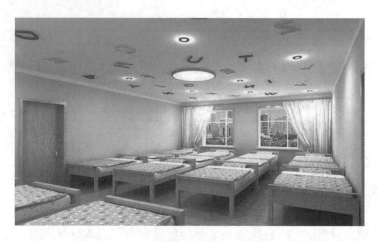

图 9-3　卧室

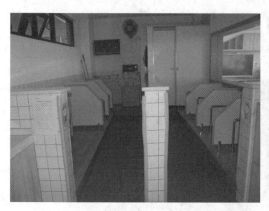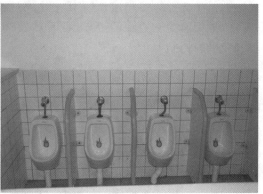

图 9-4　卫生间

(4)保健室和隔离室。(见图 9-5)

托幼机构内需设保健室一间,面积按照托幼机构规模大小确定,一般为 14～18 平方米,以便开展各项卫生保健工作。保健室内应该有盥洗设备、简单的医疗器械及常用药品。隔离室供隔离传染病患者及临时观察治疗患者所用,因而出入口要远离活动室,使用面积一般为 10～16 平方米,内设 1～3 张床位,并配有专用盥洗用具和独立卫生间。

(5)厨房(见图 9-6)。

为避免油烟、噪音等对幼儿产生影响,厨房应该与其他用房分开设置,但距离不宜过远,应有走廊与之相连,以便避雨。厨房内应该配置各种必备的烹饪设备,以及洗切食物、储存生熟食物、洗刷餐具的设备。另外,为确保幼儿膳食安全卫生,厨房还应该有独立的出入口。

二、活动室的卫生安全要求

(一)采光与照明

在托幼机构里,儿童直接用房要充分利用自然采光,并配备一定的人工照明设备。活动室内自然采光的卫生要求是使桌面和小黑板(或白板)有一定的照度,自然光分布均匀,避免炫光的作用,形成柔和、适当的生活和学习环境。人工照明可以弥补自然采光的不足,在使用人工

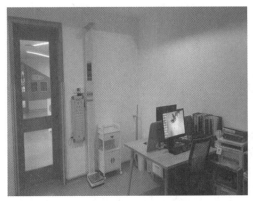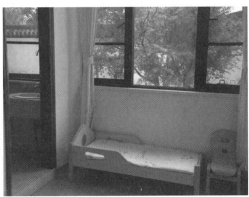

图 9-5　保健室与隔离室

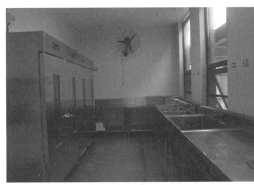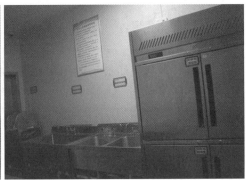

图 9-6　厨房

照明时,一定要注意照明器材的安全性,灯管、灯泡的安装要规范、牢固,不能让儿童接触到开关、插座,杜绝触电事件的发生。

(二)通风

1. 自然通风

托幼机构的房舍应该有良好的自然通风。建筑物外壁的气孔、底板和天花板的空隙、门窗的缝隙等均能通风。托幼机构一般利用以下措施加强自然通风:其一,使用足够面积的窗户,房屋在相对两侧设置门窗,便于空气对流,迅速换气,并在不影响幼儿健康的情况下尽可能开窗通风。其二,安装通风小窗,用于寒冷季节。通风小窗呈风斗型,安装在大窗的上部,以小窗底部为轴,向室外开启,回转角约为 30°。室外气流经风斗式小窗流向天花板呈弧形下降,一方面避免冷空气直接吹向幼儿头部,另一方面不会导致室内气温骤降,减少幼儿感冒的发生。

2. 人工通风

如果在自然通风的情况下,室内气温依旧高达 30 ℃以上时,应该采用人工通风设备降温,如电风扇、空调、排风扇等。

(三)采暖

严寒季节,既要保持室内空气新鲜,又要维持室内一定的气温。因此,托幼机构在注意通风换气的同时,还必须考虑合理的采暖,使幼儿在室内生活和活动时感觉舒适。我国除了北方可采用集中供暖外,还有很多地方的托幼机构主要使用空调调节气温。托幼机构在使用空调调节气温时,安全是必须考虑的重要因素。首先,空调安装的位置不可妨碍儿童的自由活动;其次,使用空调时要定时通风换气,保持室内空气新鲜;最后,注意保持室内空气的湿度,防止太过干燥引起幼儿呼吸道疾病。

三、托幼机构的设施设备卫生

符合卫生要求的设施设备是幼儿教育质量得以保障的物质基础。其中主要包括与幼儿生活、活动密切相关的家具、用具、玩具、教具与学具。

(一)家具卫生

托幼机构的家具在材料性质、款式、大小等方面都应该符合学前儿童的身心发展特点,以便儿童使用时感觉舒适,并杜绝导致外伤的各种安全隐患。房间内各种家具要合理布置,家具的数量以满足日常生活和活动的需要为宜,过多的家具既占据空间、缩小儿童活动范围,又不便于打扫,故应及时清理。

1. 桌椅

桌椅(见图 9-7)是托幼机构内使用最多的家具之一,供幼儿游戏、学习、进餐时使用。合乎卫生要求的桌椅既安全、兼顾、美观,又能使幼儿保持正确的坐姿,减少疲劳。预防脊柱弯曲和近视的发生。主要从以下几个方面考虑:首先,适宜桌椅高差约为幼儿坐高的 1/3,使幼儿在就座时双臂能自然地放在桌面上,两肩齐平,背部挺直。其次,因为托幼机构的桌面有长方形、六边形、圆形等多种形状,所以桌面的大小无法用统一的标准要求。最后,椅子宽度应该能足以支撑臀部和大腿,通常比幼儿骨盆宽 5～6 厘米,椅面深度约保证幼儿就座时大腿后 3/4 都置于椅面上,小腿的后方留有空隙。

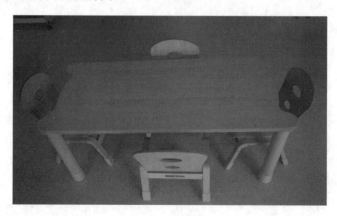

图 9-7　桌椅

此外,为保证幼儿用桌有足够的桌下净空高度,桌子不设抽屉或搁板,也不设踏板,以便幼儿自由放置下肢,同时能减轻桌子重量,方便搬移。

2. 床

床的大小应该适合幼儿身材,床长应为幼儿身长加 15～25 厘米,床宽应为身宽的 2～2.5倍,床高一般为 30～40 厘米,以保证幼儿的安全,便于其自行整理被褥。幼儿用床必须坚固稳定,便于整理和清洁。不同年龄班的床具的规格可以参考表 9-2。

表 9-2 托幼机构卧室幼儿床具尺寸表

班 别	长/厘米	宽/厘米	高/厘米
小班	120	60	30
中班	130	65	35
大班	140	70	40

　　幼儿用床一般以木板床、藤绷床或棕绷床为好,避免使用帆布床或钢丝床,以免造成儿童身体下陷、胸部受压,导致脊柱发育异常。此外,出于对幼儿安全考虑,一般不采用双层床,尤其是小班不宜采用。(如图 9-8 所示)

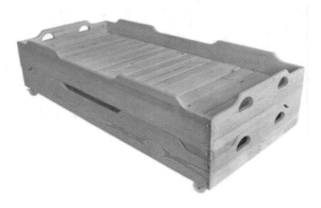

图 9-8 儿童床

3. 橱柜

　　为方便幼儿生活与活动,托幼机构内应配备多种橱柜,如教具柜、玩具柜、碗具柜、被褥柜、衣帽柜、鞋柜、书包柜等。供幼儿使用的橱柜(见图 9-9)应该与幼儿的身体特点相适应,一般高度为 100～115 厘米,橱内隔板宽度为 20～50 厘米。为了安全起见,橱柜表面要光滑,避免木刺和钉子,棱角应该做成光滑圆角,另外,还需要经常打扫、清洁,定期曝晒,防止蛀虫。

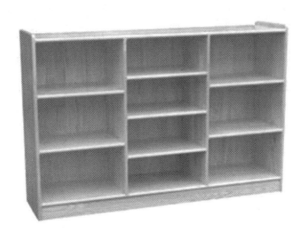

图 9-9 橱柜

（二）用具卫生

1. 饮食用具

托幼机构幼儿常用的饮食用具（见图 9-10）有碗、勺子、筷子、饮水杯等。所有提供给幼儿的饮食用具质地要好、坚固耐用、光滑无毒、易于清洗与消毒，不起化学反应，防止烫伤幼儿的嘴和手，其大小、重量及结构要适合幼儿手部发育的特点，方便幼儿自己操作使用。碗、勺子、饮水杯等饮食用具最好是耐高温、不容易破碎的塑料餐具或不锈钢餐具。幼儿使用的碗最好是双层隔热的，筷子最好是圆柱体的原木或竹子制的，长度在 20 厘米左右，外表不要涂油漆，饮食用具要及时清洗，一餐一消毒。

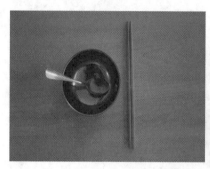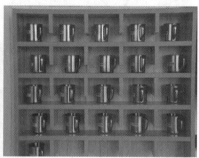

图 9-10　饮食用具

2. 盥洗用具

托幼机构幼儿常用的盥洗用具有肥皂、毛巾（见图 9-11）、牙刷、牙膏、水盆、浴巾、手巾、手纸等，除肥皂、手纸外，其余的盥洗用具都要专人专用。

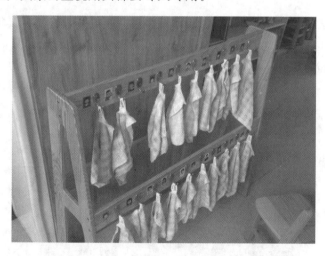

图 9-11　毛巾

幼儿使用的肥皂、护肤用品等要选用刺激性较小的幼儿专用产品，毛巾最好是质地柔软的纯棉制品，洗脸毛巾、洗脚毛巾、洗屁股的毛巾及浴巾要分开使用，每次使用后应该立即搓洗干净后分开晾挂，保持清洁和干燥。牙刷应使用幼儿型牙刷，结构和毛的质量适合幼儿需要，刷完以后要将牙刷上残留的细菌等彻底清洗干净，甩干后牙刷毛朝上，牙刷柄朝下放置在牙刷杯中,以保持牙刷的干燥。牙刷杯要定期清洗、消毒,牙刷要定期更换,最好是每一个月更换一次。

3. 睡眠用具

幼儿应该使用自己专用的睡眠用具(见图 9-12),如枕头、被子、床单、被褥等,且尽量选择纯棉制品,吸汗透气,并经常进行清洗和曝晒。

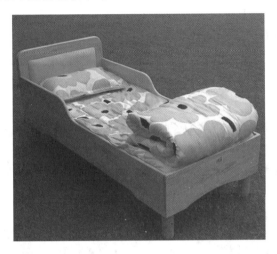

图 9-12　儿童睡眠用具

4. 体育用具

托幼机构的体育用具按运动性能可分为摆动类、攀登类、旋转类、滑引类、颠簸类等。大型体育器械主要有平衡板、攀登架、荡船、转椅、滑滑梯、秋千等。小型体育器械有木马、手推车、皮球、沙包、哑铃、体操棒等,如图 9-13 所示。体育用具的选择应该适合幼儿的身心特点,能够促进幼儿身体素质的发展,同时也要美观、安全、坚固、耐用,便于保养和修理。大型器械通常安置在户外草坪上,并设有沙坑、软垫等,以保证幼儿活动安全。

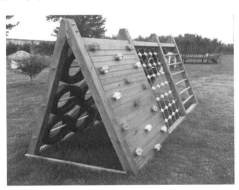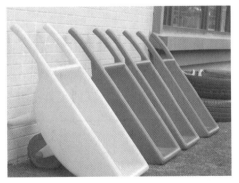

图 9-13　大型器械和小型器械示例

(三)玩具卫生

托幼机构为幼儿选择玩具时应该考虑多方面的因素,包括玩具的形状、材质、安全性、教育性等。一般坚持以下三点原则。

1. 不含有毒物质

由于幼儿常将玩具放入口中，制作材料中的有毒物质很容易被唾液溶出，进入体内危害幼儿健康，比如含有充分缩合酚、醛的酚醛塑料，加入大量有毒增塑剂的聚氯乙烯塑料等都不能用作幼儿玩具材料。此外，表面涂有铅、汞、砷及其他有毒物质的玩具都必须低于有关卫生标准。通常应该在有色涂料上再涂 2～3 层透明漆，形成牢固的保护膜。

2. 易于清洗和消毒

玩具的种类有很多，制作材料也多种多样。通常，聚乙烯塑料支撑的玩具最易保持清洁，不容易被污染，不易传播疾病。木质、橡胶等制作的玩具也比较理想，如图 9-14 所示。布料和人造皮毛制作的玩具比较容易受污染，也不便于清洗、消毒，有些甚至会诱发过敏，一般情况下不建议选用，或者不宜大量选用。

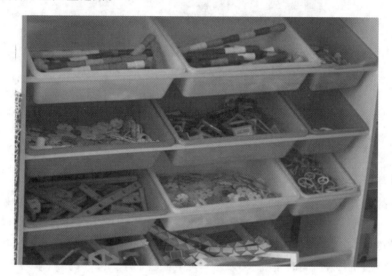

图 9-14　易于清洗和消毒的玩具

3. 安全可靠

托幼机构为幼儿选择的玩具应该是尽可能安全且不会造成外伤的。一般来说，玩具应该没有尖锐的棱角或锯齿，防止刺伤或划伤；体积过小的玩具也不宜选用，防止幼儿误食或引起气管异物等。此外，会对幼儿眼睛造成威胁的玩具手枪、飞镖、激光笔等，以及会产生噪音、损害幼儿听力或干扰正常班级秩序的玩具都不宜选用。

 新视野

托幼机构玩具选择策略[①]

1. 玩具选择要迎合儿童

不论是幼儿的年龄还是性别，他们对玩具的选择都是不同的。玩具博士斯苔芬妮·奥尔

---

① 　内容节选自王怡.托幼机构玩具选择的指导策略[J].新课程研究(下旬),2015.稍作删减。

巴赫在给儿童们的玩具建议中提到,3~5岁的幼儿可以选择一些美术用品、球和豆子袋、珠子、积木、书籍、建筑构造玩具、娃娃、音乐和乐器、成套微型玩具、智力拼图、沙箱和户外玩具、长毛绒动物玩具等。根据幼儿的年龄及性别特点,为儿童选择适宜的玩具,才能让儿童在玩具中快乐成长。

2.玩具选择要结构简单

53.35%的幼儿更倾向于结构简单的玩具,迈斯克斯的一项关于学前儿童(3—6岁)的研究也表明,儿童比较喜欢选择那些具有最广泛活动可能性的玩具。所以,托幼机构应为幼儿提供一些结构简单的玩具,如雪花片。虽然结构简单,但是有很多玩法,能玩出不同的造型,发挥幼儿的想象力、创造力与思维能力,同时能培养幼儿的耐心。

3.玩具选择要统一规划

托幼机构要按照班级的人数及实际需要的数额选择各个阶段必备的玩具,然后有计划地收集和添置。另外,不是一次把所有的玩具都摆出来,而是要有规划地放置玩具。

4.玩具选择要结实耐用

很多时候,新玩具刚买不久就坏了,教师往往归咎于幼儿调皮,其实很可能是购买的玩具不够结实,如玩具没有缝好,幼儿轻轻一碰就坏了。幼儿一边玩玩具一边还要担心玩具是否会坏,担心被教师骂,不敢大胆地玩,玩得也不尽兴。因此,托幼机构应选择结实耐用的玩具,而不是一味选择色彩鲜艳的玩具。

5.玩具选择要安全、卫生

托幼机构实行保教结合,而保育工作是首位,安全及卫生问题不容忽视。托幼机构在选购玩具的时候要选择安全的玩具,不论是什么材质,都要仔细检查是否坚固,不能让幼儿受到伤害;零配件要固定、结实,特别是绒布玩具,要特别仔细检查纽扣制作的眼睛等细小零件是否容易脱落;绒布玩具也要特别注意卫生,最新调查表明,儿童玩具上存在大量的寄生虫,而寄生虫病是影响幼儿生长发育的常见病。因此,托幼机构选择玩具也要卫生,经常为孩子的玩具清洗消毒,置于太阳底下曝晒。

6.玩具选择要经济实惠

托幼机构的很多玩具是购买的成品,生活中的一些易拉罐、纸盒等,虽然很普通、很廉价,但是往往能够带给幼儿不一样的乐趣。只要适合幼儿,可以让他们依自己的操作去发现、去创造的,就是好玩具,不论是贵的还是廉价的。玩具不仅给幼儿的生活带来很多快乐,还能激发他们的兴趣,运用各种感官进行探索操作,促进幼儿认知能力的发展。

幼儿在园中玩耍、学习,适宜的玩具能够发挥他们无限的潜能。观察发现:不同年龄的幼儿喜欢不同种类的玩具,小班幼儿更喜欢主题游戏玩具;幼儿的性别对玩具选择也会有影响,男孩喜欢益智玩具,女孩喜欢主题玩具;除此以外,玩具的结构、色彩等因素也会影响幼儿玩具的选择。因此,托幼机构在玩具的选择、投放时要特别注意,不仅要符合幼儿的年龄、性别特点,还要综合考虑各方面的因素,使玩具物尽其用。

第二节　托幼机构的安全与卫生制度

一、安全管理制度

《托幼机构工作规程》明确规定：托幼机构应建立健全房屋、设备、消防、交通、食品、药物、幼儿接送交接、活动组织等安全防护和检查制度，建立安全责任制和应急预案。《托儿所托幼机构卫生保健工作规范》提出：托幼机构的各项活动应当以儿童安全为前提，建立定期全园（所）安全排查制度，落实预防儿童伤害的各项措施。

托幼机构安全管理制度主要是针对容易发生伤害事故的工作内容和工作环节来制定，通过制度管理来控制和降低危险因素。通常托幼机构的安全管理制度包括门岗管理制度、设备安全检查制度、食堂卫生管理制度、保健医疗制度、环境和物品消毒制度、消防管理制度、伤害事故应急处理制度等。

（一）建立安全工作责任制

成立托幼机构安全工作领导小组，实行园长安全工作责任制和事故责任追究制，由园长牵头，以分工负责的形式将托幼机构各项安全工作落实到人，做到定岗、定人，每项工作有专人负责和管理，并列入岗位管理职责中。

（二）严格执行安全规章制度

托幼机构要加强保教人员的安全常识教育和职业道德教育，提高保教人员对伤害事故随时可能发生的警惕性；严格执行托幼机构制定的各项安全管理制度，并定期检查落实情况，做到检查无空白、无死角，消除隐患，杜绝事故的发生（如图9-15所示）。

（1）门岗管理制度。严格把好进园与离园关，无关人员一律不得进入托幼机构。门卫由专职保安或能切实履行职责的人员担任，确保托幼机构安全。

（2）接送制度。幼儿来园和离园应该做到安全接送，入园时家长必须和教师做好交接工作，一般情况下由固定人员接送，非幼儿家长不能接走孩子。如有特殊情况，家长应该先与班级教师打好招呼，确认好接送人员。

（3）设备安全检查制度。定期对托幼机构环境和各种教学用品、游戏用品及设备进行检查、维修和更换，及时消除安全隐患；注意房屋、场地、玩具、用具及运动器械的使用安全。

（4）食品卫生安全制度。托幼机构要严格按照食品卫生法的有关规定，严把食物的购买、制作和存放关，做好饭菜留验和记录，防止食品中毒事件的发生。

（5）药品保管制度。幼儿所带药品必须要注明姓名、服药时间、剂量等关键信息；服药时，教师要仔细核对以上相关信息，做好服药记录和交接工作；药品必须放置在幼儿无法触及的地方，以免发生误食。

（三）健全安全预警机制，并制订突发事件应急预案

托幼机构根据可能发生的突发事件制订处理方案，包括突发事件的现场处理程序、事后处

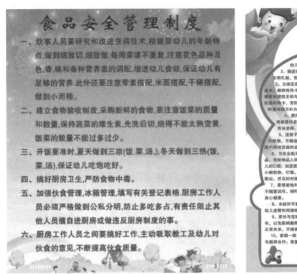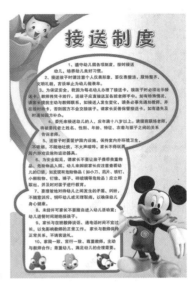

图 9-15　托幼机构管理制度

理工作事项等,并组织幼儿和教师定期演练,熟悉应对措施和防范。

二、健康检查制度

健康检查制度是指对幼儿进行的定期或不定期的体格检查制度。托幼机构在各类健康检查中一旦发现体格发育异常,要及时查明原因,联系家长或上报疾病预防控制中心,及时治疗或矫正。幼儿健康检查一般分为以下四类。

(一)入园前的健康检查

幼儿在入园前必须在卫生院或妇幼保健院等卫生保健机构进行健康检查(见图 9-16),体检合格者持健康检查报告表入园。检查主要包括以下内容。

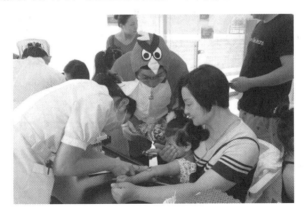

图 9-16　入园前体检

(1)了解幼儿健康状况,有无传染病史及慢性病史、药物及食物过敏史等;了解预防接种完成情况;了解近期有无传染病接触史。如有相关疾病接触史,需要过检疫期后重新检查才能入园。

（2）全身各系统物理检查，包括皮肤及淋巴结、头面部及五官、颈部、心、肺、腹部脊柱和四肢、外生殖器及肛门等的检查。

（3）辅助检查，包括血、尿、粪常规，胸部 X 线透视，肝炎表面抗原和肝功能等的检查。

幼儿入园前的健康检查一般是三个月内有效。离园 3 个月以上又重新入园的幼儿必须重新进行体格检查，合格后方能再入园。

（二）定期健康检查

一般 1 岁以内的儿童，每三个月检查一次；1～3 岁，每半年检查一次；3～6 岁，每年检查一次，7 岁时做一次总的健康评价。

通过对幼儿的定期健康检查（如图 9-17 所示），可以全面地了解其生长发育及健康状况，定期评价其体格发育水平，并检查有无不利于幼儿生长发育的因素，及时加以干预。体检后，应对体检中心发现的有健康问题的体弱儿建立专案，以加强管理。定期健康检查主要包括以下内容。

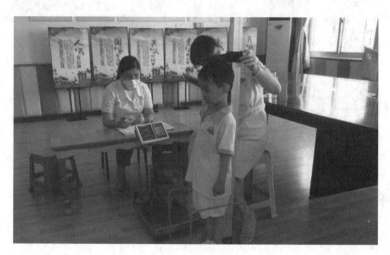

图 9-17　定期健康检查

（1）生长发育形态指标的测量。主要包括身高（身长）、体重、头围、胸围、顶臀长等。

（2）听力和视力筛查。轻度或不易觉察的听觉不良可能会造成语言、智力和社会适应不良等，一般认为出生头三年是听觉发育最为关键的时期，因此幼儿做听力早期筛查尤为重要。5 岁以前是视觉发育的敏感期，也是弱视、斜视和屈光不正较适宜的矫正期，因此视力检查也很重要。

（3）生理功能指标测量。主要包括肺活量、血压、脉搏等的测量。

（4）全面体格检查。主要包括皮肤、淋巴结、头颅、眼、耳、鼻、口腔和咽喉、胸部、腹部、背部、四肢等有无异常。

（5）化学检查。主要包括血红蛋白、有无寄生虫卵、肝功能等。

（三）晨检

晨检（见图 9-18）是托幼机构卫生保健工作的一个重要环节，主要内容概括起来就是一摸、二看、三问、四查。一摸是指摸摸幼儿的前额部，大致感受幼儿体温是否正常，摸摸颈部淋巴结是否重大；二看是指认真查看幼儿的咽喉部位是否发红，观察幼儿的皮肤、脸色以及精神状况有无差异；三问是指询问一下家长，幼儿在家饮食、睡眠、排便等生活情况；四查是指检查幼儿有无携带不安全物品来园，包括手里、口袋里、书包里，发现问题应及时处理。

（四）全日健康观察

除了认真进行晨检，保健人员还应该结合日常护理，对在园幼儿进行全日健康观察，随时注意幼儿有无异常表现。观察的重点是幼儿的精神、食欲、大小便、体温及睡眠情况。对可疑情况要及时处理，如有传染病，则要对全班幼儿及时采取预防措施，进行彻底的环境消毒处理。

图 9-18　晨检

三、消毒制度

（一）消毒制度概述

托幼机构应该制定一整套适合本园的卫生消毒制度，让各个岗位人员严格执行，做好环境卫生清洁和消毒工作。托幼机构消毒制度的执行主要依靠保育员。保育员需要熟悉托幼机构各类物品的消毒方法、时间、频率，熟悉本托幼机构的消毒工作，并接受保健医生的定期检查。另外，要做好清洁工作和消毒工作的记录，保健医生应该检查保育员的消毒记录本，了解其是否按照规定进行了清洁和消毒。每周应该抽查各部门的卫生消毒措施的执行情况，定期进行卫生评比。

（二）消毒方法

1. 室内环境卫生

早上打开活动室、寝室门窗，一般通风 40 分钟左右，活动室做湿性清扫，用湿抹布有顺序地擦幼儿摸得到的地方，活动室与卧室保持空气新鲜、地面整洁、通风良好、温度适宜；盥洗室无污垢、无臭味，便池勤冲洗。地面、扶手要用消毒液擦洗，保持整洁干燥。（如图 9-19 所示）

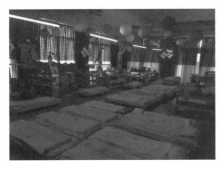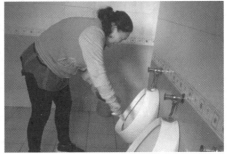

图 9-19　卧室与卫生间消毒

2. 室外卫生

（1）清扫户外场地，并擦洗幼儿可接触到的运动设备，检查有无安全隐患。

（2）植物角无枯枝败叶，无异味。

（3）阳台保持整洁通畅。

3. 物品消毒

（1）毛巾消毒（见图 9-20）：毛巾每天要清洗、消毒一次，用肥皂水或洗衣液搓洗，然后曝晒或者使用消毒柜消毒。

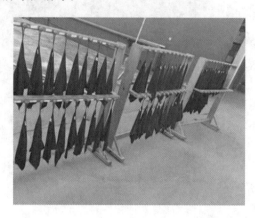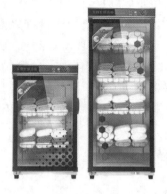

图 9-20　毛巾消毒

（2）水杯消毒（见图 9-21）：水杯要专人专用，每天消毒一次，用清水清洗干净，然后放入消毒柜中或沸水中消毒。

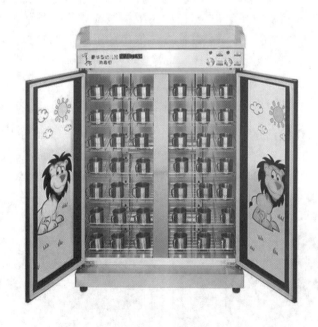

图 9-21　水杯消毒

（3）玩具消毒（见图 9-22）：玩具消毒每周进行一次。用 84 消毒液浸泡，然后晾干，或用肥皂水清洗，用清水冲干净后在阳光下晒 2 小时左右，玩具柜每月用消毒液擦拭 1～2 遍，装玩具的筐、盒等用消毒液浸泡消毒 10 分钟。对幼儿使用的美工剪刀、尺子等每周用消毒液擦拭一次。室外大型玩具日光照射消毒，或每天用 84 消毒液擦拭，保持干净卫生。

（4）桌椅用具消毒（见图 9-23）：桌椅用具每日用消毒液擦一遍，桌子先用清水擦一遍，再

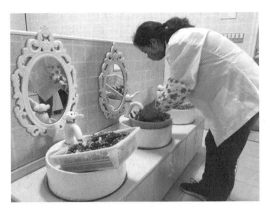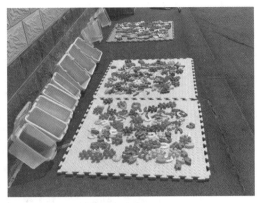

图 9-22　玩具消毒

用消毒液擦一遍,椅子每周用消毒液擦一遍,纱门、纱窗每周擦洗一次。窗台、门把手及家具的卫生消毒在每天下班前局部喷洒 84 消毒液,清晨打扫时擦洗干净。

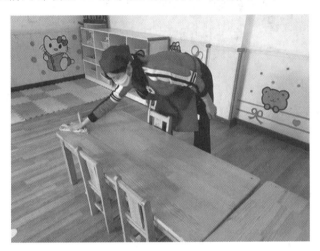

图 9-23　桌椅用具消毒

(5)被褥清洁消毒(见图 9-24):幼儿一床一垫一被一枕。被褥可每两周晒一次,每次大约 2 个小时。床单、被褥每月清洗一次,阳光曝晒。

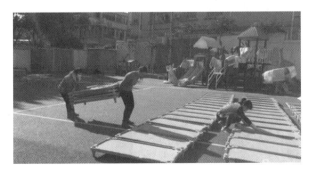

图 9-24　被褥清洁消毒

（6）餐具消毒（见图9-25）：通常是采用消毒柜一餐一消毒。餐具各班专用，要有标志。

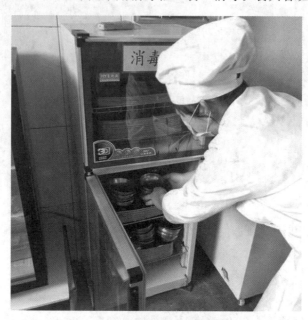

图 9-25　餐具消毒

四、隔离制度

（一）隔离的意义

传染病患者是主要的传染源，隔离就是把传染病患者与健康人分开，杜绝传染机会，以限制和阻断传染病的蔓延。在托幼机构实行患儿隔离制度，不仅可以避免疾病的传播，也可以使患儿得到更细心的照顾。所以一旦发现有疑似传染病的幼儿，均应实行隔离观察与治疗。

（二）托幼机构的隔离制度

1. 对患儿的隔离

一旦发现患传染病的幼儿，应该迅速将其与健康儿童隔离。隔离应有单独的房间或隔离室。隔离后的患儿应该有专人细心护理、治疗，按时给患儿吃药、测量体温、详细记录病情，并合理安排他们的生活与饮食。患不同传染病的患儿应该分别隔离，以免相互感染。

隔离室的工作人员要固定，不换班，不与健康幼儿接触，不进厨房，进入隔离室要戴口罩、穿隔离衣，离开隔离室时要脱去隔离衣，并用苏打水或肥皂仔细洗手。隔离室的玩具、用具必须单独使用，并定期消毒，患儿吃剩的食物要及时处理，不能再让别人吃。照顾健康班级的工作人员不能进入隔离室。

2. 对可疑患儿和传染病接触者的隔离与观察

当发现幼儿有患传染病的迹象时应该立即请保健医生诊断，不管确诊与否，都应该进行个人临时隔离。对传染病接触者的观察期限一般根据该病的最常潜伏期来定。常见传染病的潜伏期、隔离期、检疫期限见表9-3。

表 9-3　常见传染病的潜伏期、隔离期、检疫期限

病　名	潜　伏　期	传　播　途　径	患者隔离期	接触者检疫期限
麻疹	7～12 天，最长 28 天	空气	出疹后 5 天，合并肺炎者出疹后 10 天	21 天
水痘	10～21 天	空气、飞沫密切接触	全部结痂，但不少于病后 14 天	21 天
风疹	14～21 天	空气、飞沫	出疹后 7 天	21 天
猩红热	1～7 天（一般 2～3 天）	呼吸道	咽部炎症消退，一般 7～10 天	12 天
流行性腮腺炎	8～30 天（平均 14～21 天）	空气、飞沫	症状或体征消失，或发病后 10 天	21 天
流行性感冒（流感）	数小时至 3 天（一般 1～2 天）	呼吸道	退热后 2 天	最后一个患者发病后 3 天
流行性脑脊髓膜炎（流脑）	1～10 天（一般 2～3 天）	呼吸道	发病后 7 天	7 天
细菌性痢疾	数小时至 7 天（一般 2～4 天）	水、食物、日常生活接触传播	全程治疗，症状消失、大便培养二次阴性	7 天
甲型病毒性肝炎	15～50 天（一般 3～4 周）	水、食物、日常生活接触传播	自发病起不少于 40 天	42 天
急性出血性结膜炎（红眼病）	数小时至 5 天（一般 1～2 天）	直接与间接接触传播	至少 7～10 天	2 天
手足口病	3～6 天（一般 4 天）	日常生活接触传播为主，也可通过呼吸道传播	至疱疹全部干燥结痂	6 天

　　检疫期间，患儿所在班级应该进行必要的消毒，该班级不收新生入班，不与其他班级接触。对观察班级的幼儿加强晨检和全日观察，注意早期症状和发病迹象，检疫期满后，无症状者方可解除隔离。

第三节　托幼机构的安全教育

　　学前儿童需要安全的环境,但从伤害预防的角度来看,世界上没有绝对安全的环境,很多家庭、托幼机构、公共场所等都存在一定的安全隐患。因此,提高学前儿童自身的安全防范意识、掌握应对危险的方法技能显得尤为重要。

　　教育部颁发的《幼儿园教育指导纲要(试行)》对托幼机构安全教育目标和要求做出了明确规定,要求儿童知道必要的安全保健常识,学习保护自己;在教学内容方法上要密切结合儿童的生活进行安全、营养和保健教育,提高儿童的自我保护意识和能力。

一、托幼机构安全教育的对象、任务和目标

　　托幼机构安全教育的主要对象是学前儿童,但是不能局限于学前儿童,还必须包括与学前儿童安全密切相关的两个群体——保教人员与家长。托幼机构安全教育应当从三组教育对象的不同情况出发,确定不同的教育任务。

　　对于学前儿童而言,安全教育的重点是学习和了解安全常识,丰富他们的生活经验,加强他们对周围环境中潜在危险的认识,树立安全常识,建立良好的行为习惯,学习自我保护技能和求助方法,不断提高自我保护能力。《3～6岁儿童学习与发展指南》健康领域提出的托幼机构安全教育目标如下。

　　总目标——具备基本的安全知识和自我保护能力。

　　3～4岁儿童安全教育目标:

　　(1)不吃陌生人给的东西,不跟陌生人走。

　　(2)在提醒下能注意安全,不做危险的事。

　　(3)在公共场所走失时,能向警察或有关人员说出自己家长的名字、电话号码等简单信息。

　　4～5岁儿童安全教育目标:

　　(1)知道在公共场合不远离成人的视线单独活动。

　　(2)认识常见的安全标志,能遵守安全规则。

　　(3)运动时能主动躲避危险。

　　(4)知道简单的求助方式。

　　5～6岁儿童安全教育目标:

　　(1)未经大人允许不给陌生人开门。

　　(2)能自觉遵守基本的安全规则和交通规则。

　　(3)运动时能注意安全,不给他人造成危险。

　　(4)知道一些基本的防灾知识。

　　对保教人员而言,安全教育的重点是强化安全防范意识和责任心,增强对环境中潜在危险的警惕性和预见性,提升及时发现和排除危险因素的能力,正确掌握常用急救处理方法和应对措施,熟悉并遵守托幼机构的安全管理制度。

　　对家长而言,安全教育的重点是加强对意外伤害危险性的认识,建立危险防范意识,了解

安全保护常识,配合托幼机构做好学前儿童的安全教育工作。

二、学前儿童安全教育的内容与要求

学前儿童安全教育涉及的内容比较广泛,通常包括交通安全、消防安全、食品卫生安全、游戏安全、生活安全、防性侵、自然灾害避险及求救方法教育等。

(一)交通安全

认识交通信号灯与标志,如红灯、绿灯、黄灯、人行横道,知道这些交通信号灯与标志的意义和作用,了解基本的交通规则,如红灯停,绿灯行,黄灯表警示;过马路走人行横道,走路靠右行,过马路看红绿灯,不在马路上奔跑、踢球、游戏等(如图9-26所示)。

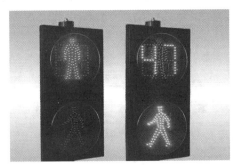

图 9-26 交通信号灯与标志

(二)消防安全

知道玩火、玩电的危害,不玩火柴、打火机;学习火灾的简单自救防范,如用湿毛巾捂住口鼻,在烟雾下弯腰前行,沿安全通道马上逃离现场;进行火灾逃生演习和报警训练,熟悉托幼机构的各个通道,在教师的指挥下可快速安全地离开火灾现场;了解灭火器的作用等(如图9-27所示)。

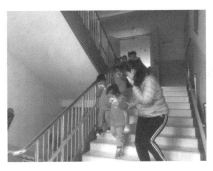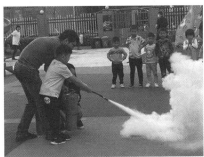

图 9-27 托幼机构消防演习

(三)食品卫生安全

不随便捡拾和饮用来源不明的东西;不将非食品(玻璃球、插片玩具等)放进嘴里;不吃过期、变质、有异味的食物;进食时不嬉笑打闹,专心就餐;吃鱼和带骨食物时要小心,避免被鱼刺、骨刺等卡住。

（四）游戏安全

遵守游戏活动和体育活动的规则，如大型玩具（滑滑梯、秋千、攀登架等）要按秩序进行，不推挤小朋友，不做危险动作；不将小型玩具放入口、鼻、耳中，以免发生意外伤害；游戏结束后要将玩具放回原处；学习运动器械的正确使用方法，运动时主动躲避危险；不用玩具攻击小朋友，尤其是不可以敲打头部。

（五）生活安全

认识生活中各种安全标志并了解其意义，如禁止下河游泳、小心触电、小心有毒、紧急出口等（如图9-28所示）；上下楼梯、出入教室不拥挤、不嬉闹；不攀爬窗户、阳台；外出活动时不擅自离开班级或家长，乘车时不将手和头伸出窗外；不轻信陌生人的话，不吃陌生人给的食品，不随便跟陌生人走；不和陌生的猫、狗等动物亲密接触，以免被咬伤或抓伤感染狂犬病。

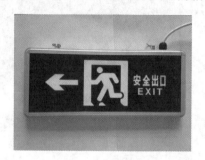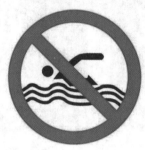

图 9-28　常见安全标志示例

（六）防性侵

知道身体隐私部位，不随便让人触摸；不随便跟除父母以外的人在封闭的空间单独相处；对他人的随便触摸和亲吻大胆地说"不"；面对侵害时要敢于求救或自救；受到侵害或可能受到侵害的情况一定要及时告诉父母。

绘本《我宝贵的身体》

（七）自然灾害避险

认识地震、洪水、台风、雷击等自然灾害的产生与危害，学习在自然灾害发生时如何自救和逃生；不独自到河边、池塘边和马路上玩耍；雷雨天不在大树下避雨、不接打手机。地震演习如图9-29所示。

（八）求救方法

知道119、120、110等求救电话的作用和使用方法；在危险情况下向周围人群呼叫、求救；记得家人的联系电话、父母姓名和家庭住址。

三、托幼机构安全教育的途径

幼儿安全教育的途径灵活多样，不论是何种形式，安全教育都应该注重趣味性和体验性，将安全教育落到实处，让幼儿切实掌握安全常识。

（一）主题活动

安全教育的主题活动是托幼机构安全教育最常采用的形式，具有计划性、系统性、全面性

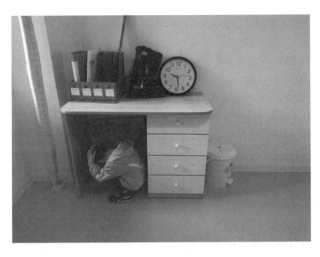

图 9-29　地震演习

等优点,托幼机构一般每个学期开展一次安全教育主题活动,每个主题持续 2～4 周,围绕主题广泛而深入地展开系列活动。

(二)随机教育

在一日活动各个环节中,教师都应该结合幼儿的行为表现和存在的问题,及时给予指导和教育。随机教育往往紧跟在某些安全事件之后,对于幼儿来说,印象更深刻,记忆更牢。比如在有小朋友不小心吞食了细小玩具后,教师可以组织全班讨论如何保护自己、如何正确使用玩具、如何保护五官等。

(三)游戏活动

通过有趣的、情境丰富的游戏活动激发幼儿参与安全教育活动,亲身体验自我保护或自救等,最大限度地激发幼儿学习兴趣,获得学习效果。比如可通过角色扮演和情境创设,让幼儿在游戏过程中既获得愉悦体验,又习得安全常识与技能。

(四)一日活动渗透

托幼机构一日生活各个环节都可以涉及安全教育。教师要充分挖掘和利用这些教育因素,在活动中渗透安全教育和常规指导,使幼儿养成良好的生活行为习惯,提高自我保护能力。如吃饭时不要大声嬉闹,以防引起气管异物;下楼梯时不可拥挤推搡,以免发生坠落或踩踏事件等。

(五)体育锻炼

幼儿自我保护能力的提升有赖于自身身体素质的提高,尤其是动作协调性、灵活性及身体力量等。户外活动和体育锻炼能很好地促进幼儿运动技能的发展,经常开展跑、跳、爬行、跨越、攀登等体育活动,可以有效增强幼儿躲避危险的能力。

托幼机构的安全教育应该围绕提升安全认知水平和行为能力,着眼于培养幼儿自我保护能力的提高,处理好安全保护和能力提升之间的关系。既要高度重视和满足幼儿受保护、受照顾的需要,又要尊重和满足他们不断增长的独立要求,避免过渡保护和包办代替,鼓励并指导幼儿自理、自立的尝试。

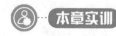 **本章实训**

实训名称　托幼机构中班安全教育主题网络图设计

一、实训目标

(1)关注儿童安全,树立将儿童安全放在首位的专业意识。

(2)知道托幼机构安全教育的主要内容与实施途径。

(3)能根据所学专业知识并利用多种学习途径设计主题网络图。

二、实训准备

(1)自主学习主题网络图设计的原则、要素、注意事项。

(2)纸、笔、绘画工具。

三、实训过程

参考图 9-30 的主题网络图,以《我会保护好自己》为主题,设计一份适合中班年龄段发展特点的、操作性强的主题网络图,包括主题活动的背景、目的、实施时间等要素,注意本主题活动要以健康领域为主领域,其余四大领域均需涉及。

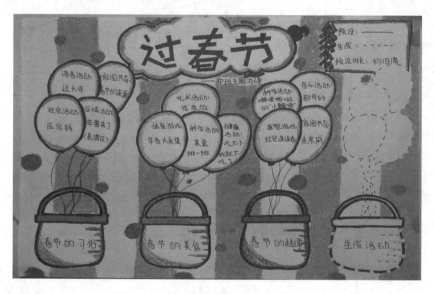

图 9-30　主题网络图

四、实训评价

(1)以小组为单位讨论交流各自的主题网络图设计成果,互评。

(2)指导教师总结评价,重点指出问题。

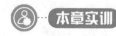 **本章测验**

一、选择题

1.以下用具最适合用化学消毒法的是(　　　)。

A. 图书　　　　　　B. 餐具　　　　　　C. 玩具　　　　　　D. 厕所

2.以下材质的玩具最适合选作托幼机构玩具的是(　　　)。

A. 毛绒　　　　　　B. 聚氯乙烯塑料　　　C. 聚乙烯塑料　　　D. 不锈钢

3.以下哪一类玩具不适合出现在托幼机构？（　　　）

A.电动玩具　　　　B.积塑　　　　　　C.积木　　　　　　D.超轻黏土

4.以下哪一类床不适合出现在托幼机构提供给学前儿童使用？（　　　）

A.木床　　　　　　B.棕绷床　　　　　C.藤绷床　　　　　D.弹簧床

二、简答题

1.请简述托幼机构常见用具物品的消毒方法。

2.请简述托幼机构安全教育的内容。

三、论述题

请你根据所学知识对托幼机构安全教育的途径展开详细论述。

四、分析题

1.随着夏日气温逐渐升高，幼儿园内的蚊虫也开始慢慢增多，越来越多的小朋友开始频繁找老师涂蚊虫叮咬的药水。多数家长表示可以理解，因为在家里也难免出现这样的情况，但是有个别家长却不这样认为。中(1)班的豆豆妈妈近日在班级群里频繁发言，声讨幼儿园的卫生条件不达标，老师们工作不尽心尽责，没有照顾好孩子，导致孩子身上频繁出现蚊子叮咬的痕迹。假设你是班级教师，你该如何回应这位家长的发言呢？请结合你的专业知识与专业素养，组织一段短信用以回复该家长的质疑。

2.百灵托幼机构门卫处新换了负责人刘叔，因为之前都是在老家农村托幼机构门卫处工作，规章制度执行并没有那么严格，刚到百灵托幼机构的刘叔对该园的门岗制度还不是特别熟悉。这天下午，一名声称是中(3)班家长的男子跟刘叔寒暄一番，递给他一包香烟，说是要进班提前接孩子放学参加家庭聚会，刘叔没多想就行了个方便让他进去了。该男子进入托幼机构后看到沙坑处有一名幼儿在玩沙，正好老师在不远处，没看到这边。他便走过去想抱走这名幼儿，幸而该班老师及时看到了这一举动迅速赶过来，该男子见势不妙，放下孩子就往大门外跑。事后，刘叔因为没有严格遵守托幼机构门岗制度，疏于职守被托幼机构开除。

你认为这样的处理是否合理？为什么？

3.随着网络信息技术的不断发展，越来越多的儿童伤害事件被曝光，尤其是儿童性侵案件。根据大量案件数据统计，被伤害的儿童多数对性侵没有防范意识，有些甚至不知道哪些行为构成性侵。越来越多的家长开始关注儿童的保护，也希望托幼机构能够为孩子提供系统全面的安全教育。所以，安全教育已经成为每所托幼机构常规工作中最为重要的部分。花蕾托幼机构园长想要策划一次安全教育主题活动，负责该活动的郑老师不知道托幼机构的安全教育究竟应该包含哪些方面。你有什么好建议？

附录 最新世界卫生组织 0～6 岁儿童生长发育标准

 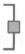

最新世界卫生组织儿童生长发育标准

1.0～4 岁儿童年龄别体重、年龄别身高及身高别体重参考值,为 2006 年 WHO 推荐的评价标准;5 岁以上或身高＞120 厘米的儿童评价标准,依然采用 1997 年 WHO 推荐的标准(因 2006 版 WHO 标准无 5 岁以上儿童标准,按卫生部的要求依然沿用 1997 年标准),因此部分数据存在交叉现象。

2.评价方法。

(1)营养不良。

①低体重。

轻度:均数－2SD≤年龄别体重＜均数－SD;

中度:均数－3SD≤年龄别体重＜均数－2SD;

重度:年龄别体重＜均数－3SD。

②生长发育迟缓:年龄别身(长)高＜均数－2SD。

③消瘦:身(长)高别体重 ＜均数－2SD。

(2)超重和肥胖。

①身(长)高别体重＞均数＋2SD 的儿童,要进行体质指数(BMI)值的计算。

②计算公式:

$$BMI＝体重(千克)/身(长)高的平方(平方米)$$

③评价(P 表示百分位数法)。

超重:BMI＞P85th;

肥胖:BMI＞P97th。

WHO(世界卫生组织)0～6 岁男童年龄别体重、身(长)高标准

年龄		体重(千克)							身(长)高(厘米)						
岁	月	−3SD	−2SD	−1SD	均数	1SD	2SD	3SD	−3SD	−2SD	−1SD	均数	1SD	2SD	3SD
0	0	2.1	2.5	2.9	3.3	3.9	4.4	5.0	44.2	46.1	48.0	49.9	51.8	53.7	55.6
	1	2.9	3.4	3.9	4.5	5.1	5.8	6.6	48.9	50.8	52.8	54.7	56.7	58.6	60.6
	2	3.8	4.3	4.9	5.6	6.3	7.1	8.0	52.4	54.4	56.4	58.4	60.4	62.4	64.4
	3	4.4	5.0	5.7	6.4	7.2	8.0	9.0	55.3	57.3	59.4	61.4	63.5	65.5	67.6
	4	4.9	5.6	6.2	7.0	7.8	8.7	9.7	57.6	59.7	61.8	63.9	66.0	68.0	70.1
	5	5.3	6.0	6.7	7.5	8.4	9.3	10.4	59.6	61.7	63.8	65.9	68.0	70.1	72.2
	6	5.7	6.4	7.1	7.9	8.8	9.8	10.9	61.2	63.3	65.5	67.6	69.8	71.9	74.0
	7	5.9	6.7	7.4	8.3	9.2	10.3	11.4	62.7	64.8	67.0	69.2	71.3	73.5	75.7
	8	6.2	6.9	7.7	8.6	9.6	10.7	11.9	64.0	66.2	68.4	70.6	72.8	75.0	77.2
	9	6.4	7.1	8.0	8.9	9.9	11.0	12.3	65.2	67.5	69.7	72.0	74.2	76.5	78.7
	10	6.6	7.4	8.2	9.2	10.2	11.4	12.7	66.4	68.7	71.0	73.3	75.6	77.9	80.1
	11	6.8	7.6	8.4	9.4	10.5	11.7	13.0	67.6	69.9	72.2	74.5	76.9	79.2	81.5
1	0	6.9	7.7	8.6	9.6	10.8	12.0	13.3	68.6	71.0	73.4	75.7	78.1	80.5	82.9
	1	7.1	7.9	8.8	9.9	11.0	12.3	13.7	69.6	72.1	74.5	76.9	79.3	81.8	84.2
	2	7.2	8.1	9.0	10.1	11.3	12.6	14.0	70.6	73.1	75.6	78.0	80.5	83.0	85.5
	3	7.4	8.3	9.2	10.3	11.5	12.8	14.3	71.6	74.1	76.6	79.1	81.7	84.2	86.7
	4	7.5	8.4	9.4	10.5	11.7	13.1	14.6	72.5	75.0	77.6	80.2	82.8	85.4	88.0
	5	7.7	8.6	9.6	10.7	12.0	13.4	14.9	73.3	76.0	78.6	81.2	83.9	86.5	89.2
	6	7.8	8.8	9.8	10.9	12.2	13.7	15.3	74.2	76.9	79.6	82.3	85.0	87.7	90.4
	7	8.0	8.9	10.0	11.1	12.5	13.9	15.6	75.0	77.7	80.5	83.2	86.0	88.8	91.5
	8	8.1	9.1	10.1	11.3	12.7	14.2	15.9	75.8	78.6	81.4	84.2	87.0	89.8	92.6
	9	8.2	9.2	10.3	11.5	12.9	14.5	16.2	76.5	79.4	82.3	85.1	88.0	90.9	93.8
	10	8.4	9.4	10.5	11.8	13.2	14.7	16.5	77.2	80.2	83.1	86.0	89.0	91.9	94.9
	11	8.5	9.5	10.7	12.0	13.4	15.0	16.8	78.0	81.0	83.9	86.9	89.9	92.9	95.9
2	0	8.6	9.7	10.8	12.2	13.6	15.3	17.1	78.7	81.7	84.8	87.8	90.9	93.9	97.0
									78.0	81.0	84.1	87.1	90.2	93.2	96.3
	1	8.8	9.8	11.0	12.4	13.9	15.5	17.5	78.6	81.7	84.9	88.0	91.1	94.2	97.3
	2	8.9	10.0	11.2	12.5	14.1	15.8	17.8	79.3	82.5	85.6	88.8	92.0	95.2	98.3
	3	9.0	10.1	11.3	12.7	14.3	16.1	18.1	79.9	83.1	86.4	89.6	92.9	96.1	99.3
	4	9.1	10.2	11.5	12.9	14.5	16.3	18.4	80.5	83.8	87.1	90.4	93.7	97.0	100.3
	5	9.2	10.4	11.7	13.1	14.8	16.6	18.7	81.1	84.5	87.8	91.2	94.5	97.9	101.2
	6	9.4	10.5	11.8	13.3	15.0	16.9	19.0	81.7	85.1	88.5	91.9	95.3	98.7	102.1
	7	9.5	10.7	12.0	13.5	15.2	17.1	19.3	82.3	85.7	89.2	92.7	96.1	99.6	103.0
	8	9.6	10.8	12.1	13.7	15.4	17.4	19.6	82.8	86.4	89.9	93.4	96.9	100.4	103.9
	9	9.7	10.9	12.3	13.8	15.6	17.6	19.9	83.4	86.9	90.5	94.1	97.6	101.2	104.8
	10	9.8	14.0	11.0	12.4	15.8	17.8	20.2	83.9	87.5	91.1	94.8	98.4	102.0	105.6
	11	9.9	11.2	12.6	14.2	16.0	18.1	20.4	84.4	88.1	91.8	95.4	99.1	102.7	106.4

注:双实线上为≤2岁儿童的卧式身长,双实线下为≥2岁儿童的站式身高。

续表

年龄		体重(千克)							身(长)高(厘米)						
岁	月	-3SD	-2SD	-1SD	均数	1SD	2SD	3SD	-3SD	-2SD	-1SD	均数	1SD	2SD	3SD
3	0	10.0	11.3	12.7	14.3	16.2	18.3	20.7	85.0	88.7	92.4	96.1	99.8	103.5	107.2
	1	10.1	11.4	12.9	14.5	16.4	18.6	21.0	85.5	89.2	93.0	96.7	100.5	104.2	108.0
	2	10.2	11.5	13.0	14.7	16.6	18.8	21.3	86.0	89.8	93.6	97.4	101.2	105.0	108.8
	3	10.3	11.6	13.1	14.8	16.8	19.0	21.6	86.5	90.3	94.2	98.0	101.8	105.7	109.5
	4	10.4	11.8	13.3	15.0	17.0	19.3	21.9	87.0	90.9	94.7	98.6	102.5	106.4	110.3
	5	10.5	11.9	13.4	15.2	17.2	19.5	22.1	87.5	91.4	95.3	99.2	103.2	107.1	111.0
	6	10.6	12.0	13.6	15.3	17.4	19.7	22.4	88.0	91.9	95.9	99.9	103.8	107.8	111.7
	7	10.7	12.1	13.7	15.5	17.6	20.0	22.7	88.4	92.4	96.4	100.4	104.5	108.5	112.5
	8	10.8	12.2	13.8	15.7	17.8	20.2	23.0	88.9	93.0	97.0	101.0	105.1	109.1	113.2
	9	10.9	12.4	14.0	15.8	18.0	20.5	23.3	89.4	93.5	97.5	101.6	105.7	109.8	113.9
	10	11.0	12.5	14.1	16.0	18.2	20.7	23.6	89.8	94.0	98.1	102.2	106.3	110.4	114.6
	11	11.1	12.6	14.3	16.2	18.4	20.9	23.9	90.3	94.4	98.6	102.8	106.9	111.1	115.2
4	0	11.2	12.7	14.4	16.3	18.6	21.2	24.2	90.7	94.9	99.1	103.3	107.5	111.7	115.9
	1	11.3	12.8	14.5	16.5	18.8	21.4	24.5	91.2	95.4	99.7	103.9	108.1	112.4	116.6
	2	11.4	12.9	14.7	16.7	19.0	21.7	24.8	91.6	95.9	100.2	104.4	108.7	113.0	117.3
	3	11.5	13.1	14.8	16.8	19.2	21.9	25.1	92.1	96.4	100.7	105.0	109.3	113.6	117.9
	4	11.6	13.2	15.0	17.0	19.4	22.2	25.4	92.5	96.9	101.2	105.6	109.9	114.2	118.6
	5	11.7	13.3	15.1	17.2	19.6	22.4	25.7	93.0	97.4	101.7	106.1	110.5	114.9	119.2
	6	11.8	13.4	15.2	17.3	19.8	22.7	26.0	93.4	97.8	102.3	106.7	111.1	115.5	119.9
	7	11.9	13.5	15.4	17.5	20.0	22.9	26.3	93.9	98.3	102.8	107.2	111.7	116.1	120.6
	8	12.0	13.6	15.5	17.7	20.2	23.2	26.6	94.3	98.8	103.3	107.8	112.3	116.7	121.2
	9	12.1	13.7	15.6	17.8	20.4	23.4	26.9	94.7	99.3	103.8	108.3	112.8	117.4	121.9
	10	12.2	13.8	15.8	18.0	20.6	23.7	27.2	95.2	99.7	104.3	108.9	113.4	118.0	122.6
	11	12.3	14.0	15.9	18.2	20.8	23.9	27.6	95.6	100.2	104.8	109.4	114.0	118.6	123.2
5	0	12.4	14.1	16.0	18.3	21.0	24.2	27.9	96.1	100.7	105.3	110.0	114.6	119.2	123.9
	1	12.2	14.6	16.7	18.8	21.3	23.7	26.2	96.6	101.2	105.9	110.5	115.1	119.7	124.3
	2	12.2	14.7	16.9	19.0	21.5	24.0	26.5	97.1	101.7	106.4	111.0	115.7	120.3	125.0
	3	12.3	14.8	17.0	19.2	21.7	24.2	26.7	97.5	102.2	106.9	111.5	116.2	120.9	125.6
	4	12.4	15.0	17.2	19.3	21.9	24.5	27.1	98.1	102.7	107.4	112.1	116.8	121.4	126.1
	5	12.5	15.1	17.3	19.5	22.1	24.7	27.3	98.5	103.2	107.9	112.6	117.3	122.0	126.7
	6	12.6	15.2	17.5	19.7	22.4	25.0	27.7	98.9	103.6	108.4	113.1	117.9	122.6	127.4
	7	12.7	15.4	17.6	19.8	22.5	25.2	27.9	99.4	104.1	108.9	113.6	118.4	123.1	127.9
	8	12.8	15.5	17.8	20.0	22.8	25.5	28.3	99.8	104.6	109.4	114.1	118.9	123.7	128.5
	9	12.9	15.6	17.9	20.2	23.0	25.7	28.5	100.2	105.0	109.8	114.6	119.4	124.2	129.0
	10	13.0	15.8	18.1	20.3	23.2	26.0	28.9	100.7	105.5	110.3	115.1	119.9	124.7	129.5
	11	13.0	15.9	18.2	20.5	23.4	26.3	29.2	101.1	105.9	110.8	115.6	120.5	125.3	130.2

续表

年龄		体重（千克）							身（长）高（厘米）						
岁	月	−3SD	−2SD	−1SD	均数	1SD	2SD	3SD	−3SD	−2SD	−1SD	均数	1SD	2SD	3SD
6	0	13.1	16.0	18.4	20.7	23.7	26.6	29.6	101.6	106.4	111.3	116.1	121.0	125.8	130.7
	1	13.3	16.2	18.6	20.9	23.9	26.8	29.8	102.0	106.8	111.7	116.6	121.5	126.3	131.2
	2	13.3	16.3	18.7	21.0	24.1	27.1	30.2	102.4	107.3	112.2	117.1	122.0	126.9	131.8
	3	13.3	16.4	18.8	21.2	24.3	27.4	30.5	102.8	107.7	112.6	117.5	122.5	127.4	132.4
	4	13.4	16.5	19.0	21.4	24.6	27.7	30.9	103.2	108.1	113.1	118.0	123.0	127.9	132.9
	5	13.5	16.7	19.2	21.6	24.8	28.0	31.2	103.7	108.6	113.6	118.5	123.5	128.4	133.4
	6	13.5	16.8	19.3	21.7	25.0	28.3	31.6	104.1	109.0	114.0	119.0	124.0	128.9	133.9
	7	13.6	16.9	19.4	21.9	25.3	28.6	32.0	104.4	109.4	114.4	119.4	124.4	129.4	134.4
	8	13.7	17.1	19.6	22.1	25.5	28.9	32.3	104.8	109.8	114.9	119.9	124.9	129.9	134.9
	9	13.8	17.2	19.8	22.3	25.8	29.2	32.7	105.3	110.3	115.3	120.3	125.4	130.4	135.5
	10	13.8	17.3	19.9	22.5	26.0	29.5	33.0	105.7	110.7	115.8	120.8	125.9	130.9	136.0
	11	13.9	17.5	20.1	22.7	26.3	29.9	33.5	106.0	111.1	116.2	121.2	126.3	131.4	136.5

WHO(世界卫生组织)0～6岁女童年龄别体重、身(长)高标准

年龄		体重(千克)							身(长)高(厘米)						
岁	月	−3SD	−2SD	−1SD	均数	1SD	2SD	3SD	−3SD	−2SD	−1SD	均数	1SD	2SD	3SD
0	0	2.0	2.4	2.8	3.2	3.7	4.2	4.8	43.6	45.4	47.3	49.1	51.0	52.9	54.7
	1	2.7	3.2	3.6	4.2	4.8	5.5	6.2	47.8	49.8	51.7	53.7	55.6	57.6	59.5
	2	3.4	3.9	4.5	5.1	5.8	6.6	7.5	51.0	53.0	55.0	57.1	59.1	61.1	63.2
	3	4.0	4.5	5.2	5.8	6.6	7.5	8.5	53.5	55.6	57.7	59.8	61.9	64.0	66.1
	4	4.4	5.0	5.7	6.4	7.3	8.2	9.3	55.6	57.8	59.9	62.1	64.3	66.4	68.6
	5	4.8	5.4	6.1	6.9	7.8	8.8	10.0	57.4	59.6	61.8	64.0	66.2	68.5	70.7
	6	5.1	5.7	6.5	7.3	8.2	9.3	10.6	58.9	61.2	63.5	65.7	68.0	70.3	72.5
	7	5.3	6.0	6.8	7.6	8.6	9.8	11.1	60.3	62.7	65.0	67.3	69.6	71.9	74.2
	8	5.6	6.3	7.0	7.9	9.0	10.2	11.6	61.7	64.0	66.4	68.7	71.1	73.5	75.8
	9	5.8	6.5	7.3	8.2	9.3	10.5	12.0	62.9	65.3	67.7	70.1	72.6	75.0	77.4
	10	5.9	6.7	7.5	8.5	9.6	10.9	12.4	64.1	66.5	69.0	71.5	73.9	76.4	78.9
	11	6.1	6.9	7.7	8.7	9.9	11.2	12.8	65.2	67.7	70.3	72.8	75.3	77.8	80.3
1	0	6.3	7.0	7.9	8.9	10.1	11.5	13.1	66.3	68.9	71.4	74.0	76.6	79.2	81.7
	1	6.4	7.2	8.1	9.2	10.4	11.8	13.5	67.3	70.0	72.6	75.2	77.8	80.5	83.1
	2	6.6	7.4	8.3	9.4	10.6	12.1	13.8	68.3	71.0	73.7	76.4	79.1	81.7	84.4
	3	6.7	7.6	8.5	9.6	10.9	12.4	14.1	69.3	72.0	74.8	77.5	80.2	83.0	85.7
	4	6.9	7.7	8.7	9.8	11.1	12.6	14.5	70.2	73.0	75.8	78.6	81.4	84.2	87.0
	5	7.0	7.9	8.9	10.0	11.4	12.9	14.8	71.1	74.0	76.8	79.7	82.5	85.4	88.2
	6	7.2	8.1	9.1	10.2	11.6	13.2	15.1	72.0	74.9	77.8	80.7	83.6	86.5	89.4
	7	7.3	8.2	9.2	10.4	11.8	13.5	15.4	72.8	75.8	78.8	81.7	84.7	87.6	90.6
	8	7.5	8.4	9.4	10.6	12.1	13.7	15.7	73.7	76.7	79.7	82.7	85.7	88.7	91.7
	9	7.6	8.6	9.6	10.9	12.3	14.0	16.0	74.5	77.5	80.6	83.7	86.7	89.8	92.9
	10	7.8	8.7	9.8	11.1	12.5	14.3	16.4	75.2	78.4	81.5	84.6	87.7	90.8	94.0
	11	7.9	8.9	10.0	11.3	12.8	14.6	16.7	76.0	79.2	82.3	85.5	88.7	91.9	95.0
2	0	8.1	9.0	10.2	11.5	13.0	14.8	17.0	76.7	80.0	83.2	86.4	89.6	92.9	96.1
									76.0	79.3	82.5	85.7	88.9	92.2	95.4
	1	8.2	9.2	10.3	11.7	13.3	15.1	17.3	76.8	80.0	83.3	86.6	89.9	93.1	96.4
	2	8.4	9.4	10.5	11.9	13.5	15.4	17.7	77.5	80.8	84.1	87.4	90.8	94.1	97.4
	3	8.5	9.5	10.7	12.1	13.7	15.7	18.0	78.1	81.5	84.9	88.3	91.7	95.0	98.4
	4	8.6	9.7	10.9	12.3	14.0	16.0	18.3	78.8	82.2	85.7	89.1	92.5	96.0	99.4
	5	8.8	9.8	11.1	12.5	14.2	16.2	18.7	79.5	82.9	86.4	89.9	93.4	96.9	100.3
	6	8.9	10.0	11.2	12.7	14.4	16.5	19.0	80.1	83.6	87.1	90.7	94.2	97.7	101.3
	7	9.0	10.1	11.4	12.9	14.7	16.8	19.3	80.7	84.3	87.9	91.4	95.0	98.6	102.2
	8	9.1	10.3	11.6	13.1	14.9	17.1	19.6	81.3	84.9	88.6	92.2	95.8	99.4	103.1
	9	9.3	10.4	11.7	13.3	15.1	17.3	20.0	81.9	85.6	89.3	92.9	96.6	100.3	103.9
	10	9.4	10.5	11.9	13.5	15.4	17.6	20.3	82.5	86.2	89.9	93.6	97.4	101.1	104.8
	11	9.5	10.7	12.0	13.7	15.6	17.9	20.6	83.1	86.8	90.6	94.4	98.1	101.9	105.6

注:双实线上为≤2岁儿童的卧式身长,双实线下为≥2岁儿童的站式身高。

续表

年龄		体重(千克)							身(长)高(厘米)						
岁	月	-3SD	-2SD	-1SD	均数	1SD	2SD	3SD	-3SD	-2SD	-1SD	均数	1SD	2SD	3SD
3	0	9.6	10.8	12.2	13.9	15.8	18.1	20.9	83.6	87.4	91.2	95.1	98.9	102.7	106.5
	1	9.7	10.9	12.4	14.0	16.0	18.4	21.3	84.2	88.0	91.9	95.7	99.6	103.4	107.3
	2	9.8	11.1	12.5	14.2	16.3	18.7	21.6	84.7	88.6	92.5	96.4	100.3	104.2	108.1
	3	9.9	11.2	12.7	14.4	16.5	19.0	22.0	85.3	89.2	93.1	97.1	101.0	105.0	108.9
	4	10.1	11.3	12.8	14.6	16.7	19.2	22.3	85.8	89.8	93.8	97.7	101.7	105.7	109.7
	5	10.2	11.5	13.0	14.8	16.9	19.5	22.7	86.3	90.4	94.4	98.4	102.4	106.4	110.5
	6	10.3	11.6	13.1	15.0	17.2	19.8	23.0	86.8	90.9	95.0	99.0	103.1	107.2	111.2
	7	10.4	11.7	13.3	15.2	17.4	20.1	23.4	87.4	91.5	95.6	99.7	103.8	107.9	112.0
	8	10.5	11.8	13.4	15.3	17.6	20.4	23.7	87.9	92.0	96.2	100.3	104.5	108.6	112.7
	9	10.6	12.0	13.6	15.5	17.8	20.7	24.1	88.4	92.5	96.7	100.9	105.1	109.3	113.5
	10	10.7	12.1	13.7	15.7	18.1	20.9	24.5	88.9	93.1	97.3	101.5	105.8	110.0	114.2
	11	10.8	12.2	13.9	15.9	18.3	21.2	24.8	89.3	93.6	97.9	102.1	106.4	110.7	114.9
4	0	10.9	12.3	14.0	16.1	18.5	21.5	25.2	89.8	94.1	98.4	102.7	107.0	111.3	115.7
	1	11.0	12.4	14.2	16.3	18.8	21.8	25.5	90.3	94.6	99.0	103.3	107.7	112.0	116.4
	2	11.1	12.6	14.3	16.4	19.0	22.1	25.9	90.7	95.1	99.5	103.9	108.3	112.7	117.1
	3	11.2	12.7	14.5	16.6	19.2	22.4	26.3	91.2	95.6	100.1	104.5	108.9	113.3	117.7
	4	11.3	12.8	14.6	16.8	19.4	22.6	26.6	91.7	96.1	100.6	105.0	109.5	114.0	118.4
	5	11.4	12.9	14.8	17.0	19.7	22.9	27.0	92.1	96.6	101.1	105.6	110.1	114.6	119.1
	6	11.5	13.0	14.9	17.2	19.9	23.2	27.4	92.6	97.1	101.6	106.2	110.7	115.2	119.8
	7	11.6	13.2	15.1	17.3	20.1	23.5	27.7	93.0	97.6	102.2	106.7	111.3	115.9	120.4
	8	11.7	13.3	15.2	17.5	20.3	23.8	28.1	93.4	98.1	102.7	107.3	111.9	116.5	121.1
	9	11.8	13.4	15.3	17.7	20.6	24.1	28.5	93.9	98.5	103.2	107.8	112.5	117.1	121.8
	10	11.9	13.5	15.5	17.9	20.8	24.4	28.8	94.3	99.0	103.7	108.4	113.0	117.7	122.4
	11	12.0	13.6	15.6	18.0	21.0	24.6	29.2	94.7	99.5	104.2	108.9	113.6	118.3	123.1
5	0	12.1	13.7	15.8	18.2	21.2	24.9	29.5	95.2	99.9	104.7	109.4	114.2	118.9	123.7
	1	11.1	13.9	15.9	17.8	20.7	23.5	26.4	95.6	100.0	104.5	108.9	113.4	117.8	122.3
	2	11.2	14.0	16.0	18.0	20.9	23.7	26.6	96.1	100.5	105.0	109.5	114.0	118.4	122.9
	3	11.2	14.1	16.1	18.1	21.0	23.9	26.8	96.4	100.9	105.5	110.0	114.6	119.1	123.7
	4	11.3	14.2	16.3	18.3	21.2	24.1	27.0	96.8	101.4	106.0	110.5	115.1	119.7	124.3
	5	11.3	14.3	16.4	18.4	21.4	24.4	27.4	97.2	101.8	106.4	111.0	115.7	120.3	125.0
	6	11.4	14.4	16.5	18.6	21.6	24.6	27.6	97.6	102.2	106.9	111.6	116.3	120.9	125.6
	7	11.4	14.5	16.6	18.7	21.8	24.9	28.0	98.0	102.7	107.4	112.1	116.8	121.5	126.2
	8	11.5	14.6	16.8	18.9	22.0	25.1	28.2	98.4	103.1	107.9	112.6	117.4	122.1	126.9
	9	11.5	14.7	16.9	19.0	22.2	25.4	28.6	98.7	103.5	108.3	113.1	117.9	122.7	127.5
	10	11.6	14.8	17.0	19.2	22.5	25.7	29.0	99.2	104.0	108.8	113.6	118.5	123.3	128.2
	11	11.7	14.9	17.2	19.4	22.7	25.9	29.2	99.5	104.4	109.3	114.1	119.0	123.9	128.8

续表

年龄		体重（千克）							身（长）高（厘米）						
岁	月	−3SD	−2SD	−1SD	均数	1SD	2SD	3SD	−3SD	−2SD	−1SD	均数	1SD	2SD	3SD
6	0	11.7	15.0	17.3	19.5	22.9	26.2	29.6	99.9	104.8	109.7	114.6	119.6	124.5	129.5
	1	11.7	15.1	17.4	19.7	23.1	26.5	29.9	100.2	105.2	110.2	115.1	120.1	125.1	130.1
	2	11.8	15.2	17.6	19.9	23.4	26.8	30.3	100.6	105.6	110.6	115.6	120.7	125.7	130.8
	3	11.8	15.3	17.7	20.0	23.6	27.1	30.7	100.9	106.0	111.1	116.1	121.2	126.3	131.4
	4	11.8	15.4	17.8	20.2	23.8	27.4	31.0	101.3	106.4	111.5	116.6	121.7	126.8	131.9
	5	11.9	15.5	18.0	20.4	24.1	27.7	31.4	101.7	106.8	112.0	117.1	122.3	127.4	132.6
	6	12.0	15.7	18.2	20.6	24.3	28.0	31.7	102.0	107.2	112.4	117.6	122.8	128.0	133.2
	7	12.0	15.8	18.3	20.8	24.6	28.4	32.2	102.4	107.6	112.9	118.1	123.4	128.6	133.9
	8	12.1	15.9	18.5	21.0	24.9	28.7	32.6	102.7	108.0	113.3	118.6	123.9	129.2	134.5
	9	12.1	16.0	18.6	21.2	25.2	29.1	33.1	103.1	108.4	113.8	119.1	124.5	129.8	135.2
	10	12.1	16.1	18.8	21.4	25.4	29.4	33.4	103.4	108.8	114.2	119.6	125.0	130.4	135.8
	11	12.1	16.2	18.9	21.6	25.7	29.8	33.9	103.8	109.2	114.7	120.1	125.6	131.0	136.5

WHO(世界卫生组织)0~2岁男童身长别体重标准

身长 (厘米)	-3SD	-2SD	-1SD	均数	1SD	2SD	3SD	身长 (厘米)	-3SD	-2SD	-1SD	均数	1SD	2SD	3SD
45	1.9	2	2.2	2.4	2.7	3	3.3	63.5	5.4	5.9	6.4	6.9	7.5	8.2	8.9
45.5	1.9	2.1	2.3	2.5	2.8	3.1	3.4	64	5.5	6	6.5	7	7.6	8.3	9.1
46	2	2.2	2.4	2.6	2.9	3.1	3.5	64.5	5.6	6.1	6.6	7.1	7.8	8.5	9.3
46.5	2.1	2.3	2.5	2.7	3	3.2	3.6	65	5.7	6.2	6.7	7.3	7.9	8.6	9.4
47	2.1	2.3	2.5	2.8	3	3.3	3.7	65.5	5.8	6.3	6.8	7.4	8	8.7	9.6
47.5	2.2	2.4	2.6	2.9	3.1	3.4	3.8	66	5.9	6.4	6.9	7.5	8.2	8.9	9.7
48	2.3	2.5	2.7	2.9	3.2	3.6	3.9	66.5	6	6.5	7	7.6	8.3	9	9.9
48.5	2.3	2.6	2.8	3	3.3	3.7	4	67	6.1	6.6	7.1	7.7	8.4	9.2	10
49	2.4	2.6	2.9	3.1	3.4	3.8	4.2	67.5	6.2	6.7	7.2	7.9	8.5	9.3	10.2
49.5	2.5	2.7	3	3.2	3.5	3.9	4.3	68	6.3	6.8	7.3	8	8.7	9.4	10.3
50	2.6	2.8	3	3.3	3.6	4	4.4	68.5	6.4	6.9	7.5	8.1	8.8	9.6	10.5
50.5	2.7	2.9	3.1	3.4	3.8	4.1	4.5	69	6.5	7	7.6	8.2	8.9	9.7	10.6
51	2.7	3	3.2	3.5	3.9	4.2	4.7	69.5	6.6	7.1	7.7	8.3	9	9.8	10.8
51.5	2.8	3.1	3.3	3.6	4	4.4	4.8	70	6.6	7.2	7.8	8.4	9.2	10	10.9
52	2.9	3.2	3.5	3.8	4.1	4.5	5	70.5	6.7	7.3	7.9	8.5	9.3	10.1	11.1
52.5	3	3.3	3.6	3.9	4.2	4.6	5.1	71	6.8	7.4	8	8.6	9.4	10.2	11.2
53	3.1	3.4	3.7	4	4.4	4.8	5.3	71.5	6.9	7.5	8.1	8.8	9.5	10.4	11.3
53.5	3.2	3.5	3.8	4.1	4.5	4.9	5.4	72	7	7.6	8.2	8.9	9.6	10.5	11.5
54	3.3	3.6	3.9	4.3	4.7	5.1	5.6	72.5	7.1	7.6	8.3	9	9.8	10.6	11.6
54.5	3.4	3.7	4	4.4	4.8	5.3	5.8	73	7.2	7.7	8.4	9.1	9.9	10.8	11.8
55	3.6	3.8	4.2	4.5	5	5.4	6	73.5	7.2	7.8	8.5	9.2	10	10.9	11.9
55.5	3.7	4	4.3	4.7	5.1	5.6	6.1	74	7.3	7.9	8.6	9.3	10.1	11	12.1
56	3.8	4.1	4.4	4.8	5.3	5.8	6.3	74.5	7.4	8	8.7	9.4	10.2	11.2	12.2
56.5	3.9	4.2	4.6	5	5.4	5.9	6.5	75	7.5	8.1	8.8	9.5	10.3	11.3	12.3
57	4	4.3	4.7	5.1	5.6	6.1	6.7	75.5	7.6	8.2	8.9	9.6	10.4	11.4	12.5
57.5	4.1	4.5	4.9	5.3	5.7	6.3	6.9	76	7.6	8.3	8.9	9.7	10.6	11.5	12.6
58	4.3	4.6	5	5.4	5.9	6.4	7.1	76.5	7.7	8.3	9	9.8	10.7	11.6	12.7
58.5	4.4	4.7	5.1	5.6	6.1	6.6	7.2	77	7.8	8.4	9.1	9.9	10.8	11.7	12.8
59	4.5	4.8	5.3	5.7	6.2	6.8	7.4	77.5	7.9	8.5	9.2	10	10.9	11.9	13
59.5	4.6	5	5.4	5.9	6.4	7	7.6	78	7.9	8.6	9.3	10.1	11	12	13.1
60	4.7	5.1	5.5	6	6.5	7.1	7.8	78.5	8	8.7	9.4	10.2	11.1	12.1	13.2
60.5	4.8	5.2	5.6	6.1	6.7	7.3	8	79	8.1	8.7	9.5	10.3	11.2	12.2	13.3
61	4.9	5.3	5.8	6.3	6.8	7.4	8.1	79.5	8.2	8.8	9.5	10.3	11.3	12.3	13.4
61.5	5	5.4	5.9	6.4	7	7.6	8.3	80	8.2	8.9	9.6	10.4	11.4	12.4	13.6
62	5.1	5.6	6	6.5	7.1	7.7	8.5	80.5	8.3	9	9.7	10.5	11.5	12.5	13.7
62.5	5.2	5.7	6.1	6.7	7.2	7.9	8.6	81	8.4	9.1	9.8	10.6	11.6	12.6	13.8
63	5.3	5.8	6.2	6.8	7.4	8	8.8	81.5	8.5	9.1	9.9	10.7	11.7	12.7	13.9

身长（厘米）	−3SD	−2SD	−1SD	均数	1SD	2SD	3SD	身长（厘米）	−3SD	−2SD	−1SD	均数	1SD	2SD	3SD
82	8.5	9.2	10	10.8	11.8	12.8	14	96.5	11.3	12.2	13.2	14.3	15.5	16.8	18.4
82.5	8.6	9.3	10.1	10.9	11.9	13	14.2	97	11.4	12.3	13.3	14.4	15.6	17	18.5
83	8.7	9.4	10.2	11	12	13.1	14.3	97.5	11.5	12.4	13.4	14.5	15.7	17.1	18.7
83.5	8.8	9.5	10.3	11.2	12.1	13.2	14.4	98	11.6	12.5	13.5	14.6	15.9	17.3	18.9
84	8.9	9.6	10.4	11.3	12.2	13.3	14.6	98.5	11.7	12.6	13.6	14.8	16	17.5	19.1
84.5	9	9.7	10.5	11.4	12.4	13.5	14.7	99	11.8	12.7	13.7	14.9	16.2	17.6	19.2
85	9.1	9.8	10.6	11.5	12.5	13.6	14.9	99.5	11.9	12.8	13.9	15	16.3	17.8	19.4
85.5	9.2	9.9	10.7	11.6	12.6	13.7	15	100	12	12.9	14	15.2	16.5	18	19.6
86	9.3	10	10.8	11.7	12.8	13.9	15.2	100.5	12.1	13	14.1	15.3	16.6	18.1	19.8
86.5	9.4	10.1	11	11.9	12.9	14	15.3	101	12.2	13.2	14.2	15.4	16.8	18.3	20
87	9.5	10.2	11.1	12	13	14.2	15.5	101.5	12.3	13.3	14.4	15.6	16.9	18.5	20.2
87.5	9.6	10.4	11.2	12.1	13.2	14.3	15.6	102	12.4	13.4	14.5	15.7	17.1	18.7	20.4
88	9.7	10.5	11.3	12.2	13.3	14.5	15.8	102.5	12.5	13.5	14.6	15.9	17.3	18.8	20.6
88.5	9.8	10.6	11.4	12.4	13.4	14.6	15.9	103	12.6	13.6	14.8	16	17.4	19	20.8
89	9.9	10.7	11.5	12.5	13.5	14.7	16.1	103.5	12.7	13.7	14.9	16.2	17.6	19.2	21
89.5	10	10.8	11.6	12.6	13.7	14.9	16.2	104	12.8	13.9	15	16.3	17.8	19.4	21.2
90	10.1	10.9	11.8	12.7	13.8	15	16.4	104.5	12.9	14	15.2	16.5	17.9	19.6	21.5
90.5	10.2	11	11.9	12.8	13.9	15.1	16.5	105	13	14.1	15.3	16.6	18.1	19.8	21.7
91	10.3	11.1	12	13	14.1	15.3	16.7	105.5	13.2	14.2	15.4	16.8	18.3	20	21.9
91.5	10.4	11.2	12.1	13.1	14.2	15.4	16.8	106	13.3	14.4	15.6	16.9	18.5	20.2	22.1
92	10.5	11.3	12.2	13.2	14.3	15.6	17	106.5	13.4	14.5	15.7	17.1	18.6	20.4	22.4
92.5	10.6	11.4	12.3	13.3	14.4	15.7	17.1	107	13.5	14.6	15.9	17.3	18.8	20.6	22.6
93	10.7	11.5	12.4	13.4	14.6	15.8	17.3	107.5	13.6	14.7	16	17.4	19	20.8	22.8
93.5	10.7	11.6	12.5	13.5	14.7	16	17.4	108	13.7	14.9	16.2	17.6	19.2	21	23.1
94	10.8	11.7	12.6	13.7	14.8	16.1	17.6	108.5	13.8	15	16.3	17.8	19.4	21.2	23.3
94.5	10.9	11.8	12.7	13.8	14.9	16.3	17.7	109	14	15.1	16.5	17.9	19.6	21.4	23.6
95	11	11.9	12.8	13.9	15.1	16.4	17.9	109.5	14.1	15.3	16.6	18.1	19.8	21.7	23.8
95.5	11.1	12	12.9	14	15.2	16.5	18	110	14.2	15.4	16.8	18.3	20	21.9	24.1
96	11.2	12.1	13.1	14.1	15.3	16.7	18.2								

WHO(世界卫生组织)2～6岁男童身长别体重标准

身长 (厘米)	−3SD	−2SD	−1SD	均数	1SD	2SD	3SD	身长 (厘米)	−3SD	−2SD	−1SD	均数	1SD	2SD	3SD
65	5.9	6.3	6.9	7.4	8.1	8.8	9.6	84	9.0	9.7	10.5	11.4	12.4	13.5	14.8
65.5	6.0	6.4	7.0	7.6	8.2	8.9	9.8	84.5	9.1	9.9	10.7	11.5	12.5	13.7	14.9
66	6.1	6.5	7.1	7.7	8.3	9.1	9.9	85	9.2	10.0	10.8	11.7	12.7	13.8	15.1
66.5	6.1	6.6	7.2	7.8	8.5	9.2	10.1	85.5	9.3	10.1	10.9	11.8	12.8	13.9	15.2
67	6.2	6.7	7.3	7.9	8.6	9.4	10.2	86	9.4	10.2	11.0	11.9	12.9	14.1	15.4
67.5	6.3	6.8	7.4	8.0	8.7	9.5	10.4	86.5	9.5	10.3	11.1	12.0	13.1	14.2	15.5
68	6.4	6.9	7.5	8.1	8.8	9.6	10.5	87	9.6	10.4	11.2	12.2	13.2	14.4	15.7
68.5	6.5	7.0	7.6	8.2	9.0	9.8	10.7	87.5	9.7	10.5	11.3	12.3	13.3	14.5	15.8
69	6.6	7.1	7.7	8.4	9.1	10.0	10.8	88	9.8	10.6	11.5	12.4	13.5	14.7	16.0
69.5	6.7	7.2	7.8	8.5	9.2	10.0	11.0	88.5	9.9	10.7	11.6	12.5	13.6	14.8	16.1
70	6.8	7.3	7.9	8.6	9.3	10.2	11.1	89	10.0	10.8	11.7	12.6	13.7	14.9	16.3
70.5	6.9	7.4	8.0	8.7	9.5	10.3	11.3	89.5	10.1	10.9	11.8	12.8	13.9	15.1	16.4
71	6.9	7.5	8.1	8.8	9.6	10.4	11.4	90	10.2	11.0	11.9	12.9	14.0	15.2	16.6
71.5	7.0	7.6	8.2	8.9	9.7	10.6	11.6	90.5	10.3	11.1	12.0	13.0	14.1	15.3	16.7
72	7.1	7.7	8.3	9.0	9.8	10.7	11.7	91	10.4	11.2	12.1	13.1	14.2	15.5	16.9
72.5	7.2	7.8	8.4	9.1	9.9	10.8	11.8	91.5	10.5	11.3	12.2	13.2	14.4	15.6	17.0
73	7.3	7.9	8.5	9.2	10.0	11.0	12.0	92	10.6	11.4	12.3	13.4	14.5	15.8	17.2
73.5	7.4	7.9	8.6	9.3	10.2	11.1	12.1	92.5	10.7	11.5	12.4	13.5	14.6	15.9	17.3
74	7.4	8.0	8.7	9.4	10.3	11.2	12.2	93	10.8	11.6	12.6	13.6	14.7	16.0	17.5
74.5	7.5	8.1	8.8	9.5	10.4	11.3	12.4	93.5	10.9	11.7	12.7	13.7	14.9	16.2	17.6
75	7.6	8.2	8.9	9.6	10.5	11.4	12.5	94	11.0	11.8	12.8	13.8	15.0	16.3	17.8
75.5	7.7	8.3	9.0	9.7	10.6	11.6	12.6	94.5	11.1	11.9	12.9	13.9	15.1	16.5	17.9
76	7.7	8.4	9.1	9.8	10.7	11.7	12.8	95	11.1	12.0	13.0	14.1	15.3	16.6	18.1
76.5	7.8	8.5	9.2	9.9	10.8	11.8	12.9	95.5	11.2	12.1	13.1	14.2	15.4	16.7	18.3
77	7.9	8.5	9.2	10.0	10.9	11.9	13.0	96	11.3	12.2	13.2	14.3	15.5	16.9	18.4
77.5	8.0	8.6	9.3	10.1	11.0	12.0	13.1	96.5	11.4	12.3	13.3	14.4	15.7	17.0	18.6
78	8.0	8.7	9.4	10.2	11.1	12.1	13.3	97	11.5	12.4	13.4	14.6	15.8	17.2	18.8
78.5	8.1	8.8	9.5	10.3	11.2	12.2	13.4	97.5	11.6	12.5	13.6	14.7	15.9	17.4	18.9
79	8.2	8.8	9.6	10.4	11.3	12.3	13.5	98	11.7	12.6	13.7	14.8	16.1	17.5	19.1
79.5	8.3	8.9	9.7	10.5	11.4	12.4	13.6	98.5	11.8	12.8	13.8	14.9	16.2	17.7	19.3
80	8.3	9.0	9.7	10.6	11.5	12.6	13.7	99	11.9	12.9	13.9	15.1	16.4	17.9	19.5
80.5	8.4	9.1	9.8	10.7	11.6	12.7	13.8	99.5	12.0	13.0	14.0	15.2	16.5	18.0	19.7
81	8.5	9.2	9.9	10.8	11.7	12.8	14.0	100	12.1	13.1	14.2	15.4	16.7	18.2	19.9
81.5	8.6	9.3	10.0	10.9	11.8	12.9	14.1	100.5	12.2	13.2	14.3	15.5	16.9	18.4	20.1
82	8.7	9.3	10.1	11.0	11.9	13.0	14.2	101	12.3	13.3	14.4	15.6	17.0	18.5	20.3
82.5	8.7	9.4	10.2	11.1	12.1	13.1	14.4	101.5	12.4	13.4	14.5	15.8	17.2	18.7	20.5
83	8.8	9.5	10.3	11.2	12.2	13.3	14.5	102	12.5	13.5	14.7	15.9	17.3	18.9	20.7
83.5	8.9	9.6	10.4	11.3	12.3	13.4	14.6	102.5	12.6	13.7	14.8	16.1	17.5	19.1	20.9

身长(厘米)	-3SD	-2SD	-1SD	均数	1SD	2SD	3SD	身长(厘米)	-3SD	-2SD	-1SD	均数	1SD	2SD	3SD
103	12.8	13.8	14.9	16.2	17.7	19.3	21.1	121	16.4	18.9	20.8	22.6	25.1	27.6	30.1
103.5	12.9	13.9	15.1	16.4	17.8	19.5	21.3	121.5	16.6	19.1	21.0	22.8	25.4	27.9	30.5
104	13.0	14.0	15.2	16.5	18.0	19.7	21.6	122	16.6	19.2	21.1	23.0	25.7	28.3	31.0
104.5	13.1	14.2	15.4	16.7	18.2	19.9	21.8	122.5	16.7	19.4	21.3	23.2	25.9	28.6	31.3
105	13.2	14.3	15.5	16.8	18.4	20.1	22.0	123	16.9	19.6	21.5	23.4	26.2	28.9	31.7
105.5	13.3	14.4	15.6	17.0	18.5	20.3	22.2	123.5	17.0	19.8	21.7	23.6	26.4	29.2	32.0
106	13.4	14.5	15.8	17.2	18.7	20.5	22.5	124	17.2	20.0	22.0	23.9	26.7	29.5	32.3
106.5	13.5	14.7	15.9	17.3	18.9	20.7	22.7	124.5	17.3	20.2	22.2	24.1	27.0	29.9	32.8
107	13.7	14.8	16.1	17.5	19.1	20.9	22.9	125	17.5	20.4	22.4	24.3	27.3	30.2	33.2
107.5	13.8	14.9	16.2	17.7	19.3	21.1	23.2	125.5	17.5	20.5	22.5	24.5	27.5	30.5	33.5
108	13.9	15.1	16.4	17.8	19.5	21.3	23.4	126	17.7	20.7	22.8	24.8	27.9	30.9	34.0
108.5	14.0	15.2	16.5	18.0	19.7	21.5	23.7	126.5	17.8	20.9	23.0	25.0	28.1	31.2	34.3
109	14.1	15.3	16.7	18.2	19.8	21.8	23.9	127	17.9	21.1	23.2	25.2	28.4	31.6	34.8
109.5	14.3	15.5	16.8	18.3	20.0	22.0	24.2	127.5	18.1	21.3	23.4	25.5	28.8	32.0	35.3
110	14.4	15.6	17.0	18.5	20.2	22.2	24.4	128	18.2	21.5	23.6	25.7	29.0	32.3	35.6
110.5	14.5	15.8	17.1	18.7	20.4	22.4	24.7	128.5	18.4	21.7	23.9	26.0	29.4	32.7	36.1
111	14.6	15.9	17.3	18.9	20.7	22.7	25.0	129	18.5	21.9	24.1	26.2	29.7	33.1	36.6
111.5	14.8	16.0	17.5	19.1	20.9	22.9	25.2	129.5	18.6	22.1	24.3	26.5	30.0	33.5	37.0
112	14.9	16.2	17.6	19.2	21.1	23.1	25.5	130.	18.8	22.3	24.6	26.8	30.4	33.9	37.5
112.5	15.0	16.3	17.8	19.4	21.3	23.4	25.8	130.5	18.9	22.5	24.8	27.0	30.7	34.3	38.0
113	15.2	16.5	18.0	19.6	21.5	23.6	26.0	131.	19.0	22.7	25.0	27.3	31.0	34.7	38.4
113.5	15.3	16.6	18.1	19.8	21.7	23.9	26.3	131.5	19.2	22.9	25.3	27.6	31.4	35.1	38.9
114	15.4	16.8	18.3	20.0	21.9	24.1	26.6	132	19.3	23.1	25.5	27.8	31.7	35.5	39.4
114.5	15.6	16.9	18.5	20.2	22.1	24.4	26.9	132.5	19.4	23.3	25.7	28.1	32.1	36.0	40.0
115	15.7	17.1	18.6	20.4	22.4	24.6	27.2	133	19.6	23.6	26.0	28.4	32.4	36.4	40.4
115.5	15.8	17.2	18.8	20.6	22.6	24.9	27.5	133.5	19.7	23.8	26.3	28.7	32.8	36.9	41.0
116	16.0	17.4	19.0	20.8	22.8	25.1	27.8	134	19.9	24.0	26.5	29.0	33.2	37.3	41.5
116.5	16.1	17.5	19.2	21.0	23.0	25.4	28.0	134.5	20.0	24.2	26.8	29.3	33.6	37.8	42.1
117	16.2	17.7	19.3	21.2	23.3	25.6	28.3	135	20.1	24.4	27.0	29.6	33.9	38.2	42.5
117.5	16.4	17.9	19.5	21.4	23.5	25.9	28.6	135.5	20.2	24.6	27.3	29.9	34.3	38.7	43.1
118	16.5	18.0	19.7	21.6	23.7	26.1	28.9	136.	20.3	24.8	27.5	30.2	34.7	39.2	43.7
118.5	16.7	18.2	19.9	21.8	23.9	26.4	29.2	136.5	20.5	25.0	27.8	30.6	35.2	39.7	44.3
119	16.8	18.3	20.0	22.0	24.1	26.6	29.5	137	20.7	25.3	28.1	30.9	35.6	40.2	44.9
119.5	16.9	18.5	20.2	22.2	24.4	26.9	29.8	137.5	20.8	25.5	28.4	31.2	36.0	40.7	45.5
120	17.1	18.6	20.4	22.4	24.6	27.2	30.1	138	20.9	25.7	28.7	31.6	36.4	41.2	46.0
120.5	16.2	18.7	20.6	22.4	24.9	27.4	29.9	138.5	21.0	25.9	28.9	31.9	36.8	41.7	46.6

WHO(世界卫生组织)0～2岁女童身长别体重标准

身长(厘米)	-3SD	-2SD	-1SD	均数	1SD	2SD	3SD	身长(厘米)	-3SD	-2SD	-1SD	均数	1SD	2SD	3SD
45	1.9	2.1	2.3	2.5	2.7	3.0	3.3	63.5	5.2	5.6	6.2	6.7	7.4	8.1	9.0
45.5	2.0	2.1	2.3	2.5	2.8	3.1	3.4	64	5.3	5.7	6.3	6.9	7.5	8.3	9.1
46	2.0	2.2	2.4	2.6	2.9	3.2	3.5	64.5	5.4	5.8	6.4	7.0	7.6	8.4	9.3
46.5	2.1	2.3	2.5	2.7	3.0	3.3	3.6	65	5.5	5.9	6.5	7.1	7.8	8.6	9.5
47	2.2	2.4	2.6	2.8	3.1	3.4	3.7	65.5	5.5	6.0	6.6	7.2	7.9	8.7	9.6
47.5	2.2	2.4	2.6	2.9	3.2	3.5	3.8	66	5.6	6.1	6.7	7.3	8.0	8.8	9.8
48	2.3	2.5	2.7	3.0	3.3	3.6	4.0	66.5	5.7	6.2	6.8	7.4	8.1	9.0	9.9
48.5	2.4	2.6	2.8	3.1	3.4	3.7	4.1	67	5.8	6.3	6.9	7.5	8.3	9.1	10.0
49	2.4	2.6	2.9	3.2	3.5	3.8	4.2	67.5	5.9	6.4	7.0	7.6	8.4	9.2	10.2
49.5	2.5	2.7	3.0	3.3	3.6	3.9	4.3	68	6.0	6.5	7.1	7.7	8.5	9.4	10.3
50	2.6	2.8	3.1	3.4	3.7	4.0	4.5	68.5	6.1	6.6	7.2	7.9	8.6	9.5	10.5
50.5	2.7	2.9	3.2	3.5	3.8	4.2	4.6	69	6.1	6.7	7.3	8.0	8.7	9.6	10.6
51	2.8	3.0	3.3	3.6	3.9	4.3	4.8	69.5	6.2	6.8	7.4	8.1	8.8	9.7	10.7
51.5	2.8	3.1	3.4	3.7	4.0	4.4	4.9	70	6.3	6.9	7.5	8.2	9.0	9.9	10.9
52	2.9	3.2	3.5	3.8	4.2	4.6	5.1	70.5	6.4	6.9	7.6	8.3	9.1	10.0	11.0
52.5	3.0	3.3	3.6	3.9	4.3	4.7	5.2	71	6.5	7.0	7.7	8.4	9.2	10.1	11.1
53	3.1	3.4	3.7	4.0	4.4	4.9	5.4	71.5	6.5	7.1	7.7	8.5	9.3	10.2	11.3
53.5	3.2	3.5	3.8	4.2	4.6	5.0	5.5	72	6.6	7.2	7.8	8.6	9.4	10.3	11.4
54	3.3	3.6	3.9	4.3	4.7	5.2	5.7	72.5	6.7	7.3	7.9	8.7	9.5	10.5	11.5
54.5	3.4	3.7	4.0	4.4	4.8	5.3	5.9	73	6.8	7.4	8.0	8.8	9.6	10.6	11.7
55	3.5	3.8	4.2	4.5	5.0	5.5	6.1	73.5	6.9	7.4	8.1	8.9	9.7	10.7	11.8
55.5	3.6	3.9	4.3	4.7	5.1	5.7	6.3	74	6.9	7.5	8.2	9.0	9.8	10.8	11.9
56	3.7	4.0	4.4	4.8	5.3	5.8	6.4	74.5	7.0	7.6	8.3	9.1	9.9	10.9	12.0
56.5	3.8	4.1	4.5	5.0	5.4	6.0	6.6	75	7.1	7.7	8.4	9.1	10.0	11.0	12.2
57	3.9	4.3	4.6	5.1	5.6	6.1	6.8	75.5	7.1	7.8	8.5	9.2	10.1	11.1	12.3
57.5	4.0	4.4	4.8	5.2	5.7	6.3	7.0	76	7.2	7.8	8.5	9.3	10.2	11.2	12.4
58	4.1	4.5	4.9	5.4	5.9	6.5	7.1	76.5	7.3	7.9	8.6	9.4	10.3	11.4	12.5
58.5	4.2	4.6	5.0	5.5	6.0	6.6	7.3	77	7.4	8.0	8.7	9.5	10.4	11.5	12.6
59	4.3	4.7	5.1	5.6	6.2	6.8	7.5	77.5	7.4	8.1	8.8	9.6	10.5	11.6	12.8
59.5	4.4	4.8	5.3	5.7	6.3	6.9	7.7	78	7.5	8.2	8.9	9.7	10.6	11.7	12.9
60	4.5	4.9	5.4	5.9	6.4	7.1	7.8	78.5	7.6	8.2	9.0	9.8	10.7	11.8	13.0
60.5	4.6	5.0	5.5	6.0	6.6	7.3	8.0	79	7.7	8.3	9.1	9.9	10.8	11.9	13.1
61	4.7	5.1	5.6	6.1	6.7	7.4	8.2	79.5	7.7	8.4	9.1	10.0	10.9	12.0	13.3
61.5	4.8	5.2	5.7	6.3	6.9	7.6	8.4	80	7.8	8.5	9.2	10.1	11.0	12.1	13.4
62	4.9	5.3	5.8	6.4	7.0	7.7	8.5	80.5	7.9	8.6	9.3	10.2	11.2	12.3	13.5
62.5	5.0	5.4	5.9	6.5	7.1	7.8	8.7	81	8.0	8.7	9.4	10.3	11.3	12.4	13.7
63	5.1	5.5	6.0	6.6	7.3	8.0	8.8	81.5	8.1	8.8	9.5	10.4	11.4	12.5	13.8

续表

身长(厘米)	−3SD	−2SD	−1SD	均数	1SD	2SD	3SD	身长(厘米)	−3SD	−2SD	−1SD	均数	1SD	2SD	3SD
82	8.1	8.8	9.6	10.5	11.5	12.6	13.9	96.5	10.9	11.8	12.9	14.1	15.4	17.0	18.7
82.5	8.2	8.9	9.7	10.6	11.6	12.8	14.1	97	11.0	12.0	13.0	14.2	15.6	17.1	18.9
83	8.3	9.0	9.8	10.7	11.8	12.9	14.2	97.5	11.1	12.1	13.1	14.4	15.7	17.3	19.1
83.5	8.4	9.1	9.9	10.9	11.9	13.1	14.4	98	11.2	12.2	13.3	14.5	15.9	17.5	19.3
84	8.5	9.2	10.1	11.0	12.0	13.2	14.5	98.5	11.3	12.3	13.4	14.6	16.0	17.6	19.5
84.5	8.6	9.3	10.2	11.1	12.1	13.3	14.7	99	11.4	12.4	13.5	14.8	16.2	17.8	19.6
85	8.7	9.4	10.3	11.2	12.3	13.5	14.9	99.5	11.5	12.5	13.6	14.9	16.3	18.0	19.8
85.5	8.8	9.5	10.4	11.3	12.4	13.6	15.0	100	11.6	12.6	13.7	15.0	16.5	18.1	20.0
86	8.9	9.7	10.5	11.5	12.6	13.8	15.2	100.5	11.7	12.7	13.9	15.2	16.6	18.3	20.2
86.5	9.0	9.8	10.6	11.6	12.7	13.9	15.4	101	11.8	12.8	14.0	15.3	16.8	18.5	20.4
87	9.1	9.9	10.7	11.7	12.8	14.1	15.5	101.5	11.9	13.0	141	15.5.	17.0	18.7	20.6
87.5	9.2	10.0	10.9	11.8	13.0	14.2	15.7	102	12.0	13.1	14.3	15.6	17.1	18.9	20.8
88	9.3	10.1	11.0	12.0	13.1	14.4	15.9	102.5	12.1	13.2	14.4	15.8	17.3	19.0	21.0
88.5	9.4	10.2	11.1	12.1	13.2	14.5	16.0	103	12.3	13.3	14.5	15.9	17.5	19.2	21.3
89	9.5	10.3	11.2	12.2	13.4	14.7	16.2	103.5	12.4	13.5	14.7	16.1	17.6	19.4	21.5
89.5	9.6	10.4	11.3	12.3	13.5	14.8	16.4	104	12.5	13.6	14.8	16.2	17.8	19.6	21.7
90	9.7	10.5	11.4	12.5	13.7	15.0	16.5	104.5	12.6	13.7	15.0	16.4	18.0	19.8	21.9
90.5	9.8	10.6	11.5	12.6	13.8	15.1	16.7	105	12.7	13.8	15.1	16.5	18.2	20.0	22.2
91	9.9	10.7	11.7	12.7	13.9	15.3	16.9	105.5	12.8	14.0	15.3	16.7	18.4	20.2	22.4
91.5	10.0	10.8	11.8	12.8	14.1	15.5	17.0	106	13.0	14.1	15.4	16.9	18.5	20.5	22.6
92	10.1	10.9	11.9	13.0	14.2	15.6	17.2	106.5	13.1	14.3	15.6	17.1	18.7	20.7	22.9
92.5	10.1	11.0	12.0	13.1	14.3	15.8	17.4	107	13.2	14.4	15.7	17.2	18.9	20.9	23.1
93	10.2	11.1	12.1	13.2	14.5	15.9	17.5	107.5	13.3	14.5	15.9	17.4	19.1	21.1	23.4
93.5	10.3	11.2	12.2	13.3	14.6	16.1	17.7	108	13.5	14.7	16.0	17.6	19.3	21.3	23.6
94	10.4	11.3	12.3	13.5	14.7	16.2	17.9	108.5	13.6	14.8	16.2	17.8	19.5	21.6	23.9
94.5	10.5	11.4	12.4	13.6	14.9	16.4	18.0	109	13.7	15.0	16.4	18.0	19.7	21.8	24.2
95	10.6	11.5	12.6	13.7	15.0	16.5	18.2	109.5	13.9	15.1	16.5	18.1	20.0	22.0	24.4
95.5	10.7	11.6	12.7	13.8	15.2	16.7	18.4	110	14.0	15.3	16.7	18.3	20.2	22.3	24.7
96	10.8	11.7	12.8	14.0	15.3	16.8	18.6								

WHO(世界卫生组织)2～6岁女童身高别体重标准

身长(厘米)	−3SD	−2SD	−1SD	均数	1SD	2SD	3SD	身长(厘米)	−3SD	−2SD	−1SD	均数	1SD	2SD	3SD
65	5.6	6.1	6.6	7.2	7.9	8.7	9.7	84.5	8.7	9.5	10.3	11.3	12.3	13.5	14.9
65.5	5.7	6.2	6.7	7.4	8.1	8.9	9.8	85	8.8	9.6	10.4	11.4	12.5	13.7	15.1
66	5.8	6.3	6.8	7.5	8.2	9.0	10.0	85.5	8.9	9.7	10.6	11.5	12.6	13.8	15.3
66.5	5.8	6.4	6.9	7.6	8.3	9.1	10.1	86	9.0	9.8	10.7	11.6	12.7	14.0	15.4
67	5.9	6.4	7.0	7.7	8.4	9.3	10.2	86.5	9.1	9.9	10.8	11.8	12.9	14.2	15.6
67.5	6.0	6.5	7.1	7.8	8.5	9.4	10.4	87	9.2	10.0	10.9	11.9	13.0	14.3	15.8
68	6.1	6.6	7.2	7.9	8.7	9.5	10.5	87.5	9.3	10.1	11.0	12.0	13.2	14.5	15.9
68.5	6.2	6.7	7.3	8.0	8.8	9.7	10.7	88	9.4	10.2	11.1	12.1	13.3	14.6	16.1
69	6.3	6.8	7.4	8.1	8.9	9.8	10.8	88.5	9.5	10.3	11.2	12.3	13.4	14.8	16.3
69.5	6.3	6.9	7.5	8.2	9.0	9.9	10.9	89	9.6	10.4	11.4	12.4	13.6	14.9	16.4
70	6.4	7.0	7.6	8.3	9.1	10.0	11.1	89.5	9.7	10.5	11.5	12.5	13.7	15.1	16.6
70.5	6.5	7.1	7.7	8.4	9.2	10.1	11.2	90	9.8	10.6	11.6	12.6	13.8	15.2	16.8
71	6.6	7.1	7.8	8.5	9.3	10.3	11.3	90.5	9.9	10.7	11.7	12.8	14.0	15.4	16.9
71.5	6.7	7.2	7.9	8.6	9.4	10.4	11.5	91	10.0	10.9	11.8	12.9	14.1	15.5	17.1
72	6.7	7.3	8.0	8.7	9.5	10.5	11.6	91.5	10.1	11.0	12.0	13.1	14.4	15.7	17.3
72.5	6.8	7.4	8.1	8.8	9.7	10.6	11.7	92	10.2	11.1	12.0	13.1	14.4	15.8	17.4
73	6.9	7.5	8.1	8.9	9.8	10.7	11.8	92.5	10.3	11.2	12.1	13.3	14.5	16.0	17.6
73.5	7.0	7.6	8.2	9.0	9.9	10.8	12.0	93	10.4	11.3	12.3	13.4	14.7	16.1	17.8
74	7.0	7.6	8.3	9.1	10.0	11.0	12.1	93.5	10.5	11.4	12.4	13.5	14.8	16.3	17.9
74.5	7.1	7.7	8.4	9.2	10.1	11.1	12.2	94	10.6	11.5	12.5	13.6	14.9	16.4	18.1
75	7.2	7.8	8.5	9.3	10.2	11.2	12.3	94.5	10.7	11.6	12.6	13.8	15.1	16.6	18.3
75.5	7.2	7.9	8.6	9.4	10.3	11.3	12.5	95	10.8	11.7	12.7	13.9	15.2	16.7	18.5
76	7.3	8.0	8.7	9.5	10.4	11.4	12.6	95.5	10.8	11.8	12.8	14.0	15.4	16.9	18.6
76.5	7.4	8.0	8.7	9.6	10.5	11.5	12.7	96	10.9	11.9	12.9	14.1	15.5	17.0	18.8
77	7.5	8.1	8.8	9.6	10.6	11.6	12.8	96.5	11.0	12.0	13.1	14.3	15.6	17.2	19.0
77.5	7.5	8.2	8.9	9.7	10.7	11.7	12.9	97	11.1	12.1	13.2	14.4	15.8	17.4	19.2
78	7.6	8.3	9.0	9.8	10.8	11.8	13.1	97.5	11.2	12.2	13.3	14.5	15.9	17.5	19.3
78.5	7.7	8.4	9.1	9.9	10.9	12.0	13.2	98	11.3	12.3	13.4	14.7	16.1	17.7	19.5
79	7.8	8.4	9.2	10.0	11.0	12.1	13.3	98.5	11.4	12.4	13.5	14.8	16.2	17.9	19.7
79.5	7.8	8.5	9.3	10.1	11.1	12.2	13.4	99	11.5	12.5	13.7	14.9	16.4	18.0	19.9
80	7.9	8.6	9.4	10.2	11.2	12.3	13.6	99.5	11.6	12.7	13.8	15.1	16.5	18.2	20.1
80.5	8.0	8.7	9.5	10.3	11.3	12.4	13.7	100	11.7	12.8	13.9	15.2	16.7	18.4	20.3
81.5	8.2	8.9	9.7	10.6	11.6	12.7	14.0	100.5	11.9	12.9	14.1	15.4	16.9	18.6	20.5
82	8.3	9.0	9.8	10.7	11.7	12.8	14.1	101	12.0	13.0	14.2	15.5	17.0	18.7	20.7
82.5	8.4	9.1	9.9	10.8	11.8	13.0	14.3	101.5	12.1	13.1	14.3	15.7	17.2	18.9	20.9
83	8.5	9.2	10.0	10.9	11.9	13.1	14.5	102	12.2	13.3	14.5	15.8	17.4	19.1	21.1
83.5	8.5	9.3	10.1	11.0	12.1	13.3	14.6	102.5	12.3	13.4	14.6	16.0	17.5	19.3	21.4
84	8.6	9.4	10.2	11.1	12.2	13.4	14.8	103	12.4	13.5	14.7	16.1	17.7	19.5	21.6

续表

身长（厘米）	-3SD	-2SD	-1SD	均数	1SD	2SD	3SD	身长（厘米）	-3SD	-2SD	-1SD	均数	1SD	2SD	3SD
103.5	12.5	13.6	14.9	16.3	17.9	19.7	21.8	120.5	15.7	18.3	20.2	22.0	24.7	27.3	30.0
104	12.6	13.8	15.0	16.4	18.1	19.9	22.0	121	15.7	18.4	20.3	22.2	24.9	27.6	30.3
104.5	12.8	13.9	15.2	16.6	18.2	20.1	22.3	121.5	15.9	18.6	20.6	22.5	25.2	27.9	30.6
105	12.9	14.0	15.3	16.8	18.4	20.3	22.5	122	16.0	18.8	20.8	22.7	25.5	28.3	31.1
105.5	13.0	14.2	15.5	16.9	18.6	20.5	22.7	122.5	16.2	19.0	21.0	22.9	25.8	28.6	31.5
106	13.1	14.3	15.6	17.1	18.8	20.8	23.0	123	16.2	19.1	21.1	23.1	26.1	29.0	32.0
106.5	13.3	14.5	15.8	17.3	19.0	21.0	23.2	123.5	16.4	19.3	21.4	23.4	26.4	29.3	32.3
107	13.4	14.6	15.9	17.5	19.2	21.2	23.5	124.	16.5	19.5	21.6	23.6	26.7	29.7	32.8
107.5	13.5	14.7	16.1	17.7	19.4	21.4	23.7	124.5	16.6	19.7	21.8	23.9	27.0	30.1	33.2
108	13.7	14.9	16.3	17.8	19.6	21.7	24.0	125	16.7	19.9	22.0	24.1	27.3	30.5	33.7
108.5	13.8	15.0	16.4	18.0	19.8	21.9	24.3	125.5	16.8	20.1	22.2	24.3	27.6	30.9	34.2
109	13.9	15.2	16.6	18.2	20.0	22.1	24.5	126	16.9	20.2	22.4	24.6	28.0	31.3	34.7
109.5	14.1	15.4	16.8	18.4	20.3	22.4	24.8	126.5	17.0	20.4	22.7	24.9	28.3	31.7	35.1
110	14.2	15.5	17.0	18.6	20.5	22.6	25.1	127.	17.1	20.6	22.9	25.1	28.7	32.2	35.8
110.5	14.4	15.7	17.1	18.8	20.7	22.9	25.4	127.5	17.2	20.8	23.1	25.4	29.0	32.6	36.2
111	14.5	15.8	17.3	19.0	20.9	23.1	25.7	128	17.3	21.0	23.4	25.7	29.4	33.1	36.8
111.5	14.7	16.0	17.5	19.2	21.2	23.4	26.0	128.5	17.4	21.2	23.6	25.9	29.8	33.6	37.5
112	14.8	16.2	17.7	19.4	21.4	23.6	26.2	129	17.5	21.4	23.8	26.2	30.1	34.0	37.9
112.5	15.0	16.3	17.9	19.6	21.6	23.9	26.5	129.5	17.6	21.6	24.1	26.5	30.5	34.5	38.5
113	15.1	16.5	18.0	19.8	21.8	24.2	26.8	130	17.7	21.8	24.3	26.8	31.0	35.1	39.3
113.5	15.3	16.7	18.2	20.0	22.1	24.4	27.1	130.5	17.9	22.1	24.6	27.1	31.4	35.6	39.9
114	15.4	16.8	18.4	20.2	22.3	24.7	27.4	131	18.0	22.3	24.9	27.4	31.8	36.1	40.5
114.5	15.6	17.0	18.6	20.5	22.6	25.0	27.8	131.5	18.0	22.5	25.1	27.7	32.2	36.7	41.2
115	15.7	17.2	18.8	20.7	22.8	25.2	28.1	132	18.1	22.7	25.4	28.0	32.6	37.2	41.8
115.5	15.9	17.3	19.0	20.9	23.0	25.5	28.4	132.5	18.2	22.9	25.7	28.4	33.1	37.8	42.5
116	16.0	17.5	19.2	21.1	23.3	25.8	28.7	133	18.3	23.1	25.9	28.7	33.6	38.4	43.3
116.5	16.2	17.7	19.4	21.3	23.5	26.1	29.0	133.5	18.4	23.4	26.2	29.0	34.0	39.0	44.0
117	16.3	17.8	19.6	21.5	23.8	26.3	29.3	134	18.5	23.6	26.5	29.4	34.6	39.7	44.9
117.5	16.5	18.0	19.8	21.7	24.0	26.6	29.6	134.5	18.5	23.8	26.8	29.7	35.0	40.3	45.6
118	16.6	18.2	19.9	22.0	24.2	26.9	29.9	135	18.6	24.0	27.1	30.1	35.6	41.0	46.5
118.5	16.8	18.4	20.1	22.2	24.5	27.2	30.3	135.5	18.7	24.3	27.4	30.4	36.0	41.6	47.2
119	16.9	18.5	20.3	22.4	24.7	27.4	30.6	136	18.8	24.5	27.7	30.8	36.6	42.3	48.1
119.5	17.1	18.7	20.5	22.6	25.0	27.7	30.9	136.5	18.8	24.7	27.9	31.1	37.1	43.0	49.0
120	17.3	18.9	20.7	22.8	25.2	28.0	31.2	137	18.9	25.0	28.3	31.5	37.6	43.7	49.8

WHO(世界卫生组织)BMI标准

岁 月		百分位数法（BMI in kg/m²）				岁 月		百分位数法（BMI in kg/m²）			
		50th	85th	95th	97th			50th	85th	95th	97th
0～2岁男童						0～2岁女童					
0	0	13.4	14.8	15.8	16.1	0	0	13.3	14.7	15.5	15.9
	1	14.9	16.4	17.3	17.6		1	14.6	16.1	17.0	17.3
	2	16.3	17.8	18.8	19.2		2	15.8	17.4	18.4	18.8
	3	16.9	18.5	19.4	19.8		3	16.4	18.0	19.0	19.4
	4	17.2	18.7	19.7	20.1		4	16.7	18.3	19.4	19.8
	5	17.3	18.9	19.8	20.2		5	16.8	18.5	19.6	20.0
	6	17.3	18.9	19.9	20.3		6	16.9	18.6	19.6	20.1
	7	17.3	18.9	19.9	20.3		7	16.9	18.6	19.6	20.1
	8	17.3	18.8	19.8	20.2		8	16.8	18.5	19.6	20.0
	9	17.2	18.7	19.7	20.1		9	16.7	18.4	19.4	19.9
	10	17.0	18.6	19.5	19.9		10	16.6	18.2	19.3	19.7
	11	16.9	18.4	19.4	19.8		11	16.5	18.1	19.1	19.6
1	0	16.8	18.3	19.2	19.6	1	0	16.4	17.9	19.0	19.4
	1	16.7	18.1	19.1	19.5		1	16.2	17.8	18.8	19.2
	2	16.6	18.0	18.9	19.3		2	16.1	17.7	18.7	19.1
	3	16.4	17.9	18.8	19.2		3	16.0	17.5	18.6	19.0
	4	16.3	17.8	18.7	19.1		4	15.9	17.4	18.4	18.8
	5	16.2	17.6	18.6	18.9		5	15.8	17.3	18.3	18.7
	6	16.1	17.5	18.5	18.8		6	15.7	17.2	18.2	18.6
	7	16.1	17.4	18.4	18.7		7	15.7	17.2	18.2	18.6
	8	16.0	17.4	18.3	18.6		8	15.6	17.1	18.1	18.5
	9	15.9	17.3	18.2	18.6		9	15.5	17.0	18.0	18.4
	10	15.8	17.2	18.1	18.5		10	15.5	17.0	17.9	18.3
	11	15.8	17.1	18.0	18.4		11	15.4	16.9	17.9	18.3
2	0	15.7	17.1	18.0	18.3	2	0	15.4	16.9	17.8	18.2
2	0	16.0	17.4	18.3	18.7	2	0	15.7	17.2	18.1	18.5
	1	16.0	17.4	18.3	18.6		1	15.7	17.1	18.1	18.5

续表

岁 月	百分位数法（BMI in kg/m²）				岁 月	百分位数法（BMI in kg/m²）			
	50th	85th	95th	97th		50th	85th	95th	97th
2	15.9	17.3	18.2	18.6	2	15.6	17.1	18.1	18.5
3	15.9	17.3	18.2	18.5	3	15.6	17.1	18.0	18.4
4	15.9	17.2	18.1	18.5	4	15.6	17.0	18.0	18.4
5	15.8	17.2	18.1	18.4	5	15.6	17.0	18.0	18.4
6	15.8	17.2	18.0	18.4	6	15.5	17.0	17.9	18.3
7	15.8	17.1	18.0	18.4	7	15.5	17.0	17.9	18.3
8	15.7	17.1	18.0	18.3	8	15.5	16.9	17.9	18.3
9	15.7	17.0	17.9	18.3	9	15.5	16.9	17.9	18.3
10	15.7	17.0	17.9	18.2	10	15.4	16.9	17.9	18.2
11	15.6	17.0	17.9	18.2	11	15.4	16.9	17.8	18.2
3 0	15.6	17.0	17.8	18.2	3 0	15.4	16.9	17.8	18.2
1	15.6	16.9	17.8	18.1	1	15.4	16.8	17.8	18.2
2	15.5	16.9	17.8	18.1	2	15.4	16.8	17.8	18.2
3	15.5	16.9	17.7	18.1	3	15.3	16.8	17.8	18.2
4	15.5	16.8	17.7	18.1	4	15.3	16.8	17.8	18.2
5	15.5	16.8	17.7	18.0	5	15.3	16.8	17.8	18.2
6	15.4	16.8	17.7	18.0	6	15.3	16.8	17.8	18.2
7	15.4	16.8	17.7	18.0	7	15.3	16.8	17.8	18.2
8	15.4	16.8	17.7	18.0	8	15.3	16.8	17.8	18.2
9	15.4	16.8	17.6	18.0	9	15.3	16.8	17.8	18.3
10	15.4	16.7	17.6	18.0	10	15.3	16.8	17.8	18.3
11	15.3	16.7	17.6	18.0	11	15.3	16.8	17.8	18.3
4 0	15.3	16.7	17.6	18.0	4 0	15.3	16.8	17.8	18.3
1	15.3	16.7	17.6	18.0	1	15.3	16.8	17.8	18.3
2	15.3	16.7	17.6	18.0	2	15.3	16.8	17.8	18.3
3	15.3	16.7	17.6	18.0	3	15.3	16.8	17.9	18.4
4	15.3	16.7	17.6	18.0	4	15.3	16.8	17.9	18.4
5	15.3	16.7	17.6	18.0	5	15.3	16.9	17.9	18.4
6	15.3	16.7	17.6	18.0	6	15.3	16.9	17.9	18.4
7	15.2	16.7	17.6	18.0	7	15.3	16.9	17.9	18.4
8	15.2	16.7	17.6	18.0	8	15.3	16.9	18.0	18.5
9	15.2	16.7	17.6	18.0	9	15.3	16.9	18.0	18.5

续表

岁 月	百分位数法（BMI in kg/m²）				岁 月	百分位数法（BMI in kg/m²）			
	50th	85th	95th	97th		50th	85th	95th	97th
10	15.2	16.7	17.6	18.0	10	15.3	16.9	18.0	18.5
11	15.2	16.7	17.7	18.1	11	15.3	16.9	18.1	18.5
5　0	15.2	16.7	17.7	18.1	5　0	15.3	17.0	18.1	18.6
1	15.3	16.7		18.1	1	15.2	16.9		18.6
2	15.3	16.7		18.1	2	15.2	16.9		18.6
3	15.3	16.7		18.1	3	15.2	17.0		18.7
4	15.3	16.7		18.1	4	15.2	17.0		18.7
5	15.3	16.7		18.1	5	15.2	17.0		18.7
6	15.3	16.7		18.1	6	15.2	17.0		18.7
7	15.3	16.7		18.2	7	15.2	17.0		18.8
8	15.3	16.8		18.2	8	15.3	17.0		18.8
9	15.3	16.8		18.2	9	15.3	17.0		18.8
10	15.3	16.8		18.2	10	15.3	17.0		18.9
11	15.3	16.8		18.3	11	15.3	17.0		18.9
6　0	15.3	16.8		18.3	6　0	15.3	17.0		18.9
1	15.3	16.8		18.3	1	15.3	17.1		19.0
2		16.9		18.4	2	15.3	17.1		19.0
3	15.3	16.9		18.4	3	15.3	17.1		19.0
4	15.3	16.9		18.4	4	15.3	17.2		19.1
5	15.4	16.9		18.5	5	15.3	17.2		19.1
6	15.4	16.9		18.5	6	15.3	17.2		19.2
7	15.4	17.0		18.5	7	15.3	17.2		19.2
8	15.4	17.0		18.6	8	15.3	17.3		19.3
9	15.4	17.0		18.6	9	15.4	17.3		19.3
10	15.4	17.1		18.7	10	15.4	17.3		19.3
11	15.5	17.1		18.7	11	15.4	17.3		19.4
7　0	15.5	17.1		18.8	7　0	15.4	17.4		19.4

WHO(世界卫生组织)0～4岁男童头围标准

岁	月	−3SD	−2SD	−1SD	均数	1SD	2SD	3SD
0	0	30.7	31.9	33.2	34.5	35.7	37.0	38.3
	1	33.8	34.9	36.1	37.3	38.4	39.6	40.8
	2	35.6	36.8	38.0	39.1	40.3	41.5	42.6
	3	37.0	38.1	39.3	40.5	41.7	42.9	44.1
	4	38.0	39.2	40.4	41.6	42.8	44.0	45.2
	5	38.9	40.1	41.4	42.6	43.8	45.0	46.2
	6	39.7	40.9	42.1	43.3	44.6	45.8	47.0
	7	40.3	41.5	42.7	44.0	45.2	46.4	47.7
	8	40.8	42.0	43.3	44.5	45.8	47.0	48.3
	9	41.2	42.5	43.7	45.0	46.3	47.5	48.8
	10	41.6	42.9	44.1	45.4	46.7	47.9	49.2
	11	41.9	43.2	44.5	45.8	47.0	48.3	49.6
1	0	42.2	43.5	44.8	46.1	47.4	48.6	49.9
	1	42.5	43.8	45.0	46.3	47.6	48.9	50.2
	2	42.7	44.0	45.3	46.6	47.9	49.2	50.5
	3	42.9	44.2	45.5	46.8	48.1	49.4	50.7
	4	43.1	44.4	45.7	47.0	48.3	49.6	51.0
	5	43.2	44.6	45.9	47.2	48.5	49.8	51.2
	6	43.4	44.7	46.0	47.4	48.7	50.0	51.4
	7	43.5	44.9	46.2	47.5	48.9	50.2	51.5
	8	43.7	45.0	46.4	47.7	49.0	50.4	51.7
	9	43.8	45.2	46.5	47.8	49.2	50.5	51.9
	10	43.9	45.3	46.6	48.0	49.3	50.7	52.0
	11	44.1	45.4	46.8	48.1	49.5	50.8	52.2
2	0	44.2	45.5	46.9	48.3	49.6	51.0	52.3
	1	44.3	45.6	47.0	48.4	49.7	51.1	52.5
	2	44.4	45.8	47.1	48.5	49.9	51.2	52.6
	3	44.5	45.9	47.2	48.6	50.0	51.4	52.7
	4	44.6	46.0	47.3	48.7	50.1	51.5	52.9

续表

岁	月	−3SD	−2SD	−1SD	均数	1SD	2SD	3SD
	5	44.7	46.1	47.4	48.8	50.2	51.6	53.0
	6	44.8	46.1	47.5	48.9	50.3	51.7	53.1
	7	44.8	46.2	47.6	49.0	50.4	51.8	53.2
	8	44.9	46.3	47.7	49.1	50.5	51.9	53.3
	9	45.0	46.4	47.8	49.2	50.6	52.0	53.4
	10	45.1	46.5	47.9	49.3	50.7	52.1	53.5
	11	45.1	46.6	48.0	49.4	50.8	52.2	53.6
3	0	45.2	46.6	48.0	49.5	50.9	52.3	53.7
	1	45.3	46.7	48.1	49.5	51.0	52.4	53.8
	2	45.3	46.8	48.2	49.6	51.0	52.5	53.9
	3	45.4	46.8	48.2	49.7	51.1	52.5	54.0
	4	45.4	46.9	48.3	49.7	51.2	52.6	54.1
	5	45.5	46.9	48.4	49.8	51.3	52.7	54.1
	6	45.5	47.0	48.4	49.9	51.3	52.8	54.2
	7	45.6	47.0	48.5	49.9	51.4	52.8	54.3
	8	45.6	47.1	48.5	50.0	51.4	52.9	54.3
	9	45.7	47.1	48.6	50.1	51.5	53.0	54.4
	10	45.7	47.2	48.7	50.1	51.6	53.0	54.5
	11	45.8	47.2	48.7	50.2	51.6	53.1	54.5
4	0	45.8	47.3	48.7	50.2	51.7	53.1	54.6
	1	45.9	47.3	48.8	50.3	51.7	53.2	54.7
	2	45.9	47.4	48.8	50.3	51.8	53.2	54.7
	3	45.9	47.4	48.9	50.4	51.8	53.3	54.8
	4	46.0	47.5	48.9	50.4	51.9	53.4	54.8
	5	46.0	47.5	49.0	50.4	51.9	53.4	54.9
	6	46.1	47.5	49.0	50.5	52.0	53.5	54.9
	7	46.1	47.6	49.1	50.5	52.0	53.5	55.0
	8	46.1	47.6	49.1	50.6	52.1	53.5	55.0
	9	46.2	47.6	49.1	50.6	52.1	53.6	55.1
	10	46.2	47.7	49.2	50.7	52.1	53.6	55.1
	11	46.2	47.7	49.2	50.7	52.2	53.7	55.2
5	0	46.3	47.7	49.2	50.7	52.2	53.7	55.2

WHO(世界卫生组织)0～4岁女童头围标准

岁 月	−3SD	−2SD	−1SD	均数	1SD	2SD	3SD
0 0	30.3	31.5	32.7	33.9	35.1	36.2	37.4
1	33.0	34.2	35.4	36.5	37.7	38.9	40.1
2	34.6	35.8	37.0	38.3	39.5	40.7	41.9
3	35.8	37.1	38.3	39.5	40.8	42.0	43.3
4	36.8	38.1	39.3	40.6	41.8	43.1	44.4
5	37.6	38.9	40.2	41.5	42.7	44.0	45.3
6	38.3	39.6	40.9	42.2	43.5	44.8	46.1
7	38.9	40.2	41.5	42.8	44.1	45.5	46.8
8	39.4	40.7	42.0	43.4	44.7	46.0	47.4
9	39.8	41.2	42.5	43.8	45.2	46.5	47.8
10	40.2	41.5	42.9	44.2	45.6	46.9	48.3
11	40.5	41.9	43.2	44.6	45.9	47.3	48.6
1 0	40.8	42.2	43.5	44.9	46.3	47.6	49.0
1	41.1	42.4	43.8	45.2	46.5	47.9	49.3
2	41.3	42.7	44.1	45.4	46.8	48.2	49.5
3	41.5	42.9	44.3	45.7	47.0	48.4	49.8
4	41.7	43.1	44.5	45.9	47.2	48.6	50.0
5	41.9	43.3	44.7	46.1	47.4	48.8	50.2
6	42.1	43.5	44.9	46.2	47.6	49.0	50.4
7	42.3	43.6	45.0	46.4	47.8	49.2	50.6
8	42.4	43.8	45.2	46.6	48.0	49.4	50.7
9	42.6	44.0	45.3	46.7	48.1	49.5	50.9
10	42.7	44.1	45.5	46.9	48.3	49.7	51.1
11	42.9	44.3	45.6	47.0	48.4	49.8	51.2
2 0	43.0	44.4	45.8	47.2	48.6	50.0	51.4
1	43.1	44.5	45.9	47.3	48.7	50.1	51.5
2	43.3	44.7	46.1	47.5	48.9	50.3	51.7
3	43.4	44.8	46.2	47.6	49.0	50.4	51.8
4	43.5	44.9	46.3	47.7	49.1	50.5	51.9

续表

岁	月	－3SD	－2SD	－1SD	均数	1SD	2SD	3SD
	5	43.6	45.0	46.4	47.8	49.2	50.6	52.0
	6	43.7	45.1	46.5	47.9	49.3	50.7	52.2
	7	43.8	45.2	46.6	48.0	49.4	50.9	52.3
	8	43.9	45.3	46.7	48.1	49.6	51.0	52.4
	9	44.0	45.4	46.8	48.2	49.7	51.1	52.5
	10	44.1	45.5	46.9	48.3	49.7	51.2	52.6
	11	44.2	45.6	47.0	48.4	49.8	51.2	52.7
3	0	44.3	45.7	47.1	48.5	49.9	51.3	52.7
	1	44.4	45.8	47.2	48.6	50.0	51.4	52.8
	2	44.4	45.8	47.3	48.7	50.1	51.5	52.9
	3	44.5	45.9	47.3	48.7	50.2	51.6	53.0
	4	44.6	46.0	47.4	48.8	50.2	51.7	53.1
	5	44.6	46.1	47.5	48.9	50.3	51.7	53.1
	6	44.7	46.1	47.5	49.0	50.4	51.8	53.2
	7	44.8	46.2	47.6	49.0	50.4	51.9	53.3
	8	44.8	46.3	47.7	49.1	50.5	51.9	53.3
	9	44.9	46.3	47.7	49.2	50.6	52.0	53.4
	10	45.0	46.4	47.8	49.2	50.6	52.1	53.5
	11	45.0	46.4	47.9	49.3	50.7	52.1	53.5
4	0	45.1	46.5	47.9	49.3	50.8	52.2	53.6
	1	45.1	46.5	48.0	49.4	50.8	52.2	53.6
	2	45.2	46.6	48.0	49.4	50.9	52.3	53.7
	3	45.2	46.7	48.1	49.5	50.9	52.3	53.8
	4	45.3	46.7	48.1	49.5	51.0	52.4	53.8
	5	45.3	46.8	48.2	49.6	51.0	52.4	53.9
	6	45.4	46.8	48.2	49.6	51.1	52.5	53.9
	7	45.4	46.9	48.3	49.7	51.1	52.5	54.0
	8	45.5	46.9	48.3	49.7	51.2	52.6	54.0
	9	45.5	46.9	48.4	49.8	51.2	52.6	54.1
	10	45.6	47.0	48.4	49.8	51.3	52.7	54.1
	11	45.6	47.0	48.5	49.9	51.3	52.7	54.1

参 考 文 献

[1] 李美筠.儿童营养学[M].北京:教育科学出版社,1987.

[2] 北京市教育科学研究所.陈鹤琴全集第二卷[M].南京:江苏教育出版社,1987.

[3] 世界卫生组织提出人体健康十条标准[J].中华护理杂志,1988,23(12).

[4] 胡绪敬.流行性脑脊髓膜炎的流行病学监测与预防[J].中国计划免疫,2001,(05).

[5] 朱家雄.学前儿童心理卫生与辅导[M].长春:东北师范大学出版社,2003.

[6] 钟南山.传染性非典型肺炎(SARS)诊疗方案[J].中华医学杂志,2003,(19).

[7] 王凤卿,吴碧璇,王小丽.小儿气管异物的病因分析及急救护理[J].护士进修杂志,2004,
    19(9).

[8] 中华医学会呼吸病学分会.流行性感冒临床诊断和治疗指南(2004年修订稿)[J].中华结
    核和呼吸杂志,2005,(1).

[9] 蒋正华.社会、发展与生态健康[J].科技导报,2005,23(3).

[10] 苏朝霞,王学义,李玉霞.儿童情绪障碍1例心理治疗过程报告[J].中国临床康复,2005,
    (44).

[11] 施秀芬.全球近1/4的疾病由环境造成 解读世界卫生组织《使环境健康,以预防疾病》
    报告[J].科学生活,2006,(8).

[12] 柳倩.幼儿在园发生意外伤害的原因及预防对策[J].幼儿教育,2006,(21).

[13] 刘文.幼儿心理健康教育[M].北京:中国轻工业出版社,2008.

[14] 麦少美,高秀欣.学前卫生学[M].2版.上海:复旦大学出版社,2009.

[15] 傅一笑,蒙庆华,李涛,等.遗传与家庭环境对儿童个性影响的双生子研究[J].中国心理
    卫生杂志,2009,23(1).

[16] 兰亚佳,邓茜.生态健康的观念与方法[J].现代预防医学,2009,36(2).

[17] 陈洁,叶礼燕.儿童腹泻病诊断治疗原则的专家共识[J].中华儿科杂志,2009,(8).

[18] 卫生部.手足口病预防控制指南(2009版)[J].全科医学临床与教育,2010,8(02).

[19] 王练.学前卫生学[M].北京:高等教育出版社,2011.

[20] 郭清.健康管理学概论[M].北京:人民卫生出版社,2011.

[21] 汪受传.小儿急性上呼吸道病毒感染中医诊疗指南[J].南京中医药大学学报,2011,27
    (3).

[22] 王萍.学前儿童卫生学[M].长春:东北师范大学出版社,2012.

[23] 唐林兰,于桂萍.学前儿童卫生与保健[M].北京:教育科学出版社,2012.

[24] 张劲松.学前儿童心理健康指导[M].上海:复旦大学出版社,2013.

[25] 葛立宏.儿童口腔医学[M].2版.北京:北京大学医学出版社,2013.

[26] 刘金花.学前儿童发展心理学[M].3版.上海:华东师范大学出版社,2013.

[27] 彭娜.个案指导:关于幼儿挑食、偏食[J].课程教育研究,2013,(3).

[28] 王建枝,殷莲华.病理生理学[M].8版.北京:人民卫生出版社,2013:6-7.

[29] 中国营养学会.中国居民膳食营养素参考摄入量(2013版)[M].北京:科学出版社,2014.

[30] [日]河合隼雄.孩子与恶[M].李静,译.上海:东方出版中心,2014.

[31] 倪红梅,何裕民,吴艳萍,等.中西方健康概念演变史的探析及启示[J].南京中医药大学学报(社会科学版),2014,15(2).

[32] 刘玲.幼儿青枝骨折的预防[J].中华养生保健,2014,(12).

[33] 么娜,李洋.学前儿童卫生与保育[M].北京:北京出版社,2014.

[34] 马琳.儿童皮肤病学[M].北京:人民卫生出版社,2014.

[35] 王贵强,王福生,成军,等.慢性乙型肝炎防治指南(2015年更新版)[J].临床肝胆病杂志,2015,31(12).

[36] 潘瑞红,揭海霞,王青,等.基础护理技术操作规范[M].武汉:华中科技大学出版社,2015.

[37] 黎晓新,王宁利.眼科学[M].北京:人民卫生出版社,2016.

[38] 许政敏,张建基.儿童急性中耳炎诊疗——临床实践指南(2015年制定)[J].中国实用儿科杂志,2016,31(2).

[39] 中国营养学会.中国居民膳食指南(2016)[M].北京:人民卫生出版社,2016.

[40] 冯宝安,周兴平.2010—2015年在园幼儿死亡事件统计分析与解决对策[J].学前教育研究,2016(2).

[41] 赵洪.学前儿童心理健康教育[M].武汉:华中师范大学出版社,2016.

[42] 王秀兰,芦鸿雁.临床护理技术操作评分标准及流程[M].银川:阳光出版社,2016.

[43] 崔焱.儿科护理学[M].5版.北京:人民卫生出版社,2016.

[44] 韦小明,王丽莉.学前儿童卫生学[M].2版.南京:南京大学出版社,2017.

[45] 高希言,朱平生,田力.中医大辞典[M].山西:山西科学技术出版社,2017.

[46] 中华医学会儿科分学会感染学组,《中华儿科杂志》编辑委员会.中国儿童百日咳诊断及治疗建议[J].中华儿科杂志,2017,55(08).

[47] 罗娟娟.学龄前儿童肥胖的影响因素及预防策略[J].上海医药,2017,38(2).

[48] 陈荣华,赵正言,刘湘云.儿童保健学[M].5版.南京:江苏凤凰科学技术出版社,2017.

[49] 龙明慧,简旭旭,陆潇原.学前儿童卫生与保育[M].北京:北京理工大学出版社,2018.

[50] [美]德布·柯蒂斯,玛吉·卡特.为生活和学习而设计——早期教育机构的环境变革[M].朱金兰,译.南京:南京师范大学出版社,2018.

[51] 杨月欣.中国食物成分表:标准版[M].6版第一册.北京:北京大学医学出版社,2018.

[52] 王东红,程少根,张晴.幼儿卫生学[M].南宁:南宁师范大学出版社,2018.

[53] 王卫平,孙锟,常立文.儿科学[M].9版.北京:人民卫生出版社,2018.

[54] 郝德华.儿科常见病诊疗[M].长春:吉林科学技术出版社,2018.

[55] 杨美男.学前儿童卫生与保健[M].北京:中国人民大学出版社,2019.

[56] 周念丽.学前儿童心理健康与教育[M].北京:中国人民大学出版社,2019.

[57] 俪燕君,方卫飞.学前儿童卫生保健[M].北京:高等教育出版社,2019.

[58] 中国营养学会"缺铁性贫血营养防治专家共识"工作组.缺铁性贫血营养防治专家共识[J].营养学报,2019,41(5).

[59] 儿童锌缺乏症临床防治专家共识编写专家组,中国研究型医院学会儿科学专业委员会.

儿童锌缺乏症临床防治专家共识[J].儿科药学杂志,2020,26(3).

[60] 靳英辉,蔡林,程真顺,等.新型冠状病毒(2019-nCoV)感染的肺炎诊疗快速建议指南(标准版)[J].解放军医学杂志,2020,45(1).

[61] 梁静,王朝晖,李燕晖,等.新型冠状病毒肺炎流行期间学龄前儿童心理健康状况调查及影响因素分析[J].中国儿童保健杂志,2020,(9).

[62] 毛萌,江帆.儿童保健学[M].4版.北京:人民卫生出版社,2020.

[63] 郭姣.健康管理学[M].北京:人民卫生出版社,2020.